suhrkamp taschenbuch 4151

Alexander Mitscherlich (1908-1982) gehört zu den großen kritischen Gelehrten der Bundesrepublik Deutschland. Mit seiner These, die traditionelle, naturwissenschaftliche Medizin sehe in einem kranken Menschen nichts weiter als einen defekten Organismus und in der Krankheit nur eine »Betriebsstörung«, handelte er sich nicht nur den Widerstand des medizinischen Mainstreams seiner Zeit ein, sondern legte auch den Grundstein einer verstehenden, menschlichen Medizin, die Krankheit als Ergebnis nicht nur organischer, sondern auch lebensgeschichtlicher und sozialer Ursachen begreift. Neben einem exklusiven Interview mit seiner Witwe Margarete Mitscherlich-Nielsen versammelt und ordnet dieser Band die wichtigsten Texte des kritischen Gelehrten und streitbaren Intellektuellen für mehr Menschlichkeit in der Medizin, anschaulich und informativ eingeleitet vom Mitscherlich-Biographen Timo Hoyer.

Alexander Mitscherlich ist Deutschlands bekanntester Psychoanalytiker, Sozialpsychologe und Wegbereiter der Psychosomatischen Medizin. Seine *Gesammelten Schriften* sind im Suhrkamp Verlag erschienen.

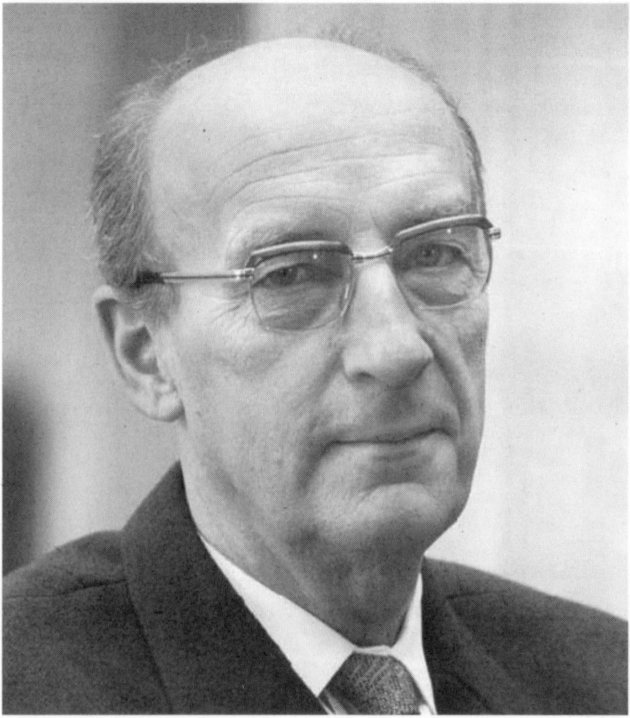

Alexander Mitscherlich
Kranksein verstehen

Ein Lesebuch

Herausgegeben von
Timo Hoyer

Suhrkamp

medizinHuman
Herausgegeben von Dr. Bernd Hontschik
Band 9

Umschlagabbildung:
Ausschnitt aus Alexander Mitscherlichs thematischer Gliederung
zu einem von ihm geplanten Buch
über psychosomatische Medizin

Abbildung S. 3:

Originalausgabe
suhrkamp taschenbuch 4151
Erste Auflage 2010

Satz: Hümmer GmbH, Waldbüttelbrunn
Druck: Druckhaus Nomos, Sinzheim
Printed in Germany
Umschlag: Göllner, Michels, Zegarzewski
ISBN 978-3-518-46151-8

1 2 3 4 5 6 – 15 14 13 12 11 10

Inhalt

Vorwort des Herausgebers

Kostenexplosion, Bürgerversicherung, Ärztestreik, Selbstbeteiligung, Kopfpauschale, Alterspyramide, Praxisgebühr, Privatisierung, Zuzahlungen, Gesundheitsfonds – wer will und kann das noch verstehen? Kann ein Gesundheitswesen »krank« sein? Und warum kommt es nicht endlich zur Ruhe?

Das ist ja noch nicht alles: Stammzellforschung, Organspenderausweis, Gentechnologie, Operationen an Embryos, Qualitätsmanagement, computergesteuerter Gelenkersatz mit Robotern, elektronische Gesundheitskarte – ist die Medizin gar selbst »krank« geworden?

Im ärztlichen Berufsalltag tritt die Kunst des Heilens, die Medizin als helfende und heilende Kraft, immer mehr in den Hintergrund. Vor unseren Augen entsteht eine Heilungsindustrie, in der mehr und mehr Gesetze der Rendite die Oberhand gewinnen. Das Gesundheitswesen sollte eigentlich der ökonomische Organisationshintergrund sein, um Ärzten, Schwestern, Pflegern und vielen anderen helfenden Berufen einen soliden, verlässlichen Rahmen für ihre Arbeit zu bieten. Es sollte eigentlich ein Bereich sein, in den die Gesellschaft ihren Reichtum investiert, um ihren krank, schwach oder hilfsbedürftig gewordenen Mitgliedern zu helfen – ob kurz und akut oder chronisch und auf Dauer. Inzwischen kehren sich die Verhältnisse aber Schritt für Schritt um, und das Gesundheitswesen wird zu einer neuen Quelle wirtschaftlichen Profits. Bestmögliche Behandlung und bestmögliche Rendite gehen nicht in ein Konzept. Da gibt es nur ein Entweder-oder. Und der Zug nimmt immer mehr Fahrt auf, weg von den Menschen, hin zum Börsenparkett. Kein Land der Welt hat anteilmäßig so viele privatisierte, in

Konzernbesitz befindliche Krankenhausbetten wie Deutschland.

Dieser bedrohliche Paradigmenwechsel muss laut und deutlich beschrieben werden. Diesem bedrohlichen Paradigmenwechsel müssen nicht nur die alten, bisherigen Konzepte – konservativ – entgegengestellt werden, sondern neue, kreative Konzepte, die Modernität und Globalisierung – innovativ – mit in den Blick nehmen, benötigen dringend eine publizistische Plattform.

Die Reihe medizinHuman bietet diese Plattform. In ihren Büchern werden Entwicklungen mit ihren Chancen und Gefahren verständlich gemacht, die uns alle betreffen – und das nicht erst dann, wenn wir krank geworden sind. In allen Büchern der Reihe medizinHuman geht es immer auch implizit um das Menschenbild, um das Krankheitsverständnis und um die Arzt-Patient-Beziehung, um eine Heilkunst zu retten und weiterzuentwickeln, die den kranken Menschen in den alleinigen Mittelpunkt stellt – denn dafür und für nichts anderes ist sie da.

Mit dem Band 9 der Reihe medizinHuman wird nach dem Weizsäcker-Lesebuch (Band 5) zum zweiten Mal der Blick zurück gewagt, weil man in der Heilkunde, insbesondere bei Fragen des Menschenbildes und der gesellschaftspolitischen Einbindung der Medizin, das Rad nicht immer wieder neu erfinden muss. Das nachhaltige politische Engagement und der große publizistische Erfolg von Alexander Mitscherlich sind nur auf der Basis seiner ärztlichen Grundhaltung zu verstehen. Davon ist in diesem Band die Rede. Und von dieser zutiefst sozialen und in der Gesellschaft verwurzelten Grundhaltung können wir alle profitieren.

Dr. Bernd Hontschik

Einführung in Leben und Werk Alexander Mitscherlichs

»Alles Wesentliche, was ich als persönliche Leistung mir zuschreibe«, hat Alexander Mitscherlich (1908-1982) 1976 in einem Interview bemerkt, »habe ich in der Lebensmitte, das heißt zwischen vierzig und sechzig, erreicht.« Diese Selbsteinschätzung deckt sich mit den biographischen Tatsachen. Sein imponierender Einsatz für eine patienten- und gesprächsorientierte Medizin, seine erstaunlichen publizistischen Erfolge und Institutsgründungen, seine Dauerpräsenz in Presse, Funk und Fernsehen und seine schier unermüdliche Bereitschaft, sich ins gesellschaftspolitische Geschehen einzumischen, haben ihn in den ersten Nachkriegsjahrzehnten zum bekanntesten Arzt und Psychoanalytiker der Bonner Republik und zu einer ihrer intellektuellen Schlüsselfiguren werden lassen. Im Oktober 1969 wurde dem 61-Jährigen für seine Verdienste vom Börsenverein des Deutschen Buchhandels der Friedenspreis zugesprochen – »im Rang die höchste literarische Auszeichnung, die man in Deutschland bekommen kann«, wie er seinem Laudator Heinz Kohut stolz mitteilte (AMA, I 3026.45). Die von Millionen Fernsehzuschauern und Rundfunkhörern verfolgte Preisverleihung markierte den Gipfelpunkt seiner Popularität, aber auch den Scheitelpunkt seiner Produktivität: Die Phase der Lebensmitte war vorüber, der Polarstern unter Deutschlands Analytikern war ausgebrannt und begann zu verlöschen. Hinter ihm lagen turbulente, kräftezehrende Aufbau-, Lern- und Lehrjahre, die er in atemberaubender Ruhelosigkeit in Heidelberg, Frankfurt am Main und den medizinischen Zentren der westlichen Welt, in der Klinik und am Katheder, hinter der Couch, dem

Schreibtisch und im Getümmel der Öffentlichkeit verbracht hatte.

Was trieb ihn an? Überzeugung vor allem und Ehrgeiz: Die Überzeugung nämlich, dass die Medizin die strikte Trennung zwischen Leib und Seele aufgeben müsse, und der Ehrgeiz, diesen Umschwung in der modernen Heilkunde theoretisch zu fundieren und institutionell zu verankern. Seine stärksten Anregungen verdankte Alexander Mitscherlich dem Begründer der Psychoanalyse Sigmund Freud (1856-1939) und dem Wegbereiter der anthropologischen Medizin Viktor von Weizsäcker (1886-1957). Dank ihrer Impulse entwickelte er sich zum begeisterten Herold eines psychosomatischen und psychoanalytischen Krankheitsverständnisses, das den unbewussten Tiefenschichten der Seele, den konflikthaften Triebdynamiken, den unerfüllten Beziehungsbedürfnissen und den Angst und Not auslösenden Missständen der sozialen Umwelt gleichermaßen Rechnung trägt.

Anfänglich musste sich Mitscherlich mit Anerkennung und Unterstützung vor allem aus dem Ausland zufrieden geben. Im Inland überwogen unter Medizinern und Psychologen Skepsis und Widerstände. Für die unbelehrbaren Vertreter der Schulmedizin blieb der streitbare Kollege über all die Jahre ein rotes Tuch, an dem sich heftige Abwehraffekte entzündeten. Er ließ sich jedoch zu keinem Zeitpunkt beirren. Bereits als Privatdozent, gleich nach dem Ende des Zweiten Weltkrieges, verspielte er sich die Gunst konservativer Standesvertreter. Mit seinen schonungslosen Berichten über die Verbrechen der NS-Ärzte, die in Nürnberg 1946/47 vor Gericht standen, konfrontierte er einen ganzen Berufsstand mit der schockierenden Realität einer menschenverachtenden Medizin. Große Teile der Zunft hätten vor solchen Fakten nur allzu gerne die Augen verschlossen. Zu Kompromissen indes war der Dokumentarist der *Medizin ohne*

Menschlichkeit nicht bereit. Das brachte ihm viel Ärger ein, aber auch Achtung.

Besonders für die jüngere Generation verkörperte der politisch unbescholtene Mitscherlich nach der Befreiung vom Hitler-Faschismus glaubwürdig den Beginn einer neuen Epoche. Die jungen Ärzte zeigten sich aufgeschlossen für Alternativen zur naturwissenschaftlichen Medizin, deren unangefochtenes Deutungsmonopol sich langsam auflöste. Das allgemeine Interesse und Verständnis für den psychosomatischen Ansatz, für Psychotherapie und Psychoanalyse wuchsen. Das war nicht zuletzt ein Verdienst der beeindrukkenden Öffentlichkeitsarbeit Mitscherlichs, der von dieser Entwicklung zugleich profitierte. Ende der sechziger Jahre konnte der Gründungsdirektor des Sigmund-Freud-Instituts mit der »Sanierung der Psychoanalyse in Deutschland«, wie er seine Lebensleistung einmal zusammenfasste, mehr als zufrieden sein. Mit seiner zupackenden Art und seiner erstaunlichen Fähigkeit, klinische Erfahrungen, innovative medizinische Theorien und kritische Gesellschaftsdiagnosen zu verknüpfen, war es ihm gelungen, der Medizin und den Medizinern ungewohnt weite Denkhorizonte zu erschließen. »Ich war während Ihrer Ansprache besonders froh, Arzt zu sein«, schrieb ihm ein Kollege nach der Friedenspreisverleihung, »weil sie mir wieder einmal schlagartig vor Augen führte, dass einzig und allein ärztliches Denken, das sich mit dem Leben des Individuums beschäftigt, und ärztliche Erfahrung, die aus dieser Beschäftigung resultiert, auch für die Lösung der Probleme im Zusammenleben des Kollektivs [...] vernünftige und realisierbare Rezepte zu bieten hat« (12. 10. 1969, AMA, III 19).

Die Sozialpsychologie wurde Mitscherlichs Markenzeichen, aber die Medizin war das Gravitationszentrum seiner vielfältigen Tätigkeiten und der Kern seiner professionellen

Identität: »Ich verstehe mich nach meiner persönlichen Lebensgeschichte zunächst als Arzt [...] in einer spezifischen mitmenschlichen Rolle, in der ich dem Lebenden zu Diensten sein soll«, erklärte er im Sommer 1967 seinen Frankfurter Studenten (GS 9, S. 532). Mitscherlichs Lebensgeschichte zeigt auch, warum er mit seinen ausgeprägt literarischen Ambitionen und gesellschaftspolitischen Intentionen ein beispiellos unorthodoxer Arzt gewesen ist (vgl. zum Folgenden Hoyer 2008).

Orientierungsjahre und Ausbildung

Wäre es nach dem Willen seines strengen und erzkonservativen Vaters gegangen, dann hätte der am 20. September 1908 geborene Alexander Mitscherlich Chemie studiert und später in Hof die Leitung einer aus Familienbesitz stammenden Zellstoff-Fabrik übernommen. Aber der Sohn widersetzte sich. Gleich nach dem Abitur im Sommer 1928 ließ er das bedrückende Elternhaus und die berufliche Familientradition hinter sich, kehrte zurück in seine Geburtsstadt München und studierte dort im Hauptfach Geschichte. Doch er fand nur schwer zu einem geregelten Studium und vertändelte die ersten Semester. 1930 zog er nach Berlin und geriet in den Bann der konservativen Revolutionäre Ernst Jünger und Ernst Niekisch. In den Kreisen dieser beiden charismatischen Persönlichkeiten lernte er unangepasstes Denken und kulturkritischen Scharfsinn kennen, aber auch brachiale Geistlosigkeit und eine tumbe Verachtung für liberale und demokratische Grundwerte. Erst die Erfahrungen im Nationalsozialismus haben Mitscherlich für das Empörende der kraftmeierischen nationalrevolutionären Attitüde die Augen geöffnet.

Neben dem Studium versuchte er sich in den letzten Jahren der Weimarer Republik als Dichter, Essayist und Kritiker. Von 1932-34 besaß er rund zwei Jahre lang eine eigene Buchhandlung und arbeitete zudem programmverantwortlich beim Waldemar Hoffmann Verlag und bis 1937 in Ernst Niekischs regimekritischem Widerstands-Verlag. Als die Nationalsozialisten 1933 an die Macht kamen, gab Mitscherlich sein ohnedies nachlässig betriebenes Geschichtsstudium auf und studierte auf Anraten seiner damaligen Frau, der Ärztin Melitta Behr, Medizin. Es dauerte eine Weile, bis er für das Fach Feuer fing. Er besuchte Vorlesungen in Berlin, Würzburg, Freiburg und im kurzzeitigen Exil in Zürich. Die Psychoanalytiker Gustav Bally und Felix Schottlaender, mit denen er sich angefreundet hatte, führten ihn nebenher ins psychodynamische Denken ein. Das begann ihn mehr und mehr zu faszinieren. Auf einer Fahrt von der Schweiz zurück nach Deutschland wurde Mitscherlich Ende 1937 von der Gestapo festgenommen. Nach seiner Entlassung im März 1938 siedelte er mit seiner zweiten Frau, der Pianistin Georgia Wiedemann, nach Heidelberg über, wo er sein Medizinstudium beendete und 1941 bei Viktor von Weizsäcker, dem Schrittmacher der Psychosomatik in Deutschland, mit einer Studie über Synästhesie promovierte.

Die Kriegsjahre verbrachte Mitscherlich als Assistenzarzt für Neurologie und Innere Medizin an der Heidelberger Ludolf-Krehl-Klinik. Die anstrengende klinisch-therapeutische Arbeit, seine kinderreiche Familie und die Kontakte zu intellektuell anregenden Persönlichkeiten wie Karl Jaspers halfen ihm, die katastrophalen Zeitumstände zu überstehen. Im Selbststudium eignete er sich tiefenpsychologische und psychosomatische Kenntnisse an und verarbeitete sie zu zwei Büchern, die aber erst nach 1945 erschienen: *Freiheit und Unfreiheit in der Krankheit* (1946) und *Durst als Symptom* (*Vom*

Ursprung der Sucht, 1947). Mit seiner Untersuchung des pathologischen »Vieltrinkens« – sie wird Mitscherlichs einzige klinische Studie in Buchformat bleiben – wollte er noch vor Kriegsende habilitieren, doch da die Universität von den Alliierten vorübergehend geschlossen wurde, verzögerte sich das Habilitationsverfahren um wenige Monate. Seine erste Lehrveranstaltung konnte der Privatdozent in einer im Schnellverfahren »entnazifizierten« Universität im Sommer 1946 anbieten. Die Vorlesung trug einen für seinen weiteren wissenschaftlichen Werdegang symptomatischen Titel: *Einführung in die Psychoanalyse.*

Aufbaujahre und Erfolge

In der Nachkriegsepoche lenkte Mitscherlich seine unbändige Arbeitsenergie in zwei Richtungen. Zum einen brannte er darauf, die psychosomatische und psychoanalytische Praxis und Forschung zu institutionalisieren und zu popularisieren. Und zum anderen beteiligte er sich aktiv am politischen Wiederaufbau eines demokratischen Deutschlands. Einen Moment lang spielte er sogar mit dem Gedanken, sich ganz und gar der Politik zu verschreiben, doch seine Erfahrungen als Mitglied einer im Frühjahr 1945 von der US-Administration eingesetzten, aber unproduktiv arbeitenden Verwaltungsregierung brachten ihn schnell davon ab. Seiner gesellschaftspolitischen Verantwortung kam er fortan als praktizierender Arzt, Autor und Mediziner im Hochschuldienst nach.

Mitscherlichs imponierende Wissenschaftskarriere war hart erkämpft. Die 1950 in Heidelberg eröffnete Abteilung für Psychosomatische Medizin, die er 17 Jahre lang leitete, war das erste Institut für Psychosomatik und Psychoanalyse an einer deutschen Universität und in seiner Art mustergültig. Vier Jahre hatte die zermürbende Antragsphase gedauert. 1952 ernannte die Universität Mitscherlich zum außerplanmäßigen, sechs Jahre später zum außerordentlichen Professor. Seine Abteilung prosperierte und wurde 1958 in eine selbstständige Klinik umgewandelt. Trotzdem war der Klinikchef in Heidelberg nicht glücklich. Er erlebte das medizinische Umfeld als konservativ und psychoanalysefeindlich. Von den Frankfurter Sozialphilosophen Max Horkheimer und Theodor W. Adorno etwa fühlte er sich erheblich besser verstanden. Gemeinsam gelang es ihnen 1956 mit einer international besetzten Großveranstaltung zu Sigmund Freuds 100. Geburtstag, die Öffentlichkeit für die Psychoanalyse zu begeistern und das Vertrauen vieler emigrierter Analytiker, die vor den Nationalsozialisten geflohen waren, in die westdeutsche Nachkriegsgesellschaft zurückzugewinnen.

Horkheimer und Adorno waren auch die treibenden Kräfte hinter Mitscherlichs Berufung an die Philosophische Fakultät der Frankfurter Goethe-Universität: 1967 erhielt der mittlerweile 58-Jährige nach langwierigen Verhandlungen einen auf ihn zugeschnittenen Lehrstuhl für Psychologie mit den Schwerpunkten Psychoanalyse und Sozialpsychologie. Bereits seit 1959 leitete er zudem in der Mainmetropole das von ihm gegründete Forschungs- und Ausbildungsinstitut für Psychoanalyse und Psychosomatische Medizin, das seit 1964 Sigmund-Freud-Institut heißt. Die von der hessischen Landespolitik großzügig geförderte, universitätsunabhängige Einrichtung entwickelte sich unter Mitscherlichs Leitung zu einem weltweit anerkannten psychoanalytischen Produktivzentrum.

Unter den bemerkenswerten publizistischen Leistungen Mitscherlichs stechen zunächst die Herausgabe einer Zeitschrift und eine Prozessdokumentation hervor: 1947 erschien die erste Ausgabe der psychotherapeutischen Fachzeitschrift *Psyche*, deren wissenschaftliche Qualität schon bald höchsten internationalen Maßstäben genügte. Im selben Jahr legte Mitscherlich gemeinsam mit seinem Mitarbeiter Fred Mielke den ersten kommentierten Bericht zum Nürnberger Ärzteprozess vor (*Das Diktat der Menschenverachtung* 1947); eine erweiterte Fassung folgte zwei Jahre später (Mitscherlich/Mielke 1949). Eine breite Öffentlichkeit erreichte allerdings erst die Neuauflage von 1960 (Mitscherlich/Mielke 1960).

In den sechziger Jahren traf jede seiner Buchveröffentlichung ins Schwarze. Die Adenauer-Ära neigte sich dem Ende zu, was sich in spürbaren Erosions- und Transformationskrisen bemerkbar machte. Mitscherlich, der ein feines Gespür für Krisen und Konflikte besaß, beschrieb den Vorgang aus der Sicht des Sozialpsychologen: Die Bonner Republik sei *Auf dem Weg zu einer vaterlosen Gesellschaft* (1963), so der Titel seiner gefeierten Schrift. In seinem nächsten Bestseller führte er das verbreitete Unbehagen in der Nachkriegskultur auf materielle Ursachen zurück: In *Die Unwirtlichkeit unserer Städte* (1965) erklärte er die uniforme Tristesse der gebauten Umwelt zu einer psychosomatischen Krankheitsquelle ersten Ranges. Auch abgewehrte oder »unbewältigte« Vergangenheit macht krank – eine Einsicht, die er den Deutschen gemeinsam mit seiner dritten Ehefrau, der Analytikerin Margarete Mitscherlich-Nielsen, ins Bewusstsein rief. In *Die Unfähigkeit zu trauern* (1967), ein Titel, der umgehend zum Schlagwort avancierte, präsentierten sie ein psychohistorisches Deutungsmodell für die kollektiv vermiedene Auseinandersetzung mit der NS-Vergangenheit. Wie gern hätte Mitscherlich außerdem ein publikumsfreundliches Lehrbuch der Psychosomatischen Medizin verfasst, aber ausgerechnet das wollte ihm nicht gelingen. So entschloss er sich, eine

Sammlung einschlägiger Aufsätze herauszugeben, und hatte außerordentlichen Erfolg damit. Mit den beiden mehrfach aufgelegten Bänden *Krankheit als Konflikt* (1966 und 1967) erhielt eine große Laienöffentlichkeit erstmals Einblick in eine Medizin, die ohne technische Apparatur und Medikamente auskommt.

Abschiedsjahre und Krankheit

In den siebziger Jahren lernte der unermüdlich Schaffende die Ermüdung kennen. Anfangs konnten ihn die Erschöpfungssymptome nicht davon abhalten, im gewohnten Rhythmus zu arbeiten. Als Autor konzentrierte er sich nun vorwiegend auf die psychoanalytische Theoriebildung. Seine Bücher *Versuch, die Welt besser zu bestehen* (1970) und *Der Kampf um die Erinnerung* (1975) fanden eine ansehnliche Leserschaft, machten aber, verglichen mit den früheren Werken, wenig Furore. 1973 schied er ohne Bedauern aus der Universität aus, drei Jahre danach gab er schweren Herzens die Leitung des Sigmund-Freud-Instituts ab. Die Wonnen des Ruhestands blieben ihm versagt, die des Alters, sofern es sie denn gibt, erst recht. Demenzerscheinungen und ein akinetisches Parkinson-Syndrom erschwerten ihm das Denken, Sprechen und Schreiben. Mit letzter geistiger Kraft brachte er seine Lebenserinnerungen zu Papier (Mitscherlich 1980), die Publikation seiner zehnbändigen *Gesammelten Schriften* (1983) erlebte er nicht mehr. Alexander Mitscherlich starb am 26. Juni 1982.

Zum vorliegenden Buch

Die medizinischen Schriften Mitscherlichs standen in der öffentlichen Wahrnehmung meist im Schatten seiner aufsehenerregenderen sozialpsychologischen Studien. Doch während seine Gesellschaftsanalysen heute zeitgebunden und etwas überholt scheinen, haben seine psychosomatischen Arbeiten ihre Anregungskraft bewahrt. Seine Einwände etwa gegen die naturwissenschaftlich ausgerichtete, technomorphe Medizin und gegen das formalisierte, unpersönliche Arzt-Patienten-Verhältnis lesen sich wie kritische Kommentare zur gegenwärtigen Situation. Ärzte werden darin ausgebildet, klassifizierte und generalisierbare Krankheiten zu diagnostizieren und zu behandeln. Aber um die Individualität der erkrankten Person, die einmalige, subjektive Realität, und »die Sprache des Krankseins« (Helmchen 2005) zu verstehen, fehlen vielen von ihnen auch heute noch die kommunikativen und psychosozialen Fähigkeiten, von der Zeit für ausführliche Patientengespräche ganz zu schweigen. Mitscherlichs Vorstellungen von einem grundlegenden »Stilwandel in der Heilkunde« setzten an diesem wunden Punkt im Gesundheitssystem an. Die unveränderte Brisanz seiner Gedanken ist beachtlich – aber auch alarmierend, da deutlich wird, wie lange die herkömmliche Medizin, die »Reparaturmedizin«, Krisensymptome bereits verschleppt, statt die Ursachen zu beheben. Mitscherlichs Überlegungen müssten allen Protagonisten des Gesundheitswesens zu denken geben.

Die hier ausgewählten Schriften wenden sich nicht nur an Mediziner und Gesundheitspolitiker. Dem sprachgewandten Mitscherlich lag viel daran, sich einer großen Leserschaft verständlich zu machen. Dieses Bedürfnis zeichnet auch die

Texte dieses Buches aus, das mit einem Auszug aus seinen Memoiren und einer plastischen Charakterisierung seiner Persönlichkeit beginnt. Das zweite Kapitel ist seiner scharfen Kritik an der Schul- oder Organmedizin gewidmet, deren latente Inhumanität seiner Ansicht nach in der NS-Medizin grausame Realität geworden ist. Die beiden darauffolgenden Kapitel bieten einen Einblick in Mitscherlichs Auffassung von einer Medizin »mit menschlichem Antlitz«. Wer genauer verstehen möchte, wie sich Leib und Seele aus psychosomatischer Sicht zueinander verhalten, wie Krankheiten mit der persönlichen Lebensgeschichte verknüpft und psychoanalytisch zu therapieren sind, wird seine dichten Schilderungen mit Gewinn und Genuss lesen. Das letzte Kapitel schließlich enthält eine Auswahl seiner Schriften über das Phänomen gesellschaftlich produzierter Krankheiten sowie über die politische Verantwortung des Arztes.

Alexander Mitscherlich war im wahrsten Sinne des Wortes ein engagierter Mediziner. In *Kranksein verstehen* ist er neu zu entdecken.

»Ich bin entsetzt, wenn ich die Bürokratie und die Technisierung der heutigen Medizin sehe«

Timo Hoyer und Ulrich Bahrke im Gespräch mit Margarete Mitscherlich-Nielsen

Der breiten Öffentlichkeit ist Alexander Mitscherlich vor allem als Autor sozialpsychologischer Bücher (*Auf dem Weg zur vaterlosen Gesellschaft, Die Unwirtlichkeit unserer Städte, Die Unfähigkeit zu trauern*) bekannt. Er selbst aber hat einmal erklärt, seine »eigentliche Lebensleistung« bestehe in seinen psychosomatischen Studien. Frau Mitscherlich, würden Sie dem zustimmen?

Margarete Mitscherlich-Nielsen: Ja, wenn man bedenkt, dass er sehr genau verstanden hat, was Sigmund Freud eigentlich wollte. Und dass Krankheit immer auch eine psychische ist oder zumindest in zahlreichen Fällen. Das hat ihm sofort eingeleuchtet. Aufgrund unbewusster, dem Individuum nicht bekannter Konflikte, wird es krank. Wenn man in dauernder Spannung lebt, dann wird man krank. Und wenn sich jemand die unbewussten Motive seines Krankseins durch Analyse, durch Erkenntnis des Unbewussten à la Freud, klar vor Augen führt, dann wirkt sich das auch auf die Krankheit aus.

Welchen Stellenwert hatte denn die klinische Arbeit für ihren vielbeschäftigten Mann?

Eine sehr große. Wenn Sie unter klinischer Arbeit die Behandlung psychosomatischer Krankheiten verstehen, also solcher Krankheiten, die eindeutig mit der jeweiligen seelischen Situation des Patienten zu tun haben. Das war sein großes Interesse. Und als er gleich nach dem Krieg für kurze Zeit in die Politik ging, hatte er doch das Gefühl, ein Gebiet verloren zu haben, das eigentlich wichtiger war. Ist es das, was Sie unter »klinisch« verstehen? Sie verstehen darunter nicht die klassische Therapie neurotischer Patienten, die sich drei- bis fünfmal pro Woche einer Psychoanalyse unterziehen?

Doch auch.

Die hat er ebenfalls immer gemacht. Und er hat sie sehr gerne gemacht. Nur hatte er immer weniger Zeit dafür. Er ist immer häufiger in andere Fragen verwickelt worden.

Können Sie seinen therapeutischen Stil beschreiben?

Ich würde sagen, er gehörte nicht zu den eiskalten Analytikern, die Stunden um Stunden schweigend hinter ihren Patienten sitzen, die nur der Spiegel des Patienten sein wollen, und die lange warten, bis sie deuten, was sie in diesem Spiegel zu sehen meinen. Das hat es ja gegeben. Manche Analytiker glauben bis heute, dass man viel schweigen und den Patienten sozusagen auflaufen lassen muss, damit seine Aggressionen hervortreten. Also Alexander gehörte nicht zu diesen sehr orthodoxen oder falsch-orthodoxen Analytikern, die übermäßig geschwiegen haben.

Die übersteigerte Abstinenz hat er von seinen US-amerikanischen Kollegen demnach nicht übernommen?

Nun waren nicht alle Analytiker in den USA ausgesprochene Schweiger. Alexander zumindest war sicherlich eher jemand, der zur unmittelbaren Deutung geneigt war, als einer, der sich sehr zurückhielt. Ich würde sagen, ich war zurückhaltender, ich war orthodoxer, wenn Sie so wollen. Wir hatten ja über Jahre jede Woche Seminare, in denen wir Fälle verfolgten. Zum Beispiel das Deutungsprojekt: »Wie wirkt eine Deutung auf den Patienten?« und »In welcher Weise wirkt die Art der Patientenreaktion zurück auf den Analytiker?«

Bernard Lown, der nordamerikanische Kardiologe, wirft in seinem Buch *Die verlorene Kunst des Heilens* den Medi-

zinern vor, dass sie sich keine Zeit mehr für ihre Patienten nehmen, dass sie ihnen bei der Schilderung der Beschwerden nicht zuhören und dergleichen. Es scheint, als sei Mitscherlichs Forderung nach einer dialogischen, verständnisorientierten Arzt-Patienten-Beziehung sehr aktuell.

Das kann man wohl sagen! Also wissen Sie, ich bin ja entsetzt, wenn ich die Bürokratie und die Technisierung der heutigen Medizin sehe.

Glauben Sie, dass die Psychoanalyse ein Ausweg aus der technisierten Medizin ist? Worin, würden Sie sagen, besteht das besondere humane Potenzial der Psychoanalyse?

Dass man einander zuhört, anstatt mit ganz bestimmten vorgefassten Gefühlen und Urteilen aufeinander zuzugehen. Das zu lernen, ist ein wesentliches Ziel der Psychoanalyse. Was auch dazu führt, mit sich selbst verständnisvoller umzugehen, d.h. den Kontakt mit seinem Unbewussten zu intensivieren. Ich bin dadurch jedenfalls netter zu mir selbst geworden.

In der psychoanalytischen Haltung ist es ganz wurscht, wen Sie vor sich haben. Die Person mag durchaus jemand sein, der Vorurteile in Ihnen erregt, aber Sie erlauben sie sich nicht. Sie hören zu und je länger Sie zuhören, umso besser verstehen Sie den Patienten. Und wenn Sie dann noch einiges erklären können, was sein Selbstverständnis verbessert, dann wird aus dem Patienten, der ursprünglich Ihre Vorurteile und Aggressionen wachrief, jemand, den Sie wertschätzen.

Würden Sie sagen, dass die von ihrem Mann beanstandete »Versachlichung« in der Medizin und die Sprachlosigkeit im Behandlungszimmer insgesamt eher zu- als abgenommen haben?

Bestimmt. Andererseits gibt es heute an vielen Kliniken psychosomatische Abteilungen. Es gibt den Facharzt für Psychosomatische Medizin und die Psychosomatik ist Bestandteil der medizinischen Ausbildung, nicht wahr?

Zumindest ist eine solche Entwicklung möglich geworden. 1970 wurde Psychosomatik als Pflichtfach für alle Mediziner eingeführt. Insofern haben Generationen von künftigen Ärzten zumindest einen Eindruck erhalten vom psychosomatischen Denken.

Ja, nur wer praktiziert es im täglichen Ärzteleben? Es gibt ja etliche psychosomatisch interessierte Ärzte, aber die können nicht annähernd genug Patienten versorgen. Und sie haben ihre bürokratischen Arbeiten. Mir ist es ein Rätsel, wie ein Arzt diese unglaubliche Pfennigfuchserei, die in der Berechnung von ärztlichen Handlungen liegt, bewältigt. Der macht das und das, mit dem und dem, sagen wir mal, er renkt den Arm ein und dabei tut es dem Patienten weh, also spricht er drei Worte mit ihm. Die Worte werden gering bezahlt, das Einrenken auch, aber das Röntgen dieses Arms wird hoch entlohnt. Also die Maschinen werden bezahlt. Aber die menschlichen Handlungen, das Sprechen und das Verstehen, warum jemand krank ist, nicht.

Ein bedeutender Psychosomatiker hat ja mal gesagt, die Psychosomatik hätte es vom Elend in die Armut geschafft.

Ja, ich meine ... Auch die Hausbesuche, wo man sich wirklich für die Kranken interessiert und die Atmosphäre versteht, in der jemand krank geworden ist, werden mit Achtkommaneunzig honoriert. Das ist auch so kleinlich, das Ganze. Es ist eine lächerliche, kleinliche Bürokratie, die die psychosomatische Praxis verhindert. Aber es gibt eben auch andere Ärzte. Es gibt das Wissen um die Psychosomatik, das Wissen, dass Körper und Seele nicht zu trennen sind, aufeinander einwirken. Nur die Seele ist nicht zu messen wie der Körper.

Lassen Sie uns einen kurzen Blick in die Geschichte wer-

fen. Alexander Mitscherlich gehörte neben Thure von Uexküll, Arthur Jores und einigen anderen zu den Wegbereitern der Psychosomatik im Nachkriegsdeutschland. Von ausschlaggebender Bedeutung für seine Entwicklung zum Mediziner war die Beziehung zu Viktor von Weizsäcker.

Er liebte Weizsäcker, wirklich. Es war in den ersten Jahren eine ausgesprochen liebevolle Vater-Sohn-Beziehung. Alexander suchte ja immer nach Mentoren. Er war aber auch für Weizsäcker während des Krieges und unmittelbar danach von großer Bedeutung, weil er ein begabter, liebevoller Sohn war. Wenn man so will, hat er in Weizsäcker zum ersten Mal so etwas wie einen Vater geliebt, den man auch beschützen muss. Nicht nur die Person, sondern auch die Art von Weizsäckers Forschung, die Psychosomatik, schlugen bei Alexander sofort ein. Deswegen war es ihm nach dem Krieg sehr wichtig, eine psychosomatische Abteilung aufzubauen. Die Psychosomatik war längst zu seinem Hauptinteresse geworden. Die Entfremdung von Weizsäcker kam erst später, mit der stärkeren Hinwendung Alexanders zur Freudschen Psychoanalyse.

Wie haben wir uns die Atmosphäre dieser psychosomatischen Pionierzeit vorzustellen?

Wissen Sie, ich bin ja erst 1949 nach Deutschland zurückgekommen und habe natürlich, als ich noch in der Schweiz war, von dem allen gehört. Richtig miterlebt habe ich es dann, als ich Assistentin an der Psychosomatischen Klinik war. Das war ein nie aufhörender Kampf mit denen, die sagten, wir wären Laien und behandelten Krankheiten, die wir gar nicht zu übersehen vermögen. Und wenn sich dann halt bei einem Patienten, der uns mit Verdacht auf eine »psychosomatische« Krankheit überwiesen wurde, im Laufe der Zeit Krebs zeigte, dann war das natürlich wieder eines dieser typischen Fehlurteile der Psychosomatik. Es war ohne

Zweifel ein Kampf mit der Schulmedizin und der Öffentlichkeit.

War nicht auch viel Euphorie im Spiel?

Ja, ja. Wir meinten eben auch eine neue Art Mensch hervorbringen zu können, der Selbsterkenntnis als Genuss und als Befreiung erlebt und vor allem erst einmal sprechen will, bevor er einen Krieg anfängt. Wir glaubten für den Fortschritt tätig zu sein, auch wenn wir noch viel zu lernen hatten. Wir fühlten uns als Avantgarde. Und die Schulmedizin hielt uns für Hochstapler. Doch Tatsache ist, dass die Aufklärung des Unbewussten durch Freud letztlich erst die Aufklärung des Bewussten zustande gebracht hat.

Meinen Sie denn, dass man rückblickend von einer Erfolgsgeschichte der Psychosomatik sprechen kann?

Damals war die Psychosomatik ein Fremdwort für die Ärzte. Heute ist sie jedem Arzt bekannt. Die Begriffe, die in der Psychosomatik und Psychoanalyse benutzt werden, sind ins allgemeine Bewusstsein gedrungen. Also ich meine, Psychoanalyse und Freud und das Wort Verdrängung und Ödipus und Unbewusstes und so weiter. Da können Sie jeden Taxifahrer fragen.

Für ihren Mann war Krankheit eine Art Sprache, eine »Ausdrucksgebärde«, deren verborgener Symbolgehalt auf lebensgeschichtliche Konflikte verweist, die erkannt und verstanden werden müssen. Was halten Sie von diesem Krankheitsverständnis?

Anfangs hatte man die Vorstellung, man könnte die Krankheit direkt deuten, weil sie direkt zu einem spricht. Aber so einfach ist das nicht. Krankheiten nehmen eine sehr komplizierte Entwicklung. Sie sprechen nicht unmittelbar zu einem. Aber sie machen einen darauf aufmerksam, dass man sich und sein Gefühlsleben gründlicher erforschen sollte.

Will die Krankheit der Person das gewissermaßen zu verstehen geben, fordert sie sozusagen Selbsteinsicht?

Tja, sie will das nicht, die Krankheit, sondern es kommt darauf an, was der Mensch damit macht, ob er im Umgang mit seinem Kranksein lernt, sich selber besser zu verstehen.

Frühe Aussagen Ihres Mannes könnten ja so verstanden werden, als sei man für sein Kranksein mit- oder gar hauptverantwortlich.

Ich erinnere mich sehr gut an diese Periode. Ich neigte zu Magengeschichten. Als Psychoanalytikerin zu dieser Zeit, da war Krankheit wirklich etwas, was mir zugeschoben wurde, als jemandem, der mit seinen Konflikten nicht erwachsen umzugehen verstand, sondern leider Gottes noch gar nicht richtig als Mensch anzuerkennen ist, weil er ja Magengeschichten hat. Es gab Phasen, in denen ich meine Krankheit absolut verschwiegen habe, weil ich mich ihrer enorm schämte. Da gab es diese Scham, dass die Krankheit deine Schuld ist, das war eindeutig so eine Zeit. Die Krankheit ist deine Schuld. Du hast sie in den Griff zu bekommen. Wir können meines Erachtens viel leisten durch Selbsterkenntnis, durch Selbstanalyse, durch Erkenntnis unserer unbewussten Konflikte und der Motive unseres Verhaltens. Aber ob wir Krankheit in den Griff bekommen können ...?

Dass dies eine Überforderung wäre, die man dem Einzelnen aufbürdet, wenn man ihn zu einseitig für sein Kranksein verantwortlich macht, das würden Sie unterstützen?

Ja, absolut! Und vor allem, wenn man glaubt, der Einzelne kann was mit seiner Krankheit tun, dann muss man ihm helfen und ihn nicht für schuldig erklären. Man muss ihm helfen, das, was man daran machen kann (man kann sicherlich einiges daran machen), zu erkennen, aber ihm nicht von vorneherein sagen: Du bist ein minderwertiges Objekt, weil du krank bist.

Ihre Auffassung, Frau Mitscherlich, deckt sich ja auch mit der Entwicklung in der Psychosomatik, die mittlerweile ein größeres Gewicht auf die Formen der Krankheitsbewältigung legt: wie der Einzelne mit seiner Krankheit fertig wird, welche Umgangs- und Bewältigungsmöglichkeiten ihm zur Verfügung stehen, was davon hilfreich und was dysfunktional ist, wo er Unterstützung benötigt.

Deswegen ist ja auch die Beziehungstheorie, die Objektbeziehungstheorie zum Beispiel von Balint und Winnicott entwickelt worden. Eine neue Art der Selbsterkenntnis, aber auch eine neue Art, mit sich umzugehen, befreit zu werden von unbewussten Konflikten. Dazu gehören Beziehungen, das können sie nicht als Kasper Hauser allein im Keller.

Apropos Beziehung. Sie waren seit 1955 mit Alexander Mitscherlich verheiratet. Wie lebte es sich an seiner Seite?

Ich habe sehr gern mit ihm zusammengelebt. Er hatte auch eine gewisse Tendenz – Gott, Mathematik konnte ich vielleicht besser als er –, mich als die Intelligentere darzustellen, was ich bestimmt, was die Begabungen betraf, in keiner Weise war. Er war auch künstlerisch begabter. Die Interessen, die er hatte, dieses Gefühl für moderne Kunst, für Qualitätsunterschiede, für Authentizität, dieser Blick nach außen, für Natur, für Vögel, waren für mich eine große Bereicherung. Also ich konnte vorher keinen Spatz von einer Meise unterscheiden.

Er war jemand, muss ich sagen, wo ich mich eigentlich immer ... Ich hab es ja schwer in vielem gehabt, in meinem ganzen Lebenslauf, was ihn betrifft, aber er war jemand, der einem nie das Gefühl des Entwürdigtseins gegeben hat. Er erkannte einen immer an. Ja, er freute sich, wenn man Erfolge hatte.

Als er dement wurde, hat man nie den Kontakt zu ihm ganz verloren. Damals entwickelte sich mein Interesse für die Frauen, was mich dann auch sehr viel außer Haus gehen ließ. Das war dann etwas, was ihn zu Wutanfällen auf die Alice Schwarzer bewegte. Er konnte auch ganz gut verdrängen, was er anderen für Schwierigkeiten bereitete.

Woher nahm er eigentlich die erstaunliche Energie für seine vielfältigen Aktivitäten?

Sicherlich wollte er beweisen, dass er so tüchtig war wie sein Vater und seine Vorfahren. Sein Großvater war berühmt, sein Ur-Großvater war berühmt, und er wollte beweisen, dass er jemand war. Er hatte es in der Kindheit schwer. Zwischen dem Gefühl, aus einer besonderen Familie zu stammen, und dem Gefühl der Minderwertigkeit. »Du hast einen geistigen Buckel«, hat sein Vater gesagt. Zwischen diesen beiden Polen hat er sicherlich einen großen Teil seiner Kindheit und Jugend verbracht. Mal überwog das eine, dann überwog das andere. Aber ob daraus die Energie für soviel Aktivität herzuleiten ist?

Was vermuten Sie, würde Alexander Mitscherlich der gegenwärtigen Medizin ins Stammbuch schreiben?

Dass Sie ihre Fortschritte auf den verschiedenen Gebieten der Forschung ausnützt, aber nicht auf Kosten der Verständigung und der menschlichen Auseinandersetzung.

Frankfurt am Main im Mai 2009

I. Erinnerungen

Einleitung

Alexander Mitscherlich war ein Mann der Öffentlichkeit, der wie nur wenige Wissenschaftler seiner Generation die Klaviatur der Massenmedien für seine Anliegen zu nutzen wusste. Da er in medizinwissenschaftlichen und gesellschaftspolitischen Fragen Partei ergriff und Stellung bezog, machte er sich auch angreifbar, doch das nahm er in Kauf, solange es um die Sache ging. Mitscherlich suchte das große Publikum, genoss die Auftritte vor gefüllten Auditorien und laufenden Kameras. Als Redner und Schriftsteller verband er Sachlichkeit mit Leidenschaft, mischte kühle Theorie mit spitzer Polemik und wirkte dadurch intellektuell anregend, polarisierend und emotionalisierend. Stubengelehrte sehen anders aus.

So sehr er als Persönlichkeit des öffentlichen Lebens für das, was er vertrat, einstand – in Deutschland verkörperte er die Psychosomatik und Psychoanalyse wie kein anderer –, so zurückhaltend war er mit Bemerkungen zur eigenen Person. Er hütete sich, Details seiner Lebensgeschichte oder seines Privatlebens in die Öffentlichkeit zu tragen. Diese Zurückhaltung war sicherlich zu einem Teil professioneller Diskretion geschuldet. Analytiker, deren Privatsphäre allgemeiner Gesprächsstoff ist, haben Grund zu befürchten, ihr Bekanntheitsgrad könnte sich störend auf die einzelanalytische therapeutische Arbeit auswirken. Dreh- und Angelpunkt der psychoanalytischen Behandlung ist die Übertragung unbewusster Erfahrungen, Wünsche und Konflikte des Analysanden auf den Therapeuten; der Verlust der ärztlichen Anonymität könnte diesen Vorgang beeinträchtigen oder gefährden. Allerdings teilen nicht alle Psychoanalytiker solche Bedenken. Der aufstrebende Tilmann Moser etwa schlug sie kühn in den Wind, als er 1974 ungeniert öffentlich über seine eigenen Analyseerfahrungen berichtete. Mitscherlich empfand dieses Vorgehen als einen ungeheuren Verstoß gegen die ungeschriebenen Schweigegebote der *psychoanalytic community* und versuchte mit aller Macht, die Publikation von Mosers *Lehrjahre auf der Couch* zu verhindern – erfolglos, wie wir wissen (Hoyer 2008, S. 576 f.).

Mitscherlichs strikte Befolgung des Therapeutenkodexes erklärt aber nur zum Teil, weshalb er wenig Einblick in seine Lebensumstände und persönliche Erlebniswelt gewährte. Er zeigte sich ebenso verschlossen in Zusammenhängen, in denen es durchaus angebracht gewesen wäre, biographische Erfahrungen einzubringen. So hätte man wohl erwartet, dass ein Vater von sechs Kindern in seinem Buch über die »vaterlose Gesellschaft« zumindest erwähnt – und sei es nur im Vor- oder Nachwort –, dass hier nicht nur ein Beobachter, sondern auch ein direkt Betroffener spricht. Aber das tat Mitscherlich weder im Buch noch an einer anderen Stelle, so als fürchtete er, die »Objektivität« seiner Erkenntnisse durch die Einführung einer subjektiven Ebene zu verwässern. In allen seinen größeren Studien klammerte er die Ich-Perspektive aus. In *Die Unfähigkeit zu trauern* etwa analysierte er gemeinsam mit seiner Ehefrau die kollektiven Mechanismen der Vergangenheitsverleugnung, die psychischen Quellen gesellschaftlicher Empathielosigkeit sowie eine »deutsche Art« narzisstischer (Führer-)Liebe, aber ob er die geschilderten Großgruppenphänomene an sich selbst beobachtet hatte und inwiefern er sich selbst als Teil des Kollektivs begriff, ließ er im Dunkeln.

Gewiss steckte hinter seiner Verschlossenheit auch der verständliche Wunsch, sein privates Leben und sein persönliches Erleben vor der Neugier des Massenpublikums abzuschirmen. Doch schützte er sich nicht nur vor den *in-*

diskreten Bedürfnissen seiner Leserschaft: Bewundernswert couragiert hat er zum Beispiel in mehreren Publikationen die verbrecherischen Machenschaften der NS-Medizin angeprangert und in der Schuldfrage zwischen Tätern, Planern und Duldern unterschieden, ohne auch nur ein Wort über seine eigene Rolle als kleines Rädchen im Medizinsystem des SS-Staates und über das, was er von den Gräueltaten seiner Kollegen und dem Genozid wusste oder nicht wusste, zu verlieren. Man hat es ihm im Übrigen auch nicht abverlangt. Der Umstand, dass er darüber nicht sprach, bedeutet nicht, dass er etwas Gravierendes zu verschweigen gehabt hätte. Er war unzweifelhaft ein Gegner, aber ebenso zweifellos kein Sand im Getriebe des faschistischen Regimes gewesen. Die Scham, das Inferno weitgehend unbeschadet in der inneren Emigration überstanden zu haben, verschloss ihm, wie vielen anderen auch, den Mund. Dafür ließ er nach 1945 Taten sprechen.

Zudem gehörte Mitscherlich auch von seinem Naturell her nicht zu denjenigen, die ihr Inneres freimütig nach außen kehren. Bei aller Leidenschaftlichkeit, mit der er sich den Menschen und ihren Problemen zuwandte, achtete er darauf, sich nicht die Blöße ungeschützter Emotionalität zu geben. Im öffentlichen Raum waren solche Momente besonders rar und deshalb, wie bei seiner Verabschiedung vom Sigmund-Freud-Institut, umso bewegender. Dem vertrauten Kreis der Institutsmitarbeiter hatte er im Mai 1976 ausnahmsweise einen kurzen Blick in die von Abschiedsschmerz und Zukunftsängsten gezeichneten Sorgenfalten seiner Seele gestattet. Wie sollte der passionierte Workaholic ein Leben »ohne Arbeit, Auftrag, Ziel« ertragen? Er ahnte, dass er mit dem Abschied vom Institut eine Freiheit gewann, die nicht einfach zu genießen war: »Ich wäre ein Narr, wenn ich meinte, ein Rückzug auf Ornithologie oder sonstige Hobbies könnte diesen Trennungsschmerz verkleinern« (AMA, VII 29).

In der Tat fiel es ihm schwer, sich im Ruhestand einzurichten. Obgleich ihm verschiedene Krankheiten Stück für Stück seinen *élan vital* raubten, suchte er nach neuen geistigen Herausforderungen. An eine Fortsetzung seiner medizinischen Studien war jedoch nicht mehr zu denken. Es war vielmehr an der Zeit, Bilanz zu ziehen. So machte er sich trotz seiner Aversionen und ungeachtet seiner schwindenden Kräfte daran, einen Lebensrückblick zu verfassen. Außerstande, seine Gedanken sortiert niederzuschreiben, überließ er dem befreundeten Herbert Wiegandt die Federführung. Rund drei Jahre, bis in den Frühling 1980, dauerte die gemeinsame Suche nach der verlorenen Zeit (Hoyer 2008, S. 591 ff.). Zunächst sollte Mitscherlichs letztes Werk schlicht »Erinnerungen« heißen. Doch auf den über 300 Seiten sind die Erinnerungspassagen mit derart vielen Metareflexionen angereichert, führen die Gedankenfäden so regelmäßig von der Vergangenheit in die Gegenwart, dass eine passendere Überschrift gefunden werden musste. Unter dem Titel *Ein Leben für die Psychoanalyse. Anmerkungen zu meiner Zeit* kamen Mitscherlichs Memoiren 1980 in den Buchhandel.

Das in einem lebendigen Sprechduktus verfasste Buch erfüllt nicht die gemeinhin an eine Autobiographie gestellten Erwartungen: Der Privatmensch Mitscherlich bleibt darin sozusagen eine *persona non grata*. Wir erfahren ein wenig über das schwierige Verhältnis des Jungen zu seinen Eltern, noch etwas weniger über seinen Bildungsweg und beinahe nichts über seine drei Ehen, seine Kinder, seine Freundschaften oder sein Leben außerhalb der Wissenschaft. Erstmals spricht Mitscherlich dafür über sein Verhältnis zu den konservativ-revolutionären Kulturkritikern Ernst Niekisch und Ernst Jünger und verhehlt auch nicht seine zeitweilige Faszination für die »Feinde der Demokratie«, die sich am Ende der Weimarer Republik im Zwielicht um Jünger scharten: »Soweit ich hier mithielt und mich ganz offenbar auf falschem Gleise bewegte, war ich naiv und ignorant« (Mitscherlich 1980, S. 82).

Für den vorliegenden Band wurde ein längerer Auszug aus dem achten Kapitel der Autobiographie ausgewählt. Es vermittelt einen ausgezeichneten Eindruck von dem assoziativen Charakter der Lebenserinnerungen und dem nach wie vor temperamentvollen Autor. Mit kräftigen, impulsiven Strichen zeichnet Mitscherlich ein Bild vom Kampf um die Etablierung der Psychosomatischen Medizin und Psychoanalyse in der Nachkriegsepoche und dem wachsenden Zuspruch, den seine Initiativen in der Bonner Republik erfuhren. Er gedenkt der wichtigsten Mentoren und Mitstreiter aus dem In- und insbesondere aus dem Ausland, aus der Wissenschaft und Politik. Mitscherlich war ein begnadeter Netzwerker, aber kein Teamplayer. Anregungen und Unterstützung holte er sich, wo er nur konnte, doch teilte er nicht gern Macht und Verantwortung. Spürbar wird auch seine Sorge um die Zukunft der Psychoanalyse. Wie kann sie ihre Stimme im Kanon der Medizin- und Sozialwissenschaften besser zur Geltung bringen? Und welche Erkenntnispotentiale müssten stärker ausgeschöpft werden, um sie als Heilkunde und Krankheitslehre weiterzuentwickeln? Mitscherlichs Antwort ist auch dreißig Jahre später noch explosiv, denn er wirft seinen Analytikerkollegen vor, sie stellten sich blind und taub für die *gesellschaftlichen* Krankheitsursachen, anstatt genau dieses hochrelevante Feld mit Hilfe der Freudschen Lehre zu bearbeiten.

Die drei in jüngster Zeit erschienenen Biographien über Alexander Mitscherlich (Dehli 2007; Freimüller 2007; Hoyer 2008) belegen, dass nicht alle Aussagen in seinen Memoiren einer historischen Überprüfung standhalten. Wenn er beispielsweise in der hier abgedruckten Textpassage behauptet, die Heidelberger Universität hätte alles getan, um die Entwicklung der Psychosomatik und Psychoanalyse zu verhindern, dann verzerrt seine Entrüstung über den schleppenden Prozess der Klinikgründung die komplexe Realität (Hoyer 2008, S. 216 ff.). Hinter den finanziellen und technischen Hürden, die sich ihm in den Weg stellten, vermutete er meistens Tücke und Schikane. Gewiss stieß er mit seinen ambitionierten Vorhaben auch auf engstirnige Widersacher, aber er fand ebenso begeisterte Fürsprecher und Komplizen.

Der zweite Text dieses Kapitels stammt von Lutz Rosenkötter (1926-2007), dem langjährigen Mitarbeiter Mitscherlichs und Lehranalytiker am Sigmund-Freud-Institut. Rosenkötter porträtierte seinen »Chef und Lehrer« auf der Frankfurter Gedächtnisveranstaltung für Alexander Mitscherlich am 22. Oktober 1982 mit Respekt vor dessen schöpferischer Kraft, mit Sympathie für dessen »humanitäre Grundhaltung« und mit Verständnis für den unkonventionellen Leitungsstil und die Ecken und Kanten seines Charakters.

Ein Leben für die Psychoanalyse

Wie schon berichtet, habe ich in Heidelberg einen wesentlichen Teil meiner Arbeitskraft psychosomatischen Problemen zugewandt, Krankheiten, bei denen man unter normalen ärztlichen Voraussetzungen keine psychische Beteiligung erwartet hätte.

Dies schloß aber auch die praktische Frage der weiteren Entwicklung der psychosomatischen Medizin in Forschung und Lehre ein. Entscheidend hing dies davon ab, mit welcher Unterstützung wir von der ministeriellen Seite rechnen konnten. Die Szenerie sah trüb aus, denn es war höchst zweifelhaft, ob wir Mittel für die psychosomatische Forschung, sei es von privater, sei es von staatlicher Seite bekommen würden. Man kann so gut wie sicher sein, daß wir das Geld nie bekommen hätten, wenn nicht Alan Gregg sich bereit erklärt hätte, uns aus den Mitteln der Rockefeller Foundation eine halbe Million zur Verfügung zu stellen. Diese großzügige Stiftung war allerdings gemäß den Bestimmungen daran gebunden, daß die gleiche Summe von deutscher Seite aufgebracht werden mußte. Vermutlich wäre weder die von Alan Gregg vermittelte Stiftung noch das erfolgreiche Sammeln der deutschen komplementären halben Million möglich gewesen ohne den Glücksumstand, daß ich als politisch »Nichtbetroffener« und »Verfolgter« die Anträge gestellt hatte. Diese Bezeichnung galt während der Entnazifizierung für solche, die in keine Aktivitäten des Hitlerreiches verwikkelt gewesen waren oder darüber hinaus unter dem Regime zu leiden hatten. So aber konnten wir nach erfolgreichem Sammeln der Mittel schrittweise damit anfangen, die psychosomatische Abteilung aufzubauen. Das geschah in den Jahren 1949/50, und zwar gegen die Absichten der tonangebenden Leiter der großen Kliniken. Es wäre eine grobe Übertreibung zu sagen, daß die Universität auf das Auftauchen dieses neuen klinischen und theoretischen Forschungsbereichs stolz gewesen wäre. Man hielt uns auf kleiner Flamme, soweit es nur irgend ging. Ich bin heute noch bereit, mich darüber zu entrüsten, daß die Universität Heidelberg mit ihrer liberal-humanistischen Tradition unfähig war, den Humanismus Freuds aufzunehmen.

Es kam der 100. Geburtstag Freuds, den ich, nachdem ich die finanzielle Unterstützung der Rockefeller Foundation gefunden hatte, mit besonderer Sorgfalt vorbereiten konnte. Es wurde ein Vortragszyklus veranstaltet, der sich über das gesamte Sommersemester 1956 hinzog und der in parallelem Arrangement im Rahmen der psychosomatischen Abteilung in Heidelberg und des Instituts für Sozialforschung in Frankfurt stattfand, das von Theodor W. Adorno und Max Horkheimer geleitet wurde. Beide setzten sich auch im Rahmen der eigenen Intentionen für die Wiedereinführung der Psychoanalyse in Deutschland ein. Bedeutende Psychoanalytiker, hauptsächlich aus den angelsächsischen Ländern, z. T. ehemalige Emigranten aus der Nazizeit vermittelten hier ein sehr eindrucksvolles Bild vom Leben und Wachstum der Psychoanalyse, an dem wir ja in Deutschland bisher nur wenig hatten teilnehmen können.

Mit dieser Hundertjahrfeier vollzog sich nun ein Durchbruch. Zur Feier und zum festlichen Bankett in Frankfurt waren der Bundespräsident Theodor Heuss, der Hessische Ministerpräsident August Zinn, Mitglieder der Universität und viele sachlich Interessierte erschienen. Dadurch hatte die Psychoanalyse nun doch endlich wieder auch in der Öffentlichkeit der Bundesrepublik Deutschland Fuß zu fassen begonnen.

Erik Erikson hielt die einleitende Festrede des Zyklus. Der

Hessische Ministerpräsident August Zinn empfahl unpathetisch, wie es seine Art war, den Politikern, sich schon aus eigenem Interesse eines neu zu gründenden psychoanalytischen Institutes anzunehmen und die Psychoanalyse überhaupt zu fördern. Dies freilich ist weithin ein frommer Wunsch geblieben. Politiker erwiesen sich als mindestens so intransigent für Fragen der Psychoanalyse wie Psychiater und Schulmediziner. Es gibt eben faktisch bis heute in keinem Fachbereich der Medizin die praktischen und theoretischen Voraussetzungen, von denen aus die Psychoanalyse ihre Belange planen und entwickeln konnte, obwohl die Psychoanalyse über einige Ausbildungs-, Forschungs- und Behandlungszentren an den Universitäten verfügt. Denn innerhalb der Medizin werden die Psychoanalytiker in ihrer Arbeit kaum ernst genommen oder wirklich integriert.

Auf dieser Feier machte der Ministerpräsident Zinn der Universität Frankfurt einen Lehrstuhl für Psychoanalyse und Psychosomatische Medizin zum Geschenk. Aber ziemlich buchstäblich am nächsten Tag erschien der Dekan der Medizinischen Fakultät der Universität Frankfurt bei der Regierung, bedankte sich für den neuen Lehrstuhl, bedauerte allerdings hinzufügen zu müssen, daß die Medizinische Fakultät an einem Lehrstuhl für Psychoanalyse und Psychosomatische Medizin nicht interessiert sei und deshalb darum bitte, den Lehrstuhl in einen solchen für Erbgenetik zu verwandeln. Sie wollte das Geschenk also sozusagen umtauschen. Die Regierung hat dem nicht stattgegeben, den Lehrstuhl hat sie dann der Universität Gießen bei deren 350jährigen Jubiläum gestiftet. Solchem Skandal ist nichts hinzuzufügen. Die Frankfurter Universität hatte also lieber auf einen neuen Lehrstuhl verzichtet, als daß sie sich bereitfinden wollte, mit der Psychoanalyse und Psychosomatik unter einem Dach zu leben.

Wenn man solche Vorfälle beispielhaft interpretiert, kommt einem wieder einmal voll zum Bewußtsein, mit welchem Ausmaß von feindlicher Aggressivität die Psychoanalyse seit ihrem Bestehen zu rechnen hatte. Ohne die großzügige Stiftung der Rockefeller Foundation zum Aufbau der erwähnten Abteilung für Psychoanalyse und Psychosomatik und ohne die Unterstützung der Frankfurter Universität unter dem Rektorat Max Horkheimers wäre es den Gegnern dieser Wissenschaft sogar gelungen, jenen Vorlesungszyklus zur Aufklärung über sie zu verhindern.

In den 60er Jahren hat sich dann aber doch, wenn auch zögernd, eine gedankliche Neuorientierung durchgesetzt. Insbesondere erwies sich die Hochschulreferentin im Hessischen Kultusministerium, Dr. Helen von Bila, als verständnisvoll für die Sache als solche und speziell hilfreich für die Gründung des Sigmund-Freud-Instituts in Frankfurt, die sie ganz zu ihrer Sache machte. Ferner fand sich in Max Horkheimer, dem Ordinarius für Sozialwissenschaften in Frankfurt, ein bedeutender Fürsprecher der umstrittenen Disziplin – bezeichnenderweise wiederum kein Mediziner. Horkheimer hat zweifellos mit seinen Bemühungen die endlich 1960 erfolgende Gründung eines selbständigen »Ausbildungszentrums für Psychoanalyse« – so sollte das neu geplante Institut zunächst heißen – entscheidend herbeigeführt.

Ich war inzwischen 1958 außerordentlicher Professor in Heidelberg geworden. Von 1960 an leitete ich in Doppelfunktion von Heidelberg aus das Institut in Frankfurt. Durch Horkheimers Einfluß, mit kräftiger Unterstützung von Jürgen Habermas und Theodor W. Adorno hat sich dann die Universität Frankfurt schließlich bereit erklärt, mir einen Ruf an die philosophische Fakultät zu erteilen. Ohne Zweifel wäre es ja näherliegend gewesen, mich in der medizinischen Fakultät zu belassen. Es hatten sich jedoch wieder erhebliche Gegenkräfte gegen diese Lösung innerhalb der medizinischen Fakultät Frankfurts geltend gemacht. Die Heidelberger medizinische Fakultät erteilte mir schließlich 1967 parallel einen Ruf nach Heidelberg als ordentlicher Professor. Ihm zu folgen war ich jedoch wegen der bereits angenommenen Berufung nach Frankfurt nicht mehr in der Lage.

Innerhalb einer feindseligen Fakultät wäre es unsinnig gewesen, ein neues medizinisches Institut durchsetzen zu wollen. Auch innerhalb der Universität überhaupt wären wir mit einem solchen Institut immer majorisiert worden. So war es mit der Heidelberger psychosomatischen Abteilung Semester um Semester geschehen.

Als die Verhältnisse sich dann einigermaßen abgeklärt hatten, konnten wir den langgehegten Plan erfüllen, dieses neue Institut in Frankfurt zu gründen, das nun ausdrücklich zu den Grundpositionen und Ausbildungsansprüchen der Freudschen Psychoanalyse sich bekannte und entsprechend neu benannt wurde als »Sigmund-Freud-Institut, Forschungs- und Ausbildungsinstitut für Psychoanalyse und psychosomatische Medizin«. Dieses Institut gehört bis heute nicht der Universität an, sondern hat seine gewünschte Selbständigkeit behalten.

Leicht hatten es schon früher die Psychoanalytiker und Psychosomatiker in den Heidelberger Kliniken nicht. In der Weimarer Republik war Viktor von Weizsäcker einer der wenigen deutschen Ordinarien, die sich für die Psychoanalyse einsetzten. Aber auch in Weizsäckers Nachfolgerschaft war an eine Aufnahme der Psychoanalyse in den größeren Kreis der akademischen Medizin nicht zu denken. Es ereignete sich genau das, was ich zu vermeiden und zu ändern bemüht war: die anthropologische Medizin Weizsäckers und mehr noch Freuds Psychoanalyse blieben als »Außenseiter« draußen vor der Tür.

Weizsäckers zum Ende seines Lebens hin mehr geisteswissenschaftlich orientierte Psychotherapie war gegenüber dem, was damals in der Welt an wissenschaftlicher Forschung auf dem Gebiete der Psychoanalyse geleistet wurde, ein verhältnismäßig doch recht bescheidener Beitrag. Aber auch Weizsäcker war und blieb für die Meinung seiner Fakultät ein medizinischer Außenseiter. Retrospektiv muß man sagen, daß seine Kompromisse sich im großen und ganzen für ihn und für die Sache nicht ausgezahlt haben. Ich kann das gut beurteilen, weil auch ich der Versuchung zu widerstehen hatte, auf scheinbar harmlose Nachgiebigkeiten mich einzulassen, z. B. darauf, das Wort »Psychoanalyse« in wissenschaftlichen Publikationen zu meiden und es durch »Psychotherapie« zu ersetzen. Das klang zu seiner Zeit – immerhin schon nach dem Zweiten Weltkrieg – für den Außenstehenden wie ein bloß grotesker Gelehrtenstreit, hätte aber im Wiederaufbau der Psychoanalyse die Preisgabe einer neu errungenen und zu verteidigenden Position angezeigt.

Ich möchte noch einmal zu den Anfängen zurückkehren, als wir die Abteilung für Psychosomatische Medizin in Heidelberg aufzubauen begannen. Damals war ein neuer Besuch Alan Greggs wiederum hilfreich. Relativ frühzeitig besorgte er mir ein Reisestipendium, so daß ich schon Anfang der 50er Jahre mehrfach in die USA fahren konnte, um mir einen Eindruck aus erster Hand über die Situation der Psychoanalyse in der amerikanischen Psychiatrie verschaffen zu können. Diese Reisen waren überaus anregend und halfen die Brücke zwischen den deutschen und den amerikanischen Analytikern zu festigen.

So konnte man mit Staunen feststellen, daß an fast jeder

psychiatrischen Klinik in den USA eine Gruppe von Psychoanalytikern tätig war. Der große Pionier jener Tage war Franz Alexander. Er war seit 1928 in Amerika ansässig und konnte deshalb mit beträchtlichen Kenntnissen der amerikanischen Verhältnisse beistehen. Die allgemeinen Arbeitsbedingungen waren für die Psychoanalyse in jenen Jahren sehr günstig. Die meisten Lehreinrichtungen der größeren Gruppen wurden finanziell von diesen selbst getragen. Der Informationshunger – wie ist das Bild doch so verändert – des psychoanalytischen Nachwuchses war in Amerika sehr groß. So konnte es etwa Arrangements geben, in denen die Ausbildungskandidaten große Strecken zu ihren Lehr- und Kontrollanalytikern im Flugzeug zurücklegten und für solche Reisen die Annehmlichkeiten eines Wochenendes hergaben. Dieses Informationsbedürfnis spielte damals auch bei uns in der Bundesrepublik unter den relativ veränderten äußeren Bedingungen der psychoanalytischen Ausbildung eine große Rolle. In den 50er und 60er Jahren entwickelte sich ein intensiver wissenschaftlicher Austausch mit den Kollegen der verschiedenen europäischen Staaten, vor allem mit England und den Niederlanden. Auch aus USA kamen regelmäßig Analytiker, um Vorträge und Seminare bei uns zu halten. Viele der in Weiterbildung befindlichen Kollegen reisten für längere Zeit in die großen Ausbildungszentren, um dort ihre Lehr- und Kontrollanalyse zu machen.

Der Ordinarius für Psychiatrie in Amsterdam, Piet Kuiper, der gleichzeitig ein Lehranalytiker der Internationalen Psychoanalytischen Vereinigung (IPV) war, kam regelmäßig nach Heidelberg, um dort unseren jüngeren Kollegen in der Ausbildung weiterzuhelfen. Auch die international bekannte, noch von Freud selber analysierte Lehranalytikerin Dr. Jeanne Lampl-de Groot trug wie noch manche andere Mitglieder der Amsterdamer Psychoanalytischen Vereinigung durch zahlreiche Seminare und Vorträge zu unserer psychoanalytischen Fortbildung bei. Aus England waren es hauptsächlich Michael Balint und Paula Heimann, später auch John Klauber, die uns regelmäßig besuchten. Retrospektiv muß man sagen, daß diese Zeit eine menschlich außerordentlich fruchtbare und geistig lebendige Periode darstellte. Noch heute fahren die in Ausbildung befindlichen Analytiker bei uns zur Durchführung der eigenen Analyse wie zu den kontrollierten Behandlungen oft weite Strecken mit bedeutendem Aufwand an Zeit.

Die Psychoanalytiker haben sich aber inzwischen eine weit bessere soziale Position erstritten, als sie den Analytikern jener Zeit offenstanden. Heute kann nicht nur der Arzt, sondern auch der Psychologe bei uns mit einer zuständigen Krankenkasse über psychoanalytische Behandlungskosten abrechnen, was damals unmöglich war. Alles spielte sich auf einer »privaten« Ebene ab.

Hier möchte ich einen kurzen Nebengedanken anfügen, der sich wieder einmal auf die Fragwürdigkeit des Fortschritts bezieht. Um sein und seiner Familie Leben zu fristen, mußte der Analytiker täglich acht bis zehn Stunden Analysen durchführen, neben der psychoanalytischen theoretischen Weiterbildung. Mit großem Verdienst konnte er im Normalfall nicht rechnen. Meistens blieb der Analytiker den großen klinischen Fächern (Innere Medizin, Chirurgie, Augenheilkunde etc.) gegenüber eine Art armer Verwandter. Heute rechnet bei uns der Analytiker mit der anonymen Kasse ab und nicht mit seinen Patienten. Das ist eine Entwicklung, die man sorgfältig und kritisch beobachten sollte, denn hier vollzieht sich eine Anpassung an die Lebensbedingungen der bürokratisch verwalteten Welt. Welche Auswirkungen dieser Anpassungsvorgang auf die Dauer haben wird, ist nicht abzusehen. Es ist jedenfalls so, daß die Psychoanalyse ein Stück ihrer Unabhängigkeit verloren hat und wir mehr und mehr dieser verwalteten Welt anheimfallen. Das ist der oft übersehene Preis für die Beteiligung der Krankenkassen an den Kosten, so positiv es auch zu beurteilen ist, daß dadurch auch Patienten aus den einkommensschwachen Bevölkerungsschichten behandelt werden können. Dazu gehören vor allem Studenten, denn für die Arbeiterschicht gilt es immer noch als eine Art Stigma, wenn man sich psychotherapeutisch behandeln läßt.

Ich habe aus den Tagen in den Vereinigten Staaten eine lebhafte Erinnerung an die Hingabe behalten, mit der die Psychoanalyse in jenen Jahren in der täglichen Praxis verwirklicht wurde. Auch bei uns war das über lange Zeit der Fall. Mit jedem neuen Patienten machte der Analytiker eine neue Erfahrung über die unerschöpfliche Fülle menschlicher Notstände. In der öffentlichen Meinung wird immer noch das besondere Bündnis zwischen Arzt und Patient, das Bild des »guten Doktors« beschworen. In Wahrheit handelt es sich meistens dabei nur noch um Gerede, das einen Arzt anspricht, dessen Rolle durch die Entwicklung der technischen Medizin längst zerstört ist. Wenn die Psychoanalyse auf ihren Auftrag, Heilungsmöglichkeiten zu vermitteln, die an das Sammeln von Einsichten geknüpft sind, vergessen sollte, gäbe sie den Kern ihrer Existenz auf. Ein einjähriger Aufenthalt in London 1958/59 hat meiner Frau und mir die Möglichkeit gegeben, unsere eigenen psychoanalytischen Erfahrungen aufzufrischen oder auch neu zu begründen. Wir nutzten die Erfahrungschancen, die sich sowohl am Psychoanalytischen Institut als auch an den der Tavistock-Klinik ergaben. Durch dieses Londoner Jahr erneuerte sich die Gelegenheit, besonders intensive Verbindungen zu den dortigen Kollegen zu knüpfen. Es war für uns eindrucksvoll mitzuerleben, wie lebendig sich die Psychoanalyse als Forschungsmethode und als Behandlungstechnik in den Jahren seit 1933 entwickelt hatte. Es gab aber keineswegs nur erfreuliche Vorkommnisse. Viele der Schüler Freuds erwiesen sich in ihrem persönlichen Leben als außerordentlich streitbar und bereit, ihre Positionen nachdrücklich zu verteidigen. Man muß das festhalten, denn oft wird der Analytiker gefragt, ob er oder seine Mitarbeiter, die ja selbst alle analysiert sind, noch Zeichen unsublimierter Aggressivität zeigen. Eigentlich, so ist die Meinung, auf die man trifft, dürfte das nicht der Fall sein. Der Analytiker müßte mit gutem Beispiel vorangehen, sonst glaube ihm niemand, daß die Analyse tatsächlich persönlichkeitswandelnd wirke. Diese Auffassung ist teils richtig, teils falsch. Die Psychoanalyse kann nicht totale Wesensveränderungen erzeugen, aber sie kann sich um Einsichten bemühen, die eine erhebliche Erweiterung des Selbstverständnisses zur Folge haben. Ein therapeutisches Ziel liegt ohne Zweifel in der Bewußtmachung von verdrängten Konflikten, dabei wird aber stillschweigend vorausgesetzt, daß einem Persönlichkeitswandel Grenzen gezogen sind. Die Grenzen der psychoanalytischen Therapie hängen von der Begabung des Patienten ab und vor allem von dem Ineinanderspiel der Begabungen zweier Menschen, nämlich Patient und Arzt.

Der Außenstehende ist zunächst mit Recht überrascht, wenn er erfährt, daß ein psychoanalytisch behandelter Mensch, gar der Psychoanalytiker selbst, nicht ausgeglichen, abgeklärt, friedlich ist, sondern nach wie vor deutliche Spuren eines neurotischen Verhaltens zeigt. Einen Menschen ganz ohne Neurose wird es aber in unserer schwierigen, psychisch belastenden Gesellschaftsordnung kaum geben – wenn man ihn denn überhaupt je trifft. Ich meine, das wäre auch ein Perfektionismus, den man nicht unbedingt anstreben sollte. Daß dem Menschen andererseits in seinen neurotischen Ängsten und der zwanghaften Einengung seiner Gefühle und seiner Phantasie, wie in seinen Selbstwertstörungen durch die Psychoanalyse erhebliche Hilfe zuteil werden kann, ist aber auch eine Tatsache, die man nicht verkleinern sollte. Die Krankheit oder neurotische Eigentümlichkeit eines Menschen muß sowohl in seiner individuellen Entwicklung als auch in seiner kulturellen Umwelt gesehen werden.

Denn der Analytiker sieht die Unvollkommenheit, die als Charakterzug zu werten ist, nur im Zusammenhang dieses Lebensschicksals. Und da der Analytiker Mensch ist, ergibt sich daraus, daß auch sein Lebensschicksal der kritischen Betrachtung unterworfen werden muß. Die Beziehung eines Menschen zu sich selbst und zu seiner Umwelt wandelt sich im Laufe seines Lebens. Mit etwa Zwanzig bedeuten bestimmte Ereignisse und Verhaltensweisen etwas völlig anderes als zwanzig oder dreißig Jahre später. In seinen jungen Jahren neigt ein Mensch oft dazu, an seiner Wesensart starr festzuhalten und zum Beispiel Jähzornsanfälle als Mut zu mißdeuten, während er in späteren Jahren eine überzeugendere Freiheit im Umgang mit sich selbst erreichen kann. Das war, so hoffe ich, zumindest bei mir der Fall. Die Art der Analyse, das, was dem Patienten helfen kann, muß also nicht nur von Patient zu Patient wechseln, sondern auch von Lebensabschnitt zu Lebensabschnitt.

Diese Betrachtungsweise widersetzt sich ganz heftig den gegenwärtigen Vorstellungen von exakter methodischer Gesetzmäßigkeit des Vorgehens. Solche Vorwürfe müssen Forscher und Praktiker ertragen lernen, wenn sie den Anspruch erheben, den lebendigen, sich wandelnden Menschen im Auge zu behalten. Dabei wird wieder einmal sichtbar, daß die Psychoanalyse in einer dialektischen Gegenposition zu den positivistischen Auffassungen von Wissenschaft steht.

Bei den Erfahrungen mit den Londoner Psychoanalytikern drängte sich mir auch die Einsicht auf, daß aggressive Beimengungen in der Positionsverteidigung enthalten sein müssen, um das Stagnieren des Wachstums zu verhindern. Aus einem Lande kommend, das soeben einen der ungeheuerlichsten aggressiven Akte der Weltgeschichte zu trübseligem Ende gebracht hatte, war man überaus empfindlich und geängstigt, wenn man sehen mußte, daß auch die »Großen« und »Verehrten« oft auf recht intolerante Weise ihre Fehden austrugen. Ich weiß mich noch wohl zu erinnern, und es kostete mich nicht wenig Mühe, mich daran zu gewöhnen, daß zum Lebensbereich nicht weniger Psychoanalytiker auch Verhaltensweisen gehörten, die durchaus allzu menschlich waren. Die Analytiker selbst hätten diese gerne ganz vergessen und, wo das nicht möglich war, sie mit dem Begriff der Ambivalenz entschuldigt. Es gehört eben zu den großen Leistungen der Psychoanalyse, daß auch dort, wo Feindschaften sich entwickelt hatten, die introspektive Arbeit an sich selbst nach den Regeln der psychoanalytischen Methode nicht ausgeschaltet werden durfte. Man liebte sich zwar in vielen Fällen nicht, aber man hatte im allgemeinen doch ein Gefühl für die Qualität, die auch in solchen Auseinandersetzungen eingehalten werden mußte. Auch wir Ortsfremden sahen uns einer Situation gegenüber, in der wir Farbe bekennen mußten. Es gab drei Gruppen, die A-Gruppe (um Anna Freud), die B-Gruppe (um Melanie Klein) und die »Middle-Group«, die den »neutralen« Rest der ansässigen Analytiker stellte und zu der wir uns am stärksten hingezogen fühlten, schon weil wir die Entstehung der kämpferischen Auseinandersetzungen zwischen den beiden Analytikerinnen nicht selbst miterlebt hatten und es wohl nicht sehr taktvoll gewesen wäre, uns hier einzumischen. Ich will bei dieser Gelegenheit nicht auf eine detaillierte Schilderung der Kämpfe eingehen, die doch nicht nur provinzieller Art waren, sondern in denen sich im Rahmen der einzelnen Temperamente die Richtungen der Psychoanalyse fortentwickelten. Diese Auseinandersetzungen waren lebendig und verhinderten ein dogmatisches Erstarren der einzelnen Gruppen. Es scheint mir notwendig, an dieser Stelle Michael Balints zu gedenken, des meines Erachtens bedeutendsten Vertreters der Londoner Gruppen, um den sich, zwar in lockerer Form, aber doch sehr entschieden, die »Neutralen«, zu denen wir uns gesellt hatten, scharten. Für den Deutschen war es nicht einfach, in die Londoner psychoanalytische Gemeinschaft aufgenommen zu werden. Das war keineswegs verwunderlich, weil fast jeder der jüdischen Kollegen eine mehr oder minder große Anzahl von Familienangehörigen in deutschen Konzentrationslagern verloren hatte. Unter solchen Umständen zu einer Zusammenarbeit in der Sache zu finden, war für beide Teile – die Juden und die Deutschen – eine Aufgabe ganz verschiedener Art. Aber Deutsche und Juden sahen sich gemeinsam an einen Erinnerungsauftrag fixiert, dessen Arbeit nur allzu häufig versagte, denn wir spürten dabei, daß solche Begegnungen Affekte wecken mußten, die zu formulieren an die Grenze der sprachlichen Ausdrucksmöglichkeiten führte.

In diesem Zusammenhang fällt mir ein, daß der erste Psychiater und Psychoanalytiker, den ich nach dem Kriege in Zürich traf, nach einem Vortrag, den ich gehalten hatte, auf mich zukam und in sichtlich größter innerer Erregung erklärte, daß in seiner Familie sechzehn Menschen in deutschen Konzentrationslagern umgekommen waren. Auf dem Boden solcher Erfahrungen ist es eine besondere psychische Leistung, wenn dennoch zwischen jüdischen und deutschen Psychoanalytikern ein Kontakt entstehen konnte. Und dazu eine andere Erinnerung: während eines Aufenthalts in Kalifornien ohrfeigte ein Professor der Psychologie meine Frau coram publico mitten aus einem keineswegs besonders erregt geführten Gespräch heraus. Für Sekunden war die Gesellschaft laut- und bewegungslos. Dann wurde das Gespräch ohne irgendeine Erklärung fortgeführt. Jedermann im Raum wußte, daß die Affekthandlung mit dem Gesprächsthema in Zusammenhang stand, das um die unverheilten seelischen Traumen aus der Zeit der Judenverfolgung gegangen war. Diese unkultivierte, unkontrollierte Affekthandlung, die mit meiner Frau als Person wenig zu tun hatte und mit seinem alltäglichen Verhalten natürlich unvereinbar war, zeigt, mit welchen heftigen inneren Verletzungen dieser Mann leben mußte. Er kannte übrigens unser Buch »Die Unfähigkeit zu trauern«, das damals gerade in englischer Sprache erschienen war. Es ist deswegen anzunehmen, daß seine Affekthandlung nicht nur Ausdruck eines unüberwundenen Hasses auf die Deutschen und einer unverarbeiteten Trauer um die Opfer war, sondern auch etwas mit eigenen Schuldgefühlen zu tun hatte, unter denen nach dem Kriege so viele litten, weil sie im Gegensatz zu zahlreichen Freunden und Verwandten den Krieg und den Terror der Nazis überlebt hatten.

Ich muß mich gar nicht besonders anstrengen, um mich an die Stimmung der frühen Nachkriegsjahre zu erinnern. Hier spielte Michael Balint eine besondere Rolle. Ich weiß noch unsere erste Begegnung auf der Züricher Bahnhofstraße, wo uns Gustav Bally miteinander bekannt machte. Es war in den Tagen des ersten Internationalen Psychoanalytischen Nachkriegskongresses 1949. Ich wurde von beiden freundlich begrüßt, und wir diskutierten gleich die neuesten Mitteilungen über die wissenschaftlichen Ergebnisse auf dem Kongreß. Aber wie es sich für einen Kongreß solcher Art schickte, befriedigten wir auch unsere Klatschbedürfnisse.

Balint nahm mich sofort als Gesprächspartner an. Es gelang ihm, in das Gespräch mit einem Deutschen ohne große präliminarische Erklärungen einzutreten. Damit war nichts präjudiziert, weder saloppe Vergeßlichkeit noch unerbittliches Nicht-Vergessen-Können, aber es war eine großartige Überlegenheit zu spüren, und er war fähig, Deutsche von Deutschen zu unterscheiden. Wenn sich die Notwendigkeit ergab, konnte das Thema der deutschen Kollektivschuld aufgegriffen und erneut durchdacht werden, aber es oktroyierte sich nicht ununterbrochen. Damit war wie gesagt keineswegs ein letztes Wort gesprochen, nichts definitiv entschieden. Doch Balint hatte es nicht nötig, unkontrollierte und unerledigte Schuldprobleme mit unerledigten Strafbedürfnissen zu verquicken. Damals auf der Bahnhofstraße, ich weiß nicht mehr, um welches Thema es sich bei unserem Gespräch gehandelt hat, konnte Balint deshalb unverstellt freundlich und offen sein. Er reagierte realistisch und konnte abwarten, ob und wie aus dieser Begegnung eine kontinuierliche Beziehung entstehen würde. Danach vertiefte sich diese Bekanntschaft rasch. Ich empfand Balint als späten, unerwarteten Mentor, der mir unschätzbar wichtige Informationen über die psychoanalytische Theorie und Praxis vermittelte. Bei diesen Gesprächen erwies er sich gleichermaßen als schöpferischer Geist im Bereich der Theorie, wie als überaus vielseitiger Praktiker. Er besaß die Fähigkeit, im Gespräch Erkenntnisse zu entwickeln und weiterzugeben, die ich sonst kaum aus anderer Quelle hätte erfahren können.

Nur kurz und bündig kann ich bei dieser Gelegenheit von meiner Dankbarkeit meiner Analytikerin Paula Heimann gegenüber sprechen; darüber nicht ausführlich zu schreiben, scheint mir gerade in der Psychoanalyse die Diskretion zu verlangen. Noch nach Jahrzehnten empfinde ich, daß sie mir mehr geholfen hat, als man auch von einem gelungenen analytischen Prozeß zu hoffen wagt. Aber ich bemerke, daß ich sofort beginne, Paula Heimann zu »idealisieren« und offenbar bereit bin, das oben erwähnte Gesetz der Ambivalenz zu vergessen. Ich möchte aber diese Beziehung, die doch zum Wichtigsten gehört, nicht in meine Reflexionen einbeziehen, sondern ganz unvoreingenommen oder meinetwegen auch voreingenommen mich daran erfreuen können, daß es so etwas in meinem Leben gab wie diese Analyse. Ich habe aus ihr entscheidend viel auch über Dankbarkeit gelernt. Daraus geht hervor, daß die Psychoanalyse, wenn man sie einmal unter sachkundiger Führung begonnen hat, ein lebenslanger und oft lebensrettender Erkenntnisweg sein kann.

Einen weiteren tiefen Einschnitt in meinem Leben sehe ich in der nicht nur räumlichen, sondern auch geistigen Übersiedlung von Heidelberg nach Frankfurt. Damals war die Blütezeit der sogenannten »Frankfurter Schule«. Ich bin zu eher unverdienten Ehren gekommen, indem man mich zu dieser rechnete. Ich muß hier zu Protokoll geben, daß diese Zuordnung irrtümlich wäre, so sie jemand ernsthaft vornehmen wollte. Eine Annäherung scheint mir auch heute im Rückblick nur auf der menschlich-freundschaftlichen und politischen Ebene denkbar. Denn auf dem philosophischen Feld, wo ja die Hauptleistung der Frankfurter Schule erfolgte, konnte ich als ein ziemlich unphilosophischer Kopf nicht mithalten. Mein Denken – wenn ich so hoffärtig sein darf – ging immer von sinnlich konkreten Anlässen aus, vom »Patienten und seiner Krankheit«, wie Balint es formulierte. Nicht aber war ich, wie die Philosophen der »Frankfurter Schule«, von großen Spekulationen bewegt. Die Klammer, die mich und jene Denker zusammenhielt, war eine humanistische Grundhaltung. Sie hatte ihre Hoffnung auf ein neues

Kapitel der Aufklärung gesetzt. Meine eigenen Ansätze zu einem Humanismus blieben immer in Sichtweite zum faßbaren Leiden des einzelnen. Statt mit »kritischer Theorie« hatte ich es zu tun mit selbstkritischer Praxis, deren der Arzt nicht entraten darf. Es wäre aber wiederum ein Irrtum zu glauben, hier schliche sich jemand vom Tatort, weil den Humanisten inzwischen, wie eine zeitgenössische Phrase es kennzeichnet, der Wind ins Gesicht bläst. Auch meine Unversöhnlichkeit sehe ich unerschüttert, wo reaktionäre Gesinnung aufs neue das Feld zu beherrschen beginnt.

Der Wechsel von Heidelberg nach Frankfurt hatte mehrere Motive. Als das stärkste erwies sich, daß nach langen Jahren von doch ziemlich enttäuschenden Versuchen der Kooperation mit den Vertretern der Organmedizin die Chance, an einem anderen Ort fruchtbare wissenschaftliche Kontakte zu finden, zu dem Experiment führte, über die Fakultätsgrenzen hinaus abzutasten, wieweit die psychoanalytische Theorie und Praxis geeignet wäre, auch in anderen Fachbereichen angewandt zu werden, und zwar fruchtbar auch für diese. Dabei stellte sich heraus, daß weder die Analytiker noch die sogenannten Geisteswissenschaften an dem Projekt wirklich interessiert waren. Am ehesten noch manche Soziologen. Diese Uninteressiertheit an einer Erweiterung der Selbsterfahrung erscheint befremdlich angesichts der bedrückenden Verantwortung, die heute einem an den Weltläufen Beteiligten aufgeladen wird. Wahrscheinlich ist man berechtigt anzunehmen, daß hier Angst in überwältigendem Ausmaß am Werk ist, unbewußte Angst natürlich.

Wenn man ein so bis dato dem Bewußtsein fremdes Denkgebäude wie die Psychoanalyse errichtet, läßt es sich nicht vermeiden, zuweilen ungezügelter in die Saiten zu greifen, als möglicherweise notwendig gewesen wäre. Die Psychoanalyse läßt sich bei allem Bemühen um Verständlichkeit übrigens nicht in der Sprache simpler Faustregeln mitteilen. Sie beharrt darauf, daß ihre Begriffe substantiell eigenständig entwickelt sind und nicht von jedermann für willkürlichen Gebrauch entlehnt werden können. Immerhin ist das allgemeine Bewußtsein der Öffentlichkeit schon so weit entwickelt, daß Begriffe in den allgemeinen Sprachgebrauch eingegangen sind, die ohne den Hintergrund der Psychoanalyse nicht denkbar sind. So erschien kürzlich in der »ZEIT« ein Artikel mit dem Titel: Vergeben, vergessen, verdrängen. Vergeben gehört dabei in die Morallehre, vergessen in die allgemeine Psychologie, verdrängen dagegen ist ein psychoanalytischer Begriff, mit dem ein Verlauf beschrieben wird, der die typisch psychoanalytische Gedankenarbeit erkennen läßt. Er weist auf ein Geschehen, das zur Psychologie der unbewußten Vorgänge gehört. Dieser Begriff, sei er verstanden oder mißverstanden, wird unbesehen bereits für die Umgangssprache reklamiert. Damit ist aber der Begriff nicht ausgeschöpft. Ausgeschöpft im eigentlichen Wortsinn ist er nur dort, wo er herkommt, nämlich in der psychoanalytischen Theorie und Praxis. Zugleich ist aber mit dem Begriff, wie er in der Öffentlichkeit angewandt wird, doch auch eine Erweiterung des Wahrnehmen-Könnens verbunden. Das heißt nun nicht, daß jeder psychoanalytische Magazin-Artikel sich am Niveau Freuds messen kann. Es traten im Laufe der Jahre und Jahrzehnte immer wieder Leute auf den Plan, die nahe der Quacksalberei angesiedelt waren und neue, der Psychoanalyse abgeschaute psychotherapeutische Methoden erfanden und damit viel Zulauf hatten. Simplifizierende Geister, die als Erneuerer der Psychoanalyse auftraten und von manchen auch als solche hingenommen wurden, hat es immer wieder gegeben. Psychoanalyse hatte seit ihrem Bestehen sich damit auseinanderzusetzen. Die plumpen Geister meinten dann regelmäßig, das Ende der Psychoanalyse sei gekommen. Fortgeschrittenen Zeitgenossen war es aber klar, daß eine so epochale Wendung des Denkens, wie Freud sie veranlaßt hatte, trotz einer Menge von Irrtümern sich so leicht nicht auslöschen läßt.

Es wird in den letzten Jahren häufig das Argument vorgebracht, die Psychoanalyse könne ja nicht mehr »stimmen«, denn sie sei angesichts der Verhältnisse im Wien von 1905 verankert. Diese Aussage enthält sicher wieder eine Beziehung zu den psychologischen Abwehrmechanismen, den Verleugnungen, zumindest ist ein Wunschdenken in dieser Richtung darin enthalten: so möchte es gekommen sein mit dem historischen Untergang der Psychoanalyse. In Wahrheit hat sich aber die Psychoanalyse in höchst lebendiger Weise mit dem kulturellen Wandlungsprozeß auseinandergesetzt, was sich in ihrer Theorie und Behandlungstechnik niederschlug. Wenn man von einer Gefährdung der Metapsychologie – also der spezifischen Theoriebildung der Psychoanalyse – spricht, dann rührt eine Gefährdung noch am ehesten von einer allzu bereitwilligen Anpassung der Theorie und nicht von einem starren Wissenschaftsverständnis her, dem sie huldigen würde. Diese Anpassungsschritte treffen zuweilen das Zentralfeld der Psychoanalytischen Theorie, z. B. hat sich das Verhältnis der Psychoanalytiker zum Phänomen des Traumes gründlich verändert. Freud hat im Traum die »Via regia« zum Unbewußten erblickt. Das Interesse für den Traum hat sich inzwischen wesentlich abgeschwächt. Traumanalyse wird kaum noch mit Gründlichkeit betrieben. Man erwartet vom Umgang des Patienten mit dem Analytiker und des Analytikers mit dem Patienten auf eine breite Verständigungsebene hoffen zu dürfen. Nur wenn diese breite Verständigung gelingt, könne von einer Analyse des Unbewußten die Rede sein. Man sucht also das Unbewußte nicht auf einer »Via regia«, sondern in anderen Merkmalen unbewußten Einflusses auf der ganzen Breite, auf der Verständigung mit dem Unbewußten angestrebt wird. Dahin gehören neben vielem anderen die psychischen Vorgänge von Übertragung und Gegenübertragung, um ein weitverbreitetes Phänomen zu nennen, ferner unangemessene emotionelle Ausbrüche, auch üppig verwendete Projektion auf andere kann als Hinweis auf unbewußte Abwehrvorgänge begriffen werden.

Die Psychoanalyse hat es also verstanden, ein Sprachverständnis für das Unbewußte, das über die Traumsprache hinausgeht, zu entwickeln. Ein anderes Beispiel der Wandlungsbereitschaft ist in der veränderten Auffassung der Triebtheorie gegeben. Es gibt Analytiker, die diese Theorie für gänzlich obsolet erklären. Das ist ein Zeichen übergroßen Eifers. Es muß doch bei all diesen Versuchen, »zeitgemäß« zu sein, eine Sensibilität verfügbar bleiben, die uns anzeigt, wann eine Wandlung eine substantielle oder sinnhafte Abänderung der Theorie darstellt und wann es um narzißtische Überbewertung geht, also eigentlich um unverantwortliche Entstellungen am Denkgebäude und an der therapeutischen Praxis der Psychoanalyse. Dabei spielt der Begriff des Narzißmus – im Sinne der Selbstbezogenheit und der Selbstwertstörung – eine bedeutsame Rolle. Es geht dann nicht allein um die Bearbeitung der narzißtischen Reaktionsweisen des Patienten, sondern auch um Bedürfnisse des Analytikers – d. h. der Analytiker selbst also schafft sich durch Entwicklung zum Teil zweifelhafter Ideen narzißtische Gefühle eigener Größe.

Es besteht demgemäß die Gefahr, daß differenziertere Positionen nicht gehalten oder weiterentwickelt, sondern aufgegeben werden. Es wurden in den letzten Jahrzehnten auch unter der Bezeichnung »angewandte Psychoanalyse« neue Forschungsaufgaben, aber auch neue praktische Zweige hinzugewonnen. Das trifft u. a. auf die Felder der Gruppentherapie, der psychosomatischen Medizin, einer psychoanalytisch orientierten Kriminologie u. a. zu. Bei all diesen Anwendungsbereichen muß man stets vor Augen haben, ob es sich um echte Erweiterungen mit Hilfe von psychoanalytischem Denken handelt oder um eine falsche und mißverstandene Anwendung der Psychoanalyse, die nur Unheil anrichten kann. Benachbarte Wissenschaften wie z. B. die Psychologie scheuen sich nicht vor der Ausplünderung der Psychoanalyse. Man muß sich vergegenwärtigen, daß die Psychoanalyse nicht aus der Psychologie entsprungen ist und nicht aus der traditionellen Psychiatrie, vielmehr bis heute von beiden abgelehnt wurde, auch wenn sie sie gleichzeitig ausplünderten.

Von den Einzelbereichen, in denen psychoanalytisches Denken zum Zuge kommt, sind, wie schon erwähnt, die psychosomatische Medizin, in den letzten Jahrzehnten aber auch gewisse Aspekte der Soziologie in den Mittelpunkt meiner wissenschaftlichen Arbeit gerückt.

Die Zukunft der Psychoanalyse hängt ganz gewiß zum großen Teil davon ab, ob es ihr gelingen wird, ein ähnliches Interesse für gesellschaftliche Fragen zu entwickeln, wie es seinerzeit der ersten Generation der Analytiker gelang, die Probleme des Traums zu einem Hauptproblem psychoanalytischer Arbeit werden zu lassen. Mein Eindruck geht bisher dahin, daß die Psychoanalytiker heute weniger als Freud selbst sich mit Fragen der Gesellschaft befassen. Von ihrem therapeutischen Auftrag ausgehend verstehen sie sich vornehmlich als Therapeuten von Individuen. Sie vergessen dabei oft, daß sie gerade im Individuum die gesellschaftlichen Beeinflussungen am besten erkennen können und damit arbeiten müssen. Die Möglichkeit, als Berater großer Gruppen tätig zu sein, ist ihnen auch deswegen ein noch unheimlicher Gedanke, weil Versuche in dieser Richtung immer wieder scheiterten oder beim Analytiker der Entwicklung einer Guru-Mentalität Vorschub leisteten.

[...]

Alexander Mitscherlich als Chef und Lehrer

Von Lutz Rosenkötter

Mario Erdheim hat in seinem Buch »Die gesellschaftliche Produktion von Unbewußtheit« (1982) die seelischen Veränderungen untersucht, die Menschen durch die Ausübung von Macht erleiden. Macht innezuhaben bedeutet für viele die Erfüllung unbewußter narzißtischer Phantasien. Wer Macht ausübt, verändert sich häufig wie bei einer narzißtischen Persönlichkeitsstörung: Die eigene Person wird überschätzt bei einer gleichzeitigen Verflachung menschlicher Beziehungen. Wer anderen befehlen kann, ist nicht genötigt, sich in andere einzufühlen. Andere Menschen werden manipulativ eingesetzt und fallengelassen. Wenn soziale Sanktionen fehlen, wird das Über-Ich unzuverlässig. Die grandiose Selbstüberschätzung verführt zur Realitätsverkennung. Diese Veränderungen werden nicht nur an Königen und Staatsmännern beobachtet, sondern auch an Menschen, die in Institutionen Macht ausüben, also z. B. an Leitern wissenschaftlicher Institute und Chefärzten.

In diesem Kontext möchte ich etwas über meine Erfahrungen mit Alexander Mitscherlich berichten. Als ich mich mit 37 Jahren entschloß, noch einmal meine Praxis aufzugeben und Assistent bei Mitscherlich zu werden, fehlte es nicht an Warnungen: Ein schwieriger Mensch! Sehr anspruchsvoll! Ich wagte es trotzdem, weil ich seine Denkweise schätzte.

Als ich anfing, bekam ich den Auftrag, sämtliche erreichbaren Arbeiten zur Psychoanalyse des psychosomatischen Geschehens zusammenzutragen. Alle Mitarbeiter der Heidelberger Klinik und des Sigmund-Freud-Instituts sollten davon Kurzreferate anfertigen, die dann für ein Buch verwendet werden sollten. Ich machte mich an die Arbeit und verteilte zu referierende Arbeiten. Ich stieß aber auf wenig Gegenliebe. Die Reaktionen reichten von ambivalentem Hinhalten bis zu unverhüllten Wutausbrüchen über die Zumutung, auch diese Sklavenarbeit noch leisten zu sollen. Offenbar gab es keinen Konsens über diese Aufgabe. Ich merkte, so ging es nicht, und das sagte ich auch Alexander Mitscherlich. Er reagierte deprimiert und ratlos: »Herr Doktor, was machen wir jetzt?« Ich sagte ihm, ich wolle niemanden zur Arbeit treiben, und bot statt dessen an, ihm ein Übersichtsreferat über psychosomatische Hypothesenbildungen in der Psychoanalyse zu schreiben. Mitscherlich war erleichtert und dankbar. Nach einigen Monaten lieferte ich ihm ein Manuskript ab, das seine Zustimmung fand. Das war der Beginn einer Zusammenarbeit, eines geistigen Austausches, der mich bereichert hat und der vielfältig fortgesetzt wurde.

Als Beispiel nenne ich hier u. a. unsere gemeinsame Polemik gegen Hans Jürgen Eysenck im Jahre 1974. Unsere damalige Einschätzung dieses Psychologen hat sich – glaube ich – inzwischen bestätigt.

Ich habe die Episode mit den verteilten Referaten erzählt, weil sie meines Erachtens ein Schlaglicht auf Alexander Mitscherlichs Weise wirft, Chef zu sein. Er war kein Machtmensch. Seine Mitarbeiter hätten wohl nicht gewagt, sich offen zu widersetzen, wenn sie vor ihm hätten kuschen müssen. Er war kein Manager der Macht, der es verstand, seine Leute für sich arbeiten zu lassen. Viel zu sehr in seine eigenen Interessen als Forscher, Schriftsteller und Publizist verstrickt, ließ er die Zügel sehr locker. Dadurch kam es, daß seine »Leute« eigenen Ideen und Interessen nachgingen und sich gestört fühlten, wenn Mitscherlich von Zeit zu Zeit versuchte, alle zu großen, gemeinsamen Anstrengungen zu drängen. Dies führte gelegentlich zu heftigen Konflikten.

Geistig ein Mann der Kritik, des Disputs, der »Anstiftung zum Unfrieden«, war er in der täglichen Arbeit ein Mann des Ausgleichs, manchmal vielleicht zu nachgiebig, nie rachsüchtig, nie boshaft. Aber er war auch nicht gutmütig. Ein präzise denkender und intellektuell anspruchsvoller Geist, war er nicht »one who is suffering fools gladly«. Auch wenn er Machtmittel nicht einsetzen mochte und diplomatisches Taktieren ihm fernlag, konnte er nicht verbergen, wenn er jemanden nicht schätzte. Sein Anspruch an eine bestimmte Art von Intellektualität war hoch, und hierin konnte er bei aller Noblesse nicht tolerant sein. Da war er zu offen; war es Unfähigkeit oder war es Weigerung zu taktieren – er hat sich manchen zum Feind gemacht. Diese Eigenarten haben wohl u. a. dazu beigetragen, daß er keine wissenschaftliche Schule hinterlassen hat. Er war ein schöpferischer Mensch, ein Gründer; die Verwaltung der Macht lag ihm nicht.

Er wollte nicht bestimmen, er suchte den geistigen Austausch. – Die psychoanalytische Arbeit mit Patienten bedarf des geschützten Raumes, in dem Gedanken frei fließen, Gefühle sich entwickeln können. Die Möglichkeit, jederzeit durch eintretende andere unterbrochen zu werden, würde diesen Prozeß stören. Deshalb sind im Sigmund-Freud-Institut an jedem Behandlungszimmer Signallämpchen angebracht. Brennen sie, so heißt das: Bitte nicht eintreten. Dieser Schutz der therapeutischen Beziehung gilt als sakrosankt.

Das System lädt aber dazu ein, daß die Analytiker sich schnell in ihre Zimmer verziehen. Man spricht nicht genug miteinander, man weiß nicht von anderen, wie sie arbeiten und wie sie denken. Um dem abzuhelfen, um zu dem von Alexander Mitscherlich gesuchten Austausch zu kommen, wurde in den sechziger Jahren das »Deutungsprojekt« entwickelt, in dem Entstehung und Wirkungsweise von Deutungen im psychoanalytischen Prozeß nachgespürt werden sollte. Natürlich wurde erwartet, daß jeder Erfahrungen aus seinen Analysen einbringen sollte. Dies geschah nicht ohne Widerstreben – verständlicherweise, bringt doch jede weitere Zielsetzung über die Arbeit am Unbewußten des Patienten hinaus für den analytischen Prozeß auch Belastungen mit sich. Zwischen den Interessen des psychoanalytischen Prozesses und denen des wissenschaftlichen Diskurses muß hier abgewogen werden.

Alexander Mitscherlich berichtete freigiebig über seine Behandlungserfahrungen; er suchte den Diskurs. Seine Gespräche mit Patienten waren natürlich Dialoge, die sich über die bewußte Verständigung hinaus in das Unbewußte vorzutasten suchten. Er hielt sich nicht an jene scheinbar orthodoxen psychoanalytischen Regeln, denen zufolge der Patient lange monologisiert und der Analytiker von Zeit zu Zeit eine komprimierte Deutung injiziert. Cremerius hat kürzlich die Fragwürdigkeit einer solchen Orthodoxie aufgezeigt. Mitscherlichs dialogisches Vorgehen in der Analyse wurde von manchen Kollegen insgeheim belächelt. Um zu zeigen, wie er von Patienten erlebt wurde, möchte ich eine Dichterin zu Wort kommen lassen. Ein schon veröffentlichter Text bricht keine Vertraulichkeit mehr:

Erica Jong, eine amerikanische Dichterin, hat einen Schlüsselroman mit stark autobiographischen Zügen geschrieben: »Fear of Flying«, »Angst vorm Fliegen«. Die Autorin lebte als junge Frau einige Jahre in Heidelberg. Sie schrieb in ihrem Roman über ihren Psychoanalytiker, der trotz des Pseudonyms als Alexander Mitscherlich erkennbar ist (ich übersetze aus dem englischen Original):

»Prof. Dr. med. Gunther Happe ist ein großer, schlanker, hakennasiger Mann ... er ist beinahe eine Berühmtheit in Deutschland, wo er oft im Fernsehen auftritt, Artikel in der Presse schreibt und als scharfer Gegner des Neo-Nazismus bekannt ist ... Er gehört zu einer Art von Deutschen, von denen man sonst nicht erfährt: humorvoll, bescheiden, kritisch gegenüber Deutschland. Er liest den *New Yorker* und spendet für den Vietcong. Er spricht ›think‹ wie ›sink‹ aus ... und ist trotzdem kein Deutscher aus einem Comic.

Als ich anfing, viermal in der Woche in seinem hohen, schlecht geheizten Arbeitszimmer in Heidelberg auf der Couch zu liegen, war ich in völliger Panik. Ich hatte Angst, Straßenbahn zu fahren, Briefe zu schreiben, Worte zu Papier zu bringen ...«

Die Identität von Prof. Happe mit Alexander Mitscherlich ist unverkennbar. Erica Jong schreibt weiterhin:

»Allmählich lernte ich, lange genug an meinem Schreibtisch zu sitzen, um zu arbeiten. Ich fühlte mich wie jemand, der nach einem Schlaganfall die Kunst des Schreibens ganz neu erlernt, und Dr. Happe war mein Führer. Er war sanft und geduldig und geistreich. Er brachte mich dazu, mich nicht mehr zu hassen. Er war als Psychoanalytiker ebenso ungewöhnlich wie als Deutscher. *Ich* war es, die so dumme Sachen sagte wie: ›Nun gut, ich kann auch das unsinnige Schreiben aufgeben und einfach ein Baby kriegen.‹ Und er war es, der immer das falsche einer solchen ›Lösung‹ aufzeigte ... ›Sie sind eine Dichterin, warum glauben Sie, Ihr Leben könnte unkompliziert sein? Warum glauben Sie, Sie könnten alle Konflikte vermeiden? Warum glauben Sie, Sie können Schmerzen vermeiden? Oder Leidenschaft? Manches spricht für Leidenschaft. Können Sie sich niemals nachgeben und verzeihen?‹«

Soweit möchte ich die Dichterin, stark verkürzt, zu Wort kommen lassen. Wenn man bedenkt, daß Erica Jong in ihrem Roman in bissiger Satire mit den Psychoanalytikern abrechnet, wiegt diese Anerkennung um so mehr. Ich habe mich im Laufe der Jahre Mitscherlichs Weise des Umgangs mit Patienten genähert. Wer in Deutschland in den fünfziger und sechziger Jahren zur Psychoanalyse stieß, fühlte sich oft zu einem Purismus von Abstinenz und Neutralität verpflichtet, der an der Grenze zur Unmenschlichkeit liegen konnte.

Wie schon erwähnt, hatte Mitscherlich das große Verdienst, der Psychoanalyse in Deutschland nach Jahrzehnten des Abgeschlossenseins wieder Zugang zu internationalem Niveau verschafft zu haben. Von diesem menschlichen und wissenschaftlichen Austausch haben wir in den sechziger und siebziger Jahren wie auch die Generation seiner Schüler vor uns profitiert. Große Namen sind bereits genannt worden. Ich möchte noch einmal Paula Heimann zitieren, die bei einer Diskussion sagte: »Das ist falsch, ich fühle es!« Das war für mich, der ich damals glaubte, nicht nur der Metapsychologie, sondern auch der Wissenschaftstheorie Tribut zollen zu müssen, sehr eindrucksvoll.

In den sechziger Jahren gab es einen regen wissenschaftlichen Austausch mit Heinz Kohut, der uns oft zu Arbeitsseminaren besuchte. Auch er beeindruckte uns durch seine spontane Herzlichkeit im Umgang mit Patienten. Für mich bedeuteten diese Erfahrungen einen Gewinn an Souveränität im Umgang mit der Abstinenzregel, die nicht als ein Ritual mißzuverstehen ist. Später, als mir klar wurde, daß Heinz Kohut eigenen Wegen nachfolgte, den Boden der Freudschen Theorie verließ und Schüler mit fast missionarischem Anspruch um sich versammelte, haben sich unsere Wege wieder getrennt.

Ein anderer ausländischer Gast, der uns häufig besucht hat, ist Joseph Sandler, der in London mit Anna Freud arbeitete und jetzt Professor in Jerusalem ist. Er hat uns durch die Präzision und Logik seines Denkens und seiner Erfassung von psychoanalytischem Material für sich eingenommen.

William Niederland hat uns mehrfach besucht und mit seinen Psycho-Biographien (z. B. von Schliemann und Schreber) und seinen Forschungen zur Kreativität und zu Verfolgungsschäden angeregt und erschüttert.

Im Frühjahr 1966 machten Alexander Mitscherlich, Clemens de Boor und ich eine USA-Reise, um dort psychoanalytische und psychosomatische Forschungsstellen in Chicago, Denver, Pittsburgh und New York zu besuchen. Beeindrukkend war für mich die Begegnung mit alten Psychoanalytikern aus Wien und Berlin, so mit Ruth und Kurt Eissler, mit dem Freud-Biographen Max Schur und mit Edith Jacobson, die vor ihrer Flucht als Widerstandskämpferin in einem deutschen Zuchthaus gesessen hatte.

Aber nicht nur wissenschaftlich war Alexander Mitscherlich ein Mann der Öffentlichkeit, der Grenzüberschreitung. Die Reise mit ihm war auch für mich eine Einführung in die moderne Malerei und Graphik, die er liebte und die er uns vermitteln konnte, z. B. durch ausgedehnte Besuche im Museum of Modern Arts in New York.

Ebenso war er ein vorzüglicher Vogelkenner. So manches Mal, wenn er mich in seinem großen Citroën von Frankfurt nach Heidelberg mitnahm, zeigte er mir die Silhouette eines Milans oder Bussards über der Autobahn.

1972 erhielt Alexander Mitscherlich den Ruf, ein Jahr an das Institute for Advanced Studies in Human Behavior in Palo Alto, nahe der Stanford Universität in Kalifornien zu gehen, um dort seine Leidenschaft und sein Talent für interdisziplinäre Gespräche einzubringen. Dieses Institut ist ein humanwissenschaftliches Gegenstück zu dem ähnlich benannten naturwissenschaftlichen Institut in Princeton, wo Einstein zuletzt gewirkt hat. Im Frühjahr 1973 besuchte ich Alexander und Margarete Mitscherlich dort. Auch hier gab es für mich wieder anregende, horizonterweiternde Begegnungen, z. B. mit Joseph Weizenbaum, dem Computerfachmann, der davor warnte, unsere Verantwortung, unser moralisches Urteil den Denkmaschinen zu übertragen, oder Steven Marcus, der Freuds Arbeiten mit den Methoden des Literaturwissenschaftlers untersuchte. Auch die großzügige Gastfreundschaft von Margarete Mitscherlich möchte ich hier erwähnen.

Last not least möchte ich als ein Feld der gemeinsamen Arbeit die Zeitschrift *Psyche* nennen, die 1946 von Alexander Mitscherlich begründet und mittlerweile zur bedeutendsten und auflagenstärksten psychoanalytischen Zeitschrift im deutschen Sprachraum geworden ist. Sie möchte die Tradition der von den Nazis vernichteten *Internationalen Zeitschrift für Psychoanalyse* und der *Imago* fortsetzen. Seit Mitte der sechziger Jahre habe ich in der Redaktion der *Psyche* mitgearbeitet, insgesamt mit großem Gewinn, weil mein einstmals medizinisch eingeengter Horizont dadurch erweitert und vertieft wurde. Stets war die Zusammenarbeit sachlich und freundschaftlich. Mitscherlich war Herausgeber und bis kurz vor seinem Tode Mitglied im Redaktionsteam. Er war für uns zwar richtungweisend, aber niemals dirigierend oder befehlend. Nie hat er seine Funktion als Herausgeber mißbraucht, stets war er ein Redakteur wie die anderen. Wenn er eine Struktur hinterlassen hat, die seinem Verständnis von Krankheit als seelischem und gesellschaftlichem Phänomen gerecht wird, so ist es diese Zeitschrift. Hier haben wir mit ihm bis zuletzt zusammengearbeitet, als er schon von Krankheit gezeichnet war, als es für ihn und für uns schmerzlich war zu sehen, wie er seinen Gedankenreichtum nur noch mit Mühe mitteilen konnte.

Manchen von Ihnen mag es vorkommen, daß ich Alexander Mitscherlich zu positiv gezeichnet hätte. Ich weiß wohl, er war nicht immer der geistreiche, geduldige Mann, als der er von seiner idealisierenden Patientin gezeichnet worden ist. Er war verstimmbar und konnte jähzornig sein. Ich bin deshalb nicht darauf eingegangen, weil es für meine Beziehung zu ihm bedeutungslos ist. Er hat mich nie geschreckt und hat das Bild seiner Großzügigkeit nicht verdunkelt. Keine wichtige Entscheidung wurde im Ärger oder im Zorn gefaßt.

Dieser Mann so vieler Interessen und Grenzüberschreitungen war dennoch keineswegs unbestimmt oder unkonturiert. Sein kreativer Geist hatte vielmehr ein festes Fundament in seiner humanitären Grundhaltung, die sowohl seine ärztliche und wissenschaftliche als auch seine politische Einstellung bestimmte. Hier ist auch die Kongruenz seines Wirkens in verzweigten Arbeitsgebieten sichtbar, und hier suchte ich ihn als Lehrer und Vorbild.

II. Unheilvolle Medizin

Einleitung

Man erwartet von der Medizin, dass sie als Wissenschaft und Praxis Krankheitsursachen erkennt, dass ihre Forschungsergebnisse und therapeutischen Maßnahmen dazu beitragen, Leid zu vermindern, Gesundheit zu erhalten und individuelles Wohlbefinden zu verbessern. Das sind hohe Ansprüche. Die Geschichte der Medizin verzeichnet atemberaubende Fortschritte in der Diagnostik, der Nosologie, der Prophylaxe und Behandlung von Krankheiten, aber sie weiß auch von Irrwegen in der Forschung, von verantwortungsloser Scharlatanerie und ärztlicher Fahrlässigkeit zu berichten. Wie sollte es auch anders sein? Die Medizin ist gegen Irrtümer und Fehlverhalten ebenso wenig immunisiert wie jede andere Wissenschaftsdisziplin, und die Mediziner sind selbstverständlich keine besseren Menschen, nur weil sie sich professionell mit Helfen und Heilen beschäftigen. Von Paracelsus (1493-1541) ist überliefert, dass er einen beträchtlichen Teil seiner Kollegen als »Wolfsärzte« brandmarkte, weil sie aus ökonomischem Interesse und Unverstand bei jeder Gelegenheit flugs zum Messer griffen, anstatt sich den Kranken aufmerksam und anteilnehmend zuzuwenden.

Mit dieser Kollegenschelte hat der legendäre Arzt und Alchimist in der Renaissance einen kritischen Grundton angeschlagen, der in den nachfolgenden Epochen der Medizin niemals ganz verklingen sollte. Selbst in dem von Wissenschaftsgläubigkeit und Fortschrittsoptimismus berauschten 19. Jahrhundert ist er leise vernehmbar. Damals hatte sich die westliche Medizin nahezu geschlossen die naturwissenschaftlichen Erkenntnisideale und Forschungsmethoden zu eigen gemacht. Ihr öffentliches Ansehen war glänzend wie nie zuvor. Doch es stellt sich die Frage, ob der Heilkunst nicht entscheidende Einsichten und Therapiemöglichkeiten verloren gehen, wenn sie sich nach Maßgabe der Naturwissenschaft ausschließlich aufs Experimentieren und Quantifizieren stützt, wenn sie allein kausale Erklärungsmuster und verallgemeinerbare Krankheitsbefunde gelten lässt? Ist der Preis, den die Medizin für ihre Verwissenschaftlichung zu zahlen hat, nicht zu hoch, wenn dies bedeutet, dass sie das subjektive Krankheitserlebnis zu ignorieren beginnt? Solche selten geäußerten Bedenken hatten noch an der Wende vom 19. zum 20. Jahrhundert kaum eine Chance, sich öffentlich Gehör zu verschaffen. Sie wurden übertönt von den fabelhaften Erfolgsmeldungen aus den pathologischen und bakteriologischen Laboratorien Europas (Leven 2008).

Obwohl die medizinische Forschung seitdem mit beeindruckenden Ergebnissen aufwarten konnte, haben sich die allgemeine Stimmungslage und das Image der Medizin grundlegend gewandelt. Die Hochachtung vor ihren Errungenschaften und das Vertrauen in die ehrfürchtigen »Götter in Weiß« haben seit Mitte der siebziger Jahre einer wachsenden Unzufriedenheit mit der Schulmedizin und einem verbreiteten Misstrauen gegenüber ihren Repräsentanten Platz gemacht (Illich 1975, S. 160 ff.). Unter dem Diktat der Technologie, der Bürokratie und Ökonomie wird das Gesundheitssystem zunehmend als eine Maschinerie erfahren, deren Gesetzmäßigkeiten die humane Substanz der ärztlichen Hilfe zunichte machen: »Der naturwissenschaftlichen Objektivität werden die Subjektivität des Patienten und eine personale Beziehung zwischen Arzt und Patient gegenübergestellt; Forschung und Fortschritt stoßen auf Skepsis und Ablehnung; verlangt wird die Beachtung ethischer Gesichtspunkte im Umgang mit dem leidenden und sterbenden Menschen« (Engelhardt 1994, S. 11).

In einer seiner letzten Veröffentlichungen, einem 1978 erschienenen *Spiegel*-Beitrag mit dem provokanten Titel *Der Patient – nur ein Werkstück?* (GS 7, S. 506 ff.), hat Alexander Mitscherlich in seiner direkten, schnörkellosen Art dem anschwellenden Unmut über die Entwicklung der »technisierten Medizin« Ausdruck gegeben. »Die immerfort weiterwuchernde Welt der Apparate«, erklärte er kurz und bündig, »verschluckt das Interesse am lebendigen Patienten als Person.« Die Hilfebedürftigen würden mehr und mehr »zum totalen Objekt, zur ›Sache‹« degradiert und einer »herzlos-mechanischen Krankenbetreuung« ausgeliefert, in der es weder Sprache noch Zeit oder Verständnis für die Not des Einzelnen gebe. Ein Gesundheitswesen, ist man versucht hinzuzusetzen, wie von Wolfsärzten erdacht.

Mitscherlichs drastische Invektiven könnten den Verdacht erwecken, dass hier der Vertreter einer alternativen medizinischen Richtung populistisch gegen die an Reputation verlierende akademische Medizin vom Leder zog. Aber mit Populismus hatte das nichts zu tun. Er wiederholte gegen Ende seines Lebens lediglich, was er unzählige Male zuvor den Medizinern, der Politik und der Öffentlichkeit in die zumeist verstopften Ohren gerufen hatte. Das belegen die zwei für dieses Kapitel ausgewählten Texte, in denen er sich als ein hellsichtiger Mahner und unbestechlicher Diagnostiker erwies, lange bevor die naturwissenschaftlich ausgerichtete, technomorphe Medizin weltweit in die Vertrauenskrise geriet. Die Schärfe, mit der er die unheilvollen Züge des Medizinsystems aufdeckte (auch in den anderen Texten dieses Bandes), fand ihre praktische Entsprechung in seinem lebenslangen Bemühen, einen kategorischen Richtungswechsel, einen »Stilwandel in der Heilkunde«, wie es im ersten Aufsatz heißt, in die Wege zu leiten.

In dem 1948 in der *Neuen Zürcher Zeitung* abgedruckten

Essay *Zur Krise der Menschlichkeit in der Heilkunde* verunsichert er die geläufige Annahme, die Medizin bewege sich unweigerlich auf dem Boden der Humanität. Wo, bitte schön, bleibe denn die Menschlichkeit, wenn forschende und praktizierende Ärzte sich nur noch als hochspezialisierte Beobachter von Organfunktionen verstehen, wenn sie Krankheiten wie »Betriebsstörungen« behandeln, die nicht zu heilen, sondern medikamentös oder operativ zu beheben sind? Mitscherlich will nicht bestreiten, dass die aus der Naturwissenschaft entlehnten Axiome der Wertfreiheit und Objektivität und die strenge Fokussierung auf biologische Tatsachen und »materielle Wirkgesetze« einen enormen Zuwachs an medizinischem Wissen erbracht haben. Aber er erkennt auch deutlich den schmerzlichen Verlust, den diese Beschränkung des medizinischen Gesichtsfeldes nach sich zog. Der auf lehrbuchförmige Fakten, physische Symptome und lokalisierbare Krankheitsherde geeichte Arzt läuft Gefahr, im Patienten nichts anderes zu sehen, als ein dem Fachmann überantwortetes Behandlungsobjekt. Sprachlicher Austausch, das originäre Medium der Humanität, findet nur noch in Schrumpfform statt: Nach einer knappen Beschwerdeschilderung hat einzig und allein der Doktor das Sagen. Als überflüssig oder gar hinderlich wird aus dem Behandlungsszenario jener Bereich ausgegrenzt, den man nach Wilhelm Diltheys (1981) bekannter Studie von 1910 als die Domäne der Geisteswissenschaften bezeichnen könnte: der Nexus von Lebensgeschichte, Ausdruck und Verstehen – in Mitscherlichs Worten: die singuläre Sinn- und Subjektwelt des erkrankten Menschen, seine Persönlichkeit.

Humane Medizin beginnt dort, wo sie die unwiederholbaren, individuellen Momente im Krankheitsgeschehen ins Recht setzt. Das besagt in Kürze Viktor von Weizsäckers (1935) zielsetzendes Wort von der »Einführung des Subjekts in die Medizin«, das sein Schüler Mitscherlich aufgreift. Krankheiten verlieren aus dieser anthropologischen Perspektive ihren rein biologischen Charakter und werden als ein die physische und psychische Existenz umfassendes Phänomen begriffen. Im Gespräch lernt der Therapeut die subjektiven Persönlichkeitsschichten seines Patienten und der Patient die biographischen Bezüge des eigenen Krankseins erkennen und verstehen. Eine menschlichere Medizin als dieser in Gang gesetzte Verstehensprozess, so Mitscherlichs feste Überzeugung und zentrale Botschaft, gibt es nicht.

Den sicherlich erdrückendsten Beleg für die Krise der Menschlichkeit in der Medizin streift der Essay nur am Rande: die bestialischen Auswüchse der NS-Medizin. Mitscherlich konnte es sich erlauben, in diesem Artikel nur kurz darauf einzugehen, da er sich an anderen Stellen mit dem wohl dunkelsten Kapitel der Medizingeschichte gründlich auseinandergesetzt hatte (Peter 1998).

Die unfassbaren Ausmaße der im Dritten Reich verübten Medizinverbrechen sind erstmals im so genannten Nürnberger Ärzteprozeß ans Licht gekommen. 23 Mediziner und Befehlsgeber – ein winziger Teil der in die Verbrechen gegen die Menschlichkeit verwickelten Personen – wurden von Winter 1946 bis Sommer 1947 vom amerikanischen Militärgerichtshof zur Rechenschaft gezogen. Jeder Verhandlungstag führte tiefer hinab in die Abgründe einer von kruder Ideologie und dubiosen Forschungsinteressen irregeführten Medizin: in kaltblütiger Routine organisierte Experimente an lebendigen Menschen mit zum Teil tödlichen Folgen, bürokratisch abgewickelte Zwangssterilisationen, »Euthanasie«. Von den Beschuldigten wurden sieben Personen zum Tode verurteilt, sieben weitere trotz belastenden Materials freigesprochen, und die übrigen Angeklagten erhielten Haftstrafen, die keiner der Verurteilten im vollen Umfang abbüßen musste (Ebbinghausen/Dörner 2001).

Mitscherlich war von den westdeutschen Ärztekammern beauftragt worden, als Leiter einer kleinen Kommission den Nürnberger Prozess zu beobachten und darüber Bericht zu erstatten. Die Standesvertretungen wollten unbedingt verhindern, dass die gesamte Ärzteschaft dem Verdacht der Kollektivschuld ausgesetzt wurde. Peinlich genug, dass fast 45 % aller Ärzte (darunter übrigens auch zahlreiche Protagonisten der nicht-naturwissenschaftlichen, alternativen Medizin) NSDAP-Mitglieder gewesen waren. Natürlich sind bei Weitem nicht alle davon zu Mördern oder Sadisten mutiert, das war auch Mitscherlich bewusst. Aber auf eine pauschale Reinwaschung seiner nicht-angeklagten Kollegen ließ er sich nicht ein. Er wollte die Verhandlung sachlich dokumentieren, die Ärzte und die Öffentlichkeit über die ursächlichen Zusammenhänge aufklären und die Motive der Täter ergründen, um daraus für die Zukunft Lehren zu ziehen.

Die erste Dokumentation des Prozesses, *Das Diktat der Menschenverachtung*, erschien noch während der Verhandlungen (Mitscherlich/Mielke 1947); zwei Jahre darauf kam der erweiterte Prozessbericht *Wissenschaft ohne Menschlichkeit* heraus (Mitscherlich/Mielke 1949). In der Zwischenzeit hatte sich Mitscherlich gegen Vorwürfe behaupten müssen, er demontiere mit der Publikation das Ansehen der Ärztezunft, verunglimpfe die naturwissenschaftliche medizinische Forschung (in deren Tendenz zur Versachlichung und Wertneutralität er in der Tat eine Wurzel des Verderbens ausmachte) und beschädige den Ruf angesehener Mediziner wie Ferdinand Sauerbruch, Wolfgang Heubner oder Franz Büchner, deren Namen in den abgedruckten Gerichtsprotokollen in unvorteilhaftem Licht erschienen. Erbitterte Kontroversen und unversöhnliche Rechtsstreitigkeiten hielten die Herausgeber bis kurz vor Drucklegung von *Wissenschaft ohne Menschlichkeit* in Atem, doch als der kommentierte Abschlußbericht dann endlich vorlag, wollte ihn kaum einer lesen. Die meisten Ärzte verweigerten die Lektüre kategorisch, anderen gelang es, die Intention des Werkes gründlich misszuverstehen. Ludwig Binswanger (1881-1966) etwa schrieb an Mitscherlich: »Einen Haupterfolg Ihres Buches im Sinne der Beruhigung der Gemüter erblicke ich in seinem einwandfreien Nachweis, dass diese Schandtaten wirklich nur einer kleinen Clique bekannt waren und dass man allen Anderen jetzt glauben darf, wenn sie sagen: ›Wir haben nichts davon gewusst‹« (25. 11. 1949, PKH). Mitscherlich fühlte sich gezwungen, der irrtümlichen Lesart seines verehrten Kollegen zu widersprechen. Die Dokumentation sollte kein Baldrian für die aufgeschreckten Ärzte sein: »Es ging mir darum«, erklärte er Binswanger, »am extremen Beispiel ärztlich-kriminellen Handelns unter ideologischer Motivierung den Weg verlängert aufzuzeichnen, auf dem sich in breiter Masse eine übergroße Zahl von Ärzten, wie mir scheint in der ganzen Welt, heute bewegen. Gewiss werden, wenn katastrophale Beschleunigungen hinzukommen, die Schandtaten national verschieden aussehen, aber ich bin sicher, daß es in jedem Fall Taten der Schande sein werden, die wir dann zu erwarten haben« (15. 12. 1949, PKH). Solche Kassandrarufe ließen die Mediziner aber nicht an sich heran – und die mehr an frohgemutem Aufbruch als an schmerzvoller Aufarbeitung der Vergangenheit interessierte Öffentlichkeit ebenfalls nicht (Hoyer 2008, S. 394 ff.).

Der in diesem Kapitel aufgenommene Text *Von der Absicht dieser Chronik* ist das Vorwort zur Neuausgabe von 1960. Die NS-Vergangenheit war damals in unterschiedlicher Gestalt in die Bonner Republik zurückgekehrt: Einmal in Form von Prozessen gegen Kriegsverbrecher und nationalsozialistische Verantwortungsträger – darunter auch Medizinprofessoren wie Werner Heyde und Werner Catel, die »Euthanasie«-Aktionen zu verantworten hatten (Klee 1986) – und zum anderen durch antisemitische Parolen, die Weihnachten 1959 zum Entsetzen der Weltöffentlichkeit an die Kölner Synagoge geschmiert worden waren. Die Neuauflage der Prozessdokumentation kam zur rechten Zeit. *Medizin ohne Menschlichkeit* wurde gekauft und vielfach diskutiert – ein Bestseller. Binnen Kurzem war die erste Auflage (50 000 Exemplare!) vergriffen. Nur die Ärzte verhielten sich erneut auffällig passiv. Die medizinischen Fachorgane bemühten sich, den Band, so gut es eben ging, zu ignorieren. Sie waren augenscheinlich nicht gewillt, sich auf Mitscherlichs Credo einzulassen: »verstehen und vorbeugen«.

Mit seinem Versuch, die entsetzlichen Handlungen der NS-Ärzte sozialpsychologisch zu erklären, wies Mitscherlich der Forschung neue Wege. Robert J. Lifton, der US-amerikanische Psychiater und Medizinhistoriker, erklärte im Vorwort seiner voluminösen Untersuchung *Ärzte im Dritten Reich*, alle, die sich darum bemühten, das Unfassbare psychologisch zu begreifen, stünden »wie Zwerge auf den Schultern Alexander Mitscherlichs« (Lifton 1988, S. XI).

Zur Krise der Menschlichkeit in der Heilkunde

I

Die Selbstverständlichkeit, mit der Menschlichkeit als Voraussetzung der Heilkunde genommen wird, ist verdächtig. Menschlichkeit ist ein ideales Sollen, die Heilkunde ist erfüllt von praktischem Handeln. Ein Kranker ist ein in Not geratener Mensch; ein von Not Bedrängter ist immer auch ein Schwacher. Überall bekommt der Schwache die Überlegenheit des Starken zu fühlen. Gerade dieses Verhalten, sich als Stärkerer auf Kosten des Schwächeren auszuleben, wird durch den Anspruch der Menschlichkeit abgefangen. Menschlichkeit ist damit nicht natürlich, sondern eine spezifische Aufgabe des *Menschen*. Wo sie sozial wirksam wird, setzt sie sich über die Natur hinweg (wie es auf ihre Weise die Heilkunde auch will). Es stehen also beide, Menschlichkeit und Heilkunde, in einem Konflikt mit der Natur. Und es wäre erstaunlich, wenn nicht gerade diese Lage sie nicht auch untereinander in Widerspruch verwickelt hätte.

Fast jeder mag dunkel etwas davon gespürt haben, wenn er sich als Kranker (und Schwacher) beim (gesunden) Arzt oder in einem der großen, technisch armierten Spitäler in Behandlung begeben mußte; er ist ängstlich, nicht nur wegen der Krankheit, die ihn befallen hat, sondern auch vor dem Ungewissen, das dort nun mit ihm passieren wird. Er betritt eine fremde Welt, in der er die Notwendigkeit der Geschehnisse für ihn und seine Heilung nicht beurteilen kann. Er muß sich zum Vertrauen entschließen; aber er weiß etwa von Fällen, bei denen Heilung gesucht, statt dessen aber »Interesse« an der *Krankheit* gefunden wurde. Er, der Hilfesuchende, steht also in einem Konflikt der Empfindung, er weiß nicht, soll er fürchten oder vertrauen. Wir aber fragen über ihn hinweg: Ist diese Unsicherheit, Ungeborgenheit ein Anzeichen für den Konflikt, in den die Heilkunde mit der Menschlichkeit, die sie bezeugen soll, geraten ist? Will man diese Frage lösen, so empfiehlt es sich, nicht eine These voranzustellen, was Heilkunde sein soll, sondern zu untersuchen, was sie *ist*. Bevor man urteilt, wird man die innere Verfassung der Heilkunde und die soziale Wirklichkeit, in der sie geschieht, zu erkennen haben; erst danach kann man sehen, wie und wo Menschlichkeit – und welche Menschlichkeit in ihr Platz hat.

Unlängst wohnte ich in einer norddeutschen Universität einem Gespräch junger Ärzte bei. Dabei äußerte einer: »In unseren Universitätskliniken sind die Patienten zur Förderung unserer wissenschaftlichen Ausbildung da. Wenn sie das nicht anerkennen, sollen sie erst gar nicht dorthin gehen.« Der Ausspruch brüskiert, man hört nicht oft ein Bekenntnis in solch zynischer Offenheit, aber man muß sich hüten, die dort vertretene Auffassung nicht als eine landläufige zu verstehen. Dabei hat jener junge Arzt nicht nur an seine Karriere, sondern auch an die Menschheit gedacht. Seine Erfolge, vielleicht gegen das private Interesse des einzelnen Patienten erzwungen, sollen schließlich der Menschheit zugute kommen. Die Menschlichkeit wird hier als »objektive« Menschlichkeit nicht mehr in unmittelbarer Verwirklichung gedacht, sondern im Umweg über ein Abstraktum: die Menschheit. Und auch der Mißerfolg im Einzelfall wird bei solcher Rechnung infinitesimal klein – mit ihm die Verantwortung dafür.

Man muß nur an die Rolle denken, welche die Statistik in der modernen Medizin spielt, um einzusehen, daß die Auffassung jenes Arztes zwar eine rohe Formulierung war, aber eine allenthalben als grundsätzlich richtig empfundene Vorstellung von den Aufgaben des Arztes widerspiegelt. Die naive Nähe zum Mitmenschen und seinen Leiden hat sich abgekühlt zu einer möglichst exakten Beobachtung seiner *Natur*. Heilkunde beruht nicht mehr auf den magischen Kräften des Medizinmannes, die dieser im nächsten Kontakt mit der Person des Kranken zur Wirkung bringt, sondern sie setzt zum Beispiel eine technisch gesicherte und ermöglichte Diagnostik voraus, die ihrerseits nicht nach dem Bangen, Empfinden eines Menschen sich richtet, vielmehr auf einen objektiven Tatbestand sich bezieht.

Bevor man also die Begriffe »Menschlichkeit« und »Heilkunde« in einen lebendigen (und nicht einen nur konventionellen) Bezug setzen kann, muß man das Wesen der Naturwissenschaften, an denen die moderne Heilkunde breitesten Anteil nimmt, charakterisieren; sodann muß man beobachten, in welcher Weise der Arzt selbst im größeren Raum der technisch dominierten Sozialgebilde steht. Erst dann verspricht die Frage – Kann Heilkunde in dieser Zeit zur Menschlichkeit beitragen und wie? – eine lebendige, praktisch brauchbare Antwort.

Das oberste Leitziel der Naturforschung ist die Objektivität. Ihr Wissenschaftsbegriff wird auch philosophisch immer wieder dahingehend definiert, daß als wissenschaftlich nur das erwiesen sei, was wirklich objektiv darstellbar ist, das heißt, was sich bei gleichen Voraussetzungen im Versuchsfeld jederzeit in gleicher Weise wiederholen läßt. In diesem Sinne ist Wissenschaft auch wertfrei, sie ist ein Wissen um objektive, natürliche, schließlich materielle Gegebenheiten.

Nun befindet sich die Heilkunde dieser Forderung gegenüber in einer peinlichen Ausgangslage. Ihr eigenstes »Objekt«, der Mensch, ist nicht wiederholbar, sondern personal einmalig. Um sich also als »Wissenschaft« ausweisen zu können, muß sie von Anfang an eine kategorische Beschneidung vornehmen. Sie muß am Menschen zwischen *Subjekt* und *Objekt* trennen, sie muß den Menschen als anonymen Vertreter der Spezies, als nur in dieser Hinsicht natürliches Wesen auffassen. Diese Trennung gehört zu den eigentlichsten Leistungen der naturwissenschaftlichen Medizin. Mit ihr hat die Durchforschung der Welt nach materiellen Wirkgesetzen den »Mittelpunkt« erreicht, insofern diese Welt doch immer Menschenumwelt bleibt. Auch er darf keine Ausnahme sein.

Die Naturforschung, die von Sach-Verhalten ausgeht, kann nie Sinnforschung sein. Sie ist Naturanalyse – in manchen Disziplinen, wie der Chemie, auch in gewissem Umfang Natursynthese. Sie kann den *Zweck* eines Geschehens oft durch die Aufdeckung von Wirkungszusammenhängen beschreiben – die Frage nach dem *Sinn* liegt für sie jenseits. Für die naturwissenschaftliche Medizin ist demgemäß die Subjektwelt des Menschen, die von der Frage nach dem Sinn erfüllt ist, verblaßt. Er ist auf die *Objektstufe* gerückt. Was sie ihm tut, kann sie ihm nicht anders als einem Organismus tun. Konsequenterweise ist dies in neuerer Zeit auch oft genug als angemessener Aufgabenkreis der Medizin beschrieben worden.

Das objektive Wissen vom menschlichen Organismus ist fast unüberschaubar geworden. Trotzdem darf man sich aber der Einsicht nicht verschließen, daß diese noch nie vorher erreichte Materialisation unseres Wissens nicht nur einsinnig zu einer Wissensvermehrung, sondern ebenso zu einer Wissensverarmung geführt hat. Wenn man die Erscheinung Mensch sich als ganze vergegenwärtigt – nicht präokkupiert, was nun an ihr besondere Aufmerksamkeit verdient, also nicht behext durch die Erfahrungsmethode der

Naturwissenschaft –, so wird man es als einen großen Verlust beklagen müssen, daß der moderne Arzt so wenig von seinen Patienten weiß. Er kennt sie nämlich nur, insoweit und insofern sie Symptomträger sind. Er kennt von der Persönlichkeit des Kranken nur, was dieser ihm zufällig entblößt, und er fragt nur nach dem, was zur Diagnose der Krankheit unerläßlich ist. Je örtlicher sie ist, je klarer einem Krankheitsbilde entsprechend, desto weniger fragt er. Jedenfalls hält ihn meist der Stil der Heilkunde, die er gelernt hat, nicht zum Überschreiten dieser Grenze an. Am deutlichsten spürt man dies, wenn man in den Krankengeschichten unserer Hospitäler die sogenannte »Anamnese« ansieht. »Anamnese« heißt »Erinnerung«. Die Erinnerung, die hier im Kranken wachgerufen wird, ist, gemessen an der Fülle eines jeden Lebens, mehr als spärlich. Je reicher überdies objektive Untersuchungsmethoden zur Verfügung stehen, desto spärlicher wird die Aufmerksamkeit, die der Arzt der »subjektiven Anamnese« schenkt. Der Arzt weiß mit seinen Hilfsmitteln rasch unendlich mehr, als der Patient leiblich von sich selbst wissen kann. Schließlich wird die Frage aber doch unabwendbar, was geschehen muß, damit sich dieses Mehrwissen *sinnvoll* auswirken kann.

Der Arzt bedient sich der Technik. Die Technik ist längst zu einem unsere Welt souverän beherrschenden Medium geworden – den Menschen, die sie schufen, entlaufen, wie man gesagt hat. Man darf also personifizieren und fragen: Wie bedient sich diese Technik des Arztes? Das ist zugleich die Frage nach der Freiheit seines Berufes.

Die überwiegende Zahl der Ärzte sind heute Kassenärzte, das heißt, im Falle der Krankheit haften ihre Patienten nicht mehr für sich selbst, sondern eine Versicherung springt für sie ein. Sie ist ein Auftraggeber, der seine Bedingungen stellt, auf »rationale« (rationelle) Heilung drängt. In manchen Ländern ist der Arzt schon ganz und gar ein serviceman solcher Monopolorganisationen. Manchmal werden ihm Einzelleistungen vergütet, meist wird er für jeden Patienten vierteljährlich pauschal abgefunden. Um seine eigenen materiellen Interessen wahrnehmen zu können (die in manchen Ländern kaum das Existenzminimum überschreiten), kommt es für den Arzt also darauf an, möglichst viele Patienten bei möglichst reduzierten ärztlichen Leistungen zu haben. Im überfüllten Wartezimmer eines Landarztes – es waren dreißig oder mehr Personen versammelt – erlebte ich, wie die Türe aufging und der Arzt alle Kranken mit Erkältung einzutreten aufforderte; nach einer Weile kamen die Herzkranken dran usf. Wird ein Patient mit dieser »ökonomischen« Methode nicht gesund, erfordert er eine zeitraubende Untersuchung, so wird er in die Spitäler überwiesen. Dort arbeiten unter der Führung der beamteten Ärzte die Scharen von Lernenden, in der Ausbildung Stehenden. Es hat sich also die höchst wichtige Alternative herausgebildet: Routinemedizin mit Pauschalvergütung oder wissenschaftlich intensiv betriebene »Fallmedizin« mit Beamtengehalt.

Am Standesproblem des Facharztes läßt sich der Fortgang der Entwicklung erneut beobachten. Der alte praktische Arzt überschaute das gesamte Gebiet der Heilkunde. Und indem er noch Hausarzt war, wußte er nicht nur von den Krankheiten, sondern auch von den Lebensgewohnheiten seiner Klientel. Die fortschreitende Aufgliederung der Medizin in Organgebiete entzog ihm den Boden. Er wurde zum Arzt für banale Erkrankungen, zum Wegweiser zu den Spezialisten. Das Absinken der allgemeinen Medizin zur Routinemedizin ist gleicherweise die Folge eines Entwicklungsvorganges der naturwissenschaftlichen Forschung in der Medizin, wie es rückläufig eine soziale Konsequenz darbietet. Der Patient hat im allgemeinen nicht mehr viel Vertrauen in den nicht spezialisierten Arzt, er drängt nun auch von sich aus zum Facharzt. Dieser hat in seine Ausbildung mehr investiert als der Praktiker; für seine Leistung sieht die Versicherung Sondertaxen vor. Arzt und Kranker haben also das gemeinsame Interesse an den eingehenderen, »gezielteren« Untersuchungsmethoden. Aber unvermeidlich verkleinert sich dabei das Blickfeld beider: Sie sehen nun auch das Symptom an, als sei es seinerseits eine Sonderleistung eines Organes und sonst nichts. Arzt und Kranker verlieren sich hoffnungslos im Natürlichen, das immer mehr den Charakter eines Irrgartens annimmt. Es bleibt in der Praxis endgültig dabei, Krankheit ist eine Betriebsstörung. Dabei denkt man, bildlich gesprochen, viel weniger an einen Streik – also an einen spontanen Entschluß, als an einen Verschleiß in der Apparatur.

Wie sieht es bei solchen Vorstellungen – wie gesagt nun bei Arzt *und* Kranken – um die Verwirklichung der Humanität aus? Was ist ärztliche Hilfe? Reparatur, Rezeptur? Ist dazu nötig, den ganzen Vorstellungsgehalt der Humanität zu bewegen? Oder genügt nicht zu diesen Leistungen das gewöhnliche soziale Interesse, das überall zugegen ist, wo man einen Handel abschließt? Fehlt etwas in dieser Art Heilkunde und in dieser Art Erwartung, die man von ärztlichem Handeln als Kranker hegt?

Bevor man diese Fragen beantworten kann oder bevor man sich ihnen wenigstens nähert, muß man einen Begriff davon haben, was man als Humanität ansehen will. Friedrich Klingner hat (unlängst) in einem geistvollen Aufsatz über »Humanität und humanitas« dargetan, welche Wandlungen dieses Wort durchgemacht hat. »Dem salbungsvollen Ernst Herders und der gravitätischen Art Humboldts, sich und die Dinge ernst zu nehmen«, wie der »etwas fanatischen Ergriffenheit Schillers, den Menschen an der Grenze zwischen zwei Jahrhunderten anzureden«, steht in der Welt Ciceros und der Spätantike eine ganz andere Meinung gegenüber, wenn man dort von »humanitas« sprach. Klingner weist darauf hin, daß das Wort »humanus« nicht nur in der Wortbildung, sondern auch dem Sinne nach dem Wort »urbanus« nahestehe, jener Bezeichnung für die »feine, witzige, geistreiche und höfliche Art des Stadtrömers« (Klingner 1947, S. 18). Humanität bedeutet für einen Mann vom Schlage Ciceros: ein Leben unter wesentlichen Erkenntnissen führen, ebenso lebensbejahend wie kontemplativ. Bedeutet Verzicht auf alles zufällig Weltliche und eine Selbstvollendung, die sich selbst leicht wird.

Humanität in diesem Sinn ist weltbejahende Weltüberlegenheit. Dieses Ideal, allezeit charakteristisch für den wahrhaft unabhängigen Menschen, bleibt in unserer Zeit der weltverstrickten Anstrengung der Weltbewältigung Einzelbekenntnis ohne historischen, den Stil der Zeit prägenden Einfluß. Und auch das christliche Ideal der Weltüberwindung durch Mitleiden nimmt sich hilflos aus inmitten aktiverer Lösungsversuche vom Leiden überhaupt.

Es bestehen also mindestens drei Grundvorstellungen von humaner Vollendung im Kulturkreis des Abendlandes; der noble Hedonismus der Selbstvollendung durch überlegenen Genuß der Welt, die Passage durch das Jammertal dieser Erde und die Regentschaft in der Welt durch Meisterung ihrer Kräfte. Dominant ist nur die letztere Form des menschlichen Selbstverständnisses, und es ist deutlich genug, daß die naturwissenschaftlich gewordene Heilkunde einen Teil aus dieser expansiven Anstrengung, die Materialität des Lebens sich zu unterwerfen, darstellt.

Unabweisbar drängt sich aber hier eine neue Frage auf: Wie verhalten sich die Wertfreiheit des kausalen Denkens und die Auffassung des Menschen als einer materiellen Organisationsform zu jeder Form der menschlichen Selbstverantwortung – also auch der in der Krankheit?

Die »rationale Ordnung« (Alfred Weber), die das Leitbild des Zivilisationsgebäudes unserer Zeit ist, kann nicht sinnvoll, sondern nur zwangsmäßig sein, denn die Suche nach dem Sinn liegt, wie wir sahen, jenseits der Methode, mit der man die Welt wissenschaftsgerecht begreift. Eine Wahrheit ist immer mehr als eine Verstandeswahrheit. Sie ist ein Stück gültiger Welterfahrung, in der der Mensch mit allen seinen Fähigkeiten *wahrnimmt*. Wo also der rationale Zweck seinen Sinn finden soll, da kann er nicht aus der Analyse von materiellen Naturgesetzen allein genommen werden. Hier liegt der Grund, warum der Weg zur endgültigen rationalen Ordnung immer wieder von außerrationalen Einflüssen unterbrochen wird. Der Ausdruck dieses Auseinanderbrechens von rationalem Verstehen und Sinn-Verstehen ist das Auftauchen von Ideologien, um die sich die »antimaterialistische Sehnsucht« (Arthur Köstler) der Massen sammelt. Man kann die Ideologie als die mehr oder weniger gewaltsam aufgepfropfte Sinngebung auf ein bloß ursächlich geordnetes Dasein definieren. Auf dem Hinzutreten dieses als Wahrheit sich gebenden Inhaltes liegt der Akzent. Die Wahrheit erwächst nicht aus der Tätigkeit selbst – diese hat keinen erfüllenden Charakter in sich –, sondern ihr Sinn muß ihr als eine Verheißung in Aussicht gestellt werden. Dies macht die Wirksamkeit der mit Offenbarungsanspruch auftretenden Ideologien in sozialen Spätzuständen aus, in denen ein Maximum an mobilen, d. h. entwurzelten Kräften nach einem »Plan« verlangt. Plan und Krise stehen im Wettlauf. Die rationale Ordnungsabsicht, die in jeder Fabrik, jedem Bureau, in den bureaukratischen Leviathanen sich auslebt, konnte nicht die Auflösung der Ordnung in einem umfassenderen Sinn aufhalten: einer Ordnung, die über das

Materielle hinausgeht, einer sinnvollen Ordnung. Wir haben, wenn wir uns umsehen, eine Unzahl von rational geschlossenen Ordnungskörpern, die auf einem fließenden Untergrund unabsehbarer, unheimlich unkontrollierbarer, dunkler Bedingungen schwimmen. Das drohende Chaos wird von Jahrzehnt zu Jahrzehnt fühlbarer, je vollkommener die technische Apparatur wird. Der Krieg (als Wirtschafts-, Atom-, biologischer, ideologischer Krieg nicht weniger denn als rein militärischer) ist der komplexeste Ausdruck dieser untergründigen Selbständigkeit von Kräften und ihrer dem Offenbarungsglauben der Ideologien besonders Hohn sprechenden Zerstörungskraft.

Zum Fortschritt der Technik gehört die fortschreitende Bewußtseinserhellung. Aber auch sie mit ihrer tiefen Mißachtung aller nicht rationalisierbaren Seiten der menschlichen Existenz wird bezahlt mit einer *Wahr*nehmungseinschränkung auf den überhellen Bereich der Intelligenz. Allein auch diese Konzentration auf die Entwicklung einer bestimmten Fähigkeit hat nicht die Wirksamkeit der außerbewußt bleibenden Kräfte an der menschlichen Existenz auszulöschen vermocht. Sie hat nur zu einer Persönlichkeitsspaltung geführt. Sie ist eines der Hauptmerkmale des Menschen unserer Zeit. Wenn heute die außerbewußten Kräfte (etwa die aus den Tiefen der Person aufquellende Triebhaftigkeit) sich anarchisch äußern, dann ist dies nicht ursprüngliche Qualität dieser Regungen, sondern das Anzeichen ihrer Verwahrlosung in einem Lebensgefüge, das lange genug ihre Macht ignoriert hat. Die außerbewußten Kräfte, die in jeder Kultur zur Mitschwingung gebracht werden, die den schöpferischen Strom der Zeugung speisen und die Ausformung des Menschentypus und seiner Leistungen tiefstens prägen, liegen in der Entwicklung unserer Lebens- und Denkformen seit langem brach. Die Folgen dieser gewaltigen Anstrengung, die Kräfte der Materie ursachengerecht zu verstehen und zu nützen, ohne Scheu, das soll heißen ohne echt humane Selbstkritik der Begrenztheit unseres Verstandes – die Folgen dieser Hybris im Sinne der Antike erleben wir nun in den Krisen, in der Stumpfheit der Massen gegen alle Imponderabilien der Verantwortung, in der Machtlosigkeit ihrer numerischen Anhäufung und dem Zynismus eines neuen Führungstypus. Konsequenz und Sinn sind in einen scheinbar unüberbrückbaren Widerspruch getreten: sinnlose Konsequenz und konsequenzscheue oder ohnmächtige Sinneinsicht bilden ein ungleiches Kräftepaar.

II

An diesem Zeitschicksal trägt auch die Heilkunde schwer. Ein furchtbares Beispiel gab der Prozeß, der gegen Forscher und Ärzte im vorigen Jahr in Nürnberg geführt werden mußte. Man kann die dort inkriminierten Taten nicht in ihrer Bedeutung voll verstehen, wenn man nicht die Reduktion des Menschen auf die Objektstufe in der ärztlichen Wissenschaft in Rechnung stellt. Selbstverständlich war eine ideologisch sanktionierte Inhumanität der treibende Faktor, sicher gab eine spezifische nationalpolitische Entwicklungslinie das besondere Kolorit und gesellte sich die Quälsucht einzelner hinzu. Aber die eigentliche Gefahr liegt tiefer. Sie stammt wesentlich aus der »wertfreien Wissenschaft« selbst. Indem die Heilkunde *allein* auf solche Weise verstanden wurde, war sie bloßes Instrument geworden, lag ihr Sinn nicht mehr bei ihr selbst, mußte sie jedem Zugriff unterliegen, der sie nach *seinem* Sinn beanspruchte. Wenn mit einer neuen Ideologie eine neue Moral kreiert wird – es muß nicht nur bei der des Herrenmenschen bleiben –, dann erweist sich der Arzt aus seinem angestammten Handlungsraum her nicht mehr fähig, die »Werte« dieser Moral zu prüfen. Der Arzt, wissenschaftlich neutral, sozial immer mehr ein Beamter, wird unter der Diktatur – in ihrer Terminologie gesprochen – ein »Befehlsempfänger«. So war es nicht, wie man sich gerne vorstellen möchte, individuelles Verbrechertum, was die stärkste Wurzel der grauenvollen Taten bildete, sondern eine professionell gewordene Stumpfheit gegen die *Wirklichkeit* des menschlichen Lebens und Leidens, die sich so ausgezeichnet mit ideologischer Intoleranz verträgt. Individuelle Persönlichkeitsspaltung und epochaler Zerfall von zweckmäßigem Handeln und sinnvollem Tun ergänzen und verstärken sich in der Krise der Selbstvernichtung des Arzttums, das seine zum »Objekt« gewordenen Menschenopfer mit sich reißt. Je mehr die siegreichen unter den Ideologien sich mit dem Staat identifizieren, desto umfassender wird das Schisma. Der Arzt, zum Helfer des Einzelnen bestimmt, wird als Diener eines solchen Staates zum Feind dieses Einzelnen, wo er als Leidender zum »minderwertigen« Objekt der Politik erniedrigt wurde.

Unsere Beweisführung könnte, an solchen Extremfällen erläutert, unerlaubt überspitzt erscheinen. Läßt sich die tiefe Kluft zwischen lebendiger Mitmenschlichkeit – »Solidarität« zwischen Arzt und Krankem, wie Viktor von Weizsäcker sagt –, zwischen Humanität also und Heilkunde in unserer Zeit auch dort erweisen, wo das Gemeinbewußtsein nicht von Verbrechen sprechen muß? Vielleicht läßt sich das, was wir meinen, am Krankheitsbegriff selbst dartun, als dem allgemeinsten Begriff der ärztlichen Wissenschaft überhaupt.

Krankheit schließt immer ein Fremdheitserlebnis in sich. Die vorwissenschaftliche Medizin sah in der Krankheit eine Strafe beleidigter Gottheiten. Sie war ihr damit ein *sinnvolles* Geschehen. Durch seine Irrungen gibt der Mensch den bösen Dämonen Blößen, an denen sie in ihn einzudringen vermögen. Er muß sich selbst wiederfinden, z. B. im Opfer oder einem Ritual, damit ihm die Kraft erwächst, sie zu überwinden.

Das Fremdheitserlebnis in der Krankheit wurde durch die Entdeckungen der modernen naturwissenschaftlichen Medizin dem rationalen Denken nur plausibler. Eindringende Bakterien und Virusarten, selbständige Zellwucherungen, Funktionsüberschwang und Funktionsverfall eines Organes: Das alles sind »fremde« Geschehnisse in meinem Leib, mit denen dieser mein Leib fertig zu werden hat. Die Medizin unserer Zeit hat auf ihrer Suche nach den materiellen Krankheitsursachen unendlich viel geleistet. Überall wurde ihre Ursachenforschung der erste Ansatzpunkt für eine kausale Therapie.

Aber die Art der Fremdheit hat sich dabei geändert. Werde ich im Falle einer dämonistischen Krankheitsinterpretation in meiner Verantwortlichkeit als handelnder Mensch beunruhigt, so im Falle der biologischen Einsicht in das Krankheitsgeschehen nur in Hinsicht auf die unberechenbaren Zufälle und Entwicklungsweisen der belebten und unbelebten Natur. Der Charakter der Gefährdung überhaupt, speziell der Vitalgefährdung, ist ein anderer geworden. Wenn ich leide, dann leide ich zwar ebenso leiblich wie jemals – aber ich leide sinnlos.

Wenn wir sahen, daß die moderne Medizin den Menschen auf die Objektstufe gerückt hat, so entspricht dem beim Kranken eine Distanzierung von seinem Leib in der Krankheit. Er sagt zwar: »Ich bin krank.« Aber er meint: »Er ist krank« – dieser dem Verstand verbindlich und zugleich auch unverbindlich, zufällig zugeordnete Leib. Infolgedessen läßt sein Anliegen um »Reparatur«, das ihn zum Arzt führt, seine persönliche Sphäre nach Möglichkeit außer

Betracht. Nicht nur der Arzt, auch er selbst denkt über die Krankheit anonym. Die sofortige Schmerzbekämpfung ist eine der selbstverständlichsten Anforderungen, die an den Arzt gestellt und die von ihm nach Kräften erfüllt wird; darin erblickt er einen praktischen Beitrag zur Humanität. Gleichzeitig leben ganze Industrien von diesem Wunsch.

Die Untersuchungsmethoden, die Behandlungsmethoden, die Heilmittel unserer Medizin sind technisch ebenso hoch spezialisiert wie die übrige apparaturbeladene Sozialwelt. Eingefangen in sie kennen wir ihren ganzen krankmachenden Einfluß nicht. Aber die gleiche Technik, die den Menschen krank gemacht haben mag, wird alsdann aufgeboten, um ihn wieder zu heilen. Er kommt nicht aus ihrem Bannkreis heraus. Die großen prophylaktischen Erfolge der Hygiene und bakteriologischen Ära, die unendliche Verbesserung der Diagnostik und der operativen Technik, die Erweiterung des Heilmittelschatzes durch die Fortschritte der Chemie haben nicht nur eine völlige Verschiebung im Altersaufbau der Bevölkerung, sondern auch einen Wandel der Krankheiten selbst gebracht. Der Einbruch großer Epidemien und ihre schrankenlose Verbreitung ist heute eine Seltenheit. Statt dessen werden Seuchen anderer Art beobachtet und eingeschleppt, wohin immer sich die rationale Ordnung des Lebens ausdehnt. Dabei ist weniger an die für jede Zivilisation spezifischen Suchtarten zu denken als an schwere Körperleiden. China galt z. B. bis vor kurzem als das Land ohne Herzkrankheiten, vor allem der in unserem Zivilisationsbereich immer häufiger werdende Herzkrampf, die Angina pectoris, war unbekannt. Seit in China Heere nach europäischem Muster gebildet wurden, hat sich besonders unter den Offizieren diese Krankheit seuchenartig ausgebreitet. Die Neger, die aus der südafrikanischen Buschlandschaft in die Goldminen mit ihren schrecklichen

Lebensbedingungen wandern, fallen ohne Widerstandskraft der Tuberkulose zum Opfer. Ärzte haben nun beobachtet, daß solche schwer Tuberkulösen, die arbeitsunfähig in ihre Heimatdörfer zurückkehren, dort nicht zu Infektionsquellen werden. Die Festigkeit der hergebrachten Lebensform erweist sich als immunisierender Schutz.

Die Aufgabe der Heilkunde besteht demnach immer mehr darin, therapeutisch und prophylaktisch den Menschen an die fortwährend neu auftretenden krankmachenden Einflüsse der Zivilisationsumwelt anzupassen. Die Größe der Krankenanstalten, der Riesenapparat der Krankenversicherungen, der Umfang der pharmazeutischen Industrie beweisen uns, daß die Krankheitsbereitschaft nicht ab-, vielmehr zugenommen hat.

Von der Heilkunde aus läßt sich dieser Prozeß, in dem die zerstörerische Leistung die korrigierende immer überholt, sicher nicht allein überwinden. Wo aber liegt ein Ansatz zu einer noch so bescheidenen Einflußnahme auf diesen Wettlauf im Irrgarten der Vernunft? Wo die Möglichkeit, Humanität neu ins Innerste der Heilkunde einzubeziehen?

Die erste Stufe der Entfremdung zwischen Heilkunde und Humanität war die Entfernung des Subjekts aus der medizinischen Lehre vom Menschen. Die erste Phase der Wiederbegegnung wird eine neue »Einführung des Subjekts in die Medizin« (v. Weizsäcker) sein müssen. In der Praxis heißt dies, daß man zu einem neuen Krankheitsbegriff kommen muß, daß Krankheit wieder in Bezug gesetzt wird zu der Person, die da krank geworden ist. Ihr ehrwürdiges Alter kam hier der Heilkunde zu Hilfe. Untergründig besaß sie eine Tradition, die im entscheidenden Gefahrenmoment sich zu beleben begann. Seit mehr als 50 Jahren entwickelte sich, abseits von den großen Zentren der medizinischen Forschung, von der Schulmedizin selten gefördert, in der modernen Psychotherapie eine psychosomatische Medizin, in der die Krankheit erneut über die bloße Biologie hinaus als sinnvolles Geschehnis zu begreifen versucht wird. Fast alles bleibt hier noch zu tun. Und man ist sich unter diesen Ärzten darüber einig, daß ein sinnhaftes Geschehen oft genug ein unfaßliches bleiben muß. Aber man hat sich abgekehrt von der Verfolgung der Krankheit im Stile der Schädlingsbekämpfung, man sucht die Krankheit *im* Menschen, nicht *an* ihm zu studieren. Hier liegt der entscheidende Wert der »großen Psychotherapie«, die mit Sigmund Freuds Psychoanalyse begann: Sie zwingt nicht nur den Arzt, das spezifisch Individuelle in der Krankheit zu sehen, der Kranke selbst muß sich in seiner Krankheit begegnen, das Hinderliche, Quälende der Krankheit als Ausdruck seiner selbst erkennen lernen. Beiden, Arzt und Krankem, wird diese Einsicht nicht leicht.

Man muß sich dabei vor Überspitzungen hüten. Es ist nicht zu erwarten, daß durch die Einführung des Subjekts in die Medizin die Bannung der Krankheit besser gelänge. Dies zu behaupten, wäre eine demagogische Irreführung, die niemand, der psychosomatische Medizin betreibt, im Sinne hat. Der Ernst des Anliegens ist nicht in einem Vergleich der Erfolgsstatistiken auszudrücken. Man kennt die Veränderungen, welche eine Krankheit im Wesen eines Menschen hervorrufen kann; man spricht von der Psyche des Tuberkulosekranken, des Magenkranken. Die psychosomatische Medizin sucht nicht nur die Wirkung vom Körper auf die Seele, sondern von der Seele auf den Körper zu erforschen. Sie will wissen, was sich in der Krankheit *verkörpert*. Und wenn sie manche Krankheiten als Ausdrucksgebärde sieht, so wird es immer eine *Not* sein, die hier kritisch gelöst werden soll oder an der ein Mensch chronisch leidet und vielleicht zugrunde geht.

Insofern sich Seelisches verkörpert und körperliches Leiden Seelisch-Geistiges austrägt, wird die Unterscheidung von Subjekt und Objekt, von Leib und Seele, fragwürdig. Der Leib rückt näher an das Ich heran. Der wissenschaftliche Stolz, objektive Kenntnisse über die Pathologie des Organischen zu besitzen, wird gedämpft; die subjektive *Wahl der Krankheit* verlangt ebenso intensives Studium. Mit einem Schlagwort zu sprechen, Krankheit rückt aus der Sphäre der Biologie in die der Existenz. Aber weil die Existenz immer auch die Biologie umfaßt (nicht aber die Biologie die Existenz erschöpft), wird die Heilkunde immer janusköpfig bleiben. Sie wird von den Geheimnissen der Materie zu lernen und die Unergründlichkeit des menschlichen Lebensdranges zu beobachten haben; beides in einem, in diesem Menschen selbst.

Eine humane Medizin hat es nicht nur mit der menschlichen Leiblichkeit, sondern mit der menschlichen Phantasie zu tun. Der Mensch ist ein einbildungskräftiges Wesen. Das Ärgernis, das Laien und Fachleute an der Lehre Freuds nehmen, ist, eingestandenermaßen, die Rolle, die er der Sexualität im Leben des Einzelnen und der Kultur zumaß. Das uneingestandene größere Ärgernis aber war, daß er die Einbildung ernst nahm. Die Hysterie, in der sich ein Mensch etwas einbildet, aber über diese Macht nicht hinwegkommt, war der erste Ansatzpunkt seiner Forschung. Je aufgeklärter und unerbittlicher die Forderungen der Vernunft gegen die Phantasie sich durchsetzten, desto unerkannter antwortete sie in leiblicher Sprache. Die Hysterien des bürgerlichen Zeitalters waren relativ harmlose Verkörperungen gegenüber den Ausdrucksgebärden des Einzelnen und der Kollektive unserer Tage. Am Ende des Ersten Weltkrieges konnte man die Scharen hysterischer Kriegszitterer sehen, in diesem Krieg füllten sich die Lazarette mit ebensolchen Scharen von Magenkranken. Vor der Brutalität des äußeren Zugriffs weicht die Einbildungskraft von der Zone der bewußt steuerbaren in die der unbewußt regulierten Bewegung zurück. Man kann sich eine Armlähmung einbilden – kann man sich ein Magengeschwür einbilden, das man doch auf der Röntgenaufnahme sehen kann? Die psycho-somatische Medizin, das heißt eine Medizin der seelisch-leiblichen Zusammenhänge, wird dies nicht bezweifeln. Sie sieht in einem solchen unbewußten Vermögen ein Zeichen der unteilbaren Verschränktheit von Leib und Seele, von menschlicher Sorge und leiblichem Dasein.

III

Wenn wir resümieren, so ergab die Konfrontierung von Heilkunde und Menschlichkeit, daß beide nach dem Stand unserer zivilisatorischen Entwicklung nicht so einfach ineinandergreifen, als dies den Anschein haben könnte. Mit der Objektivierung des Leidens in der Krankheit zu einem biologischen Geschehen wird die Humanität eine bloße Begleiterin der Heilkunde im Sinne einer sittlichen Konvention. Je mehr die Sittlichkeit sich ideologisiert, desto weniger kann sie den Arzt faktisch davor schützen, sich über die Wahrheit der menschlichen Existenz zu irren. In der Krankheit begegnen sich dann Arzt und Kranker gleichermaßen vor einem anonymen Geschehen. Die Solidarität in der Suche nach dem Sinn der Krankheit ist einer Erforschung ihrer materiellen Zusammenhänge gewichen, in der der Arzt mehr weiß als der Kranke. Kehrt man dieses Verhältnis wieder um, mit der Annahme, daß der Sprechende mehr weiß als der Hörende – und in der Krankheit »spricht« der Mensch –, dann bedeutet dies nicht weniger als einen Stilwandel in der Heilkunde im Sinne einer Solidarität, in der die Forschung wieder beiden obliegt, Arzt und Krankem. Derart kommt aber auch die Humanität los von der platten Unverbindlichkeit des Mitleids. Es geht dann in der Heilkunde um eine Vergegenwärtigung des ganzen menschlichen Wesens. Ärztliche Hilfe ist damit auch Hilfe in der Selbsterkenntnis. Selbsterkenntnis macht vor der überraschenden Gebärde der Krankheit nicht halt. Das Verstehen verflicht sich dem Heilen.

Es kann keine Rede davon sein, daß eine solche Vereinfachung der unendlichen Vielfalt von Erscheinungen im Krankheitsgeschehen gerecht zu werden vermag. Die Argumente, die man gegen solche »Subjektivierung« des Phänomens Krankheit ins Feld führen kann, kennt der Autor dieser Zeilen sicher nicht schlechter als seine möglichen Kritiker. Im Augenblick der Krise – und daß eine solche besteht, merken Arzt und Kranker – hilft oft nur ein neuer Ansatz zur Vermeidung eines endgültigen Irrtums. Das Risiko dieses Wagnisses ist nicht zu vermeiden.

Die Alten, so schrieb Herder, nannten die schönen Wissenschaften »artes quae ad humanitatem pertinent, ad humanitatem informant«, also Wissenschaften, die uns menschlich machen und über das Menschliche unterrichten. Wenn wir das Menschliche nicht auf die Biologie des menschlichen Leibes reduzieren (was, wie wir ahnen, schlecht möglich ist), dann ist in diesem Ausspruch auch für die Medizin ein Programm gegeben, das unermüdliche Einzelforschung nicht weniger als bisher erfordern wird. Von der Erfüllung gerade dieses Programms wird aber abhängen, ob in den Zivilisationskrisen der kommenden Jahrzehnte Arzttum zur bloßen Heilmechanik absinkt, zum Diener obskurer Halbwahrheiten wird, oder einen Beitrag dazu leistet, daß wir eine glücklichere Lebensform finden als die, unter der wir alle leiden. Wir können die Anforderungen, die man in anderen Zeiten an die Heilkunst stellte, nicht mit denen unserer Zeit vergleichen. In ihr verbindet Arzt und Kranken die Suche nach dem Wesen der Verpflichtungen des Menschen in der Welt und vor sich selbst. Der Stolz über die Errungenschaften der biologisch betriebenen Medizin hat in Höhen geführt, von denen aus der Ausblick auf noch größere Rätsel sich auftut.

Humanität und Heilkunde verbindet auch dies, daß sie beide nie erreichbaren Zielen zustreben. Für die Heilkunde ist aber die aktuelle Frage gestellt, nicht durch die Wahl der Mittel die Humanität zu verlieren und sich selbst dadurch als *Kunst* zu vernichten.

Von der Absicht dieser Chronik

Vorwort zu Medizin ohne Menschlichkeit

Im elften Jahr nach der Erstauflage erscheint diese Dokumentensammlung in neuer Ausgabe. Die Zeugnisse sind über alle menschlichen Maße furchtbar geblieben. Keine Zeit wird sie je mildern können. Heute wie zur Zeit des Prozesses, der die Vorgänge der Welt offenbar machte, müssen wir die Frage stellen, wie man diese Ungeheuerlichkeiten in unser aller *wirkliche* Erfahrung einordnen kann. Was diese Dokumentation verzeichnet, ist nicht tote Geschichte, es sind Ereignisse unserer Lebenszeit. Es geht um ein Geschehen, das uns betrifft, welches ungezählte Opfer gefordert hat, und es geht um die peinigende Frage, wieweit wir das Ungeheuerliche mit hervorgebracht haben. Um diese Frage zu entscheiden, die uns von der Geschichte für immer gestellt wird, muß man zuerst wissen, *was* geschah. Man muß die Stellen kennen, an denen sich das menschliche Verhalten zu Orgien der Wut, des Erniedrigens, Zertretens von Mitmenschen verdichtete, und man muß erforschen, wie diesen Stellen durch ein Aderngeflecht und Kapilarsystem Kräfte aus scheinbar entlegenen, aber doch unsichtbar verbundenen Bereichen zuflossen und wie von dort überallhin vergiftende Stoffe zurücksickerten.

Was sich auf diesen Seiten chronistisch verzeichnet findet, sind Untaten von so ungezügelter und zugleich bürokratisch-sachlich organisierter Lieblosigkeit, Bosheit und Mordgier, daß niemand sie ohne tiefste Scham darüber zu lesen vermag, daß Menschen zu solchem fähig sind. Indem er aber Kunde bekommt von den Folter- und Schreckenskammern unserer Zeit, wehrt er im Abscheu nicht nur ab, daß ihm diese äußeren Ereignisse zu nahe kommen, er wehrt auch kulturfremde Triebregungen in sich selbst ab, die durch das Aufwachsen in der Kultur, das heißt unter den Bedingungen der Mitmenschlichkeit gemildert wurden. Kultur lehrt die rücksichtslose Asozialität unserer Triebanlagen zu zügeln, angstfreier zu ertragen und in soziales Verhalten zu verwandeln. Aber die sittlichen Normen sind ein Gebäude, das weiterhin auf vulkanischem Boden ruht. Es ist deshalb nicht genug, nur zu erschrecken über das, was geschehen konnte, sondern immer zugleich die Wahrheit in sich einzulassen, daß es von Menschen getan wurde, die nicht als Monstren zur Welt kamen, die vielmehr oft in ziemlich unauffälliger Weise mit geläufiger Begabung es zu Fachkenntnissen und begehrten Stellungen in unserer Gesellschaft brachten, ehe sie die erworbenen Fähigkeiten der Menschlichkeit narkotisch lähmten und in eine weltzerstörerische Trieblust zurücksanken. Was in diesen Hohlräumen völliger Kulturentledigung, in den Vernichtungs- und Konzentrationslagern geschah, war ungeheuerlich, so ungeheuerlich wie das Menschenwesen, das sich selbst ächtet und sich in das Wesen seiner Alpträume verwandelt. Die furchtbare historische Koinzidenz stellte jene Hilfskader von abgerichteten Befehlsempfängern und -ausführern bereit, die dazu verhalfen, daß der Alptraum opferverschlingende Wirklichkeit werden konnte. »Die Kulturgesellschaft, die die gute Handlung fordert und sich um die Triebbegründung derselben nicht kümmert, hat also eine große Zahl von Menschen zum Kulturgehorsam gewonnen, die dabei nicht ihrer Natur folgen« (Freud 1915, S. 335).

Nicht daß uns klar wäre, welche Verknüpfung von vernunftlähmenden und triebenthemmenden Umständen die Untaten mit und ohne wissenschaftlichen Deckmantel ermöglicht hat, von denen wir Bericht zu geben haben. Es schien uns aber notwendig, sosehr sich das Bewußtsein, unsere eigene Selbstachtung dagegen sträubt, zwischen diesen Akten der Menschenvernichtung, der Lähmung des Gewissens, dem unzweifelhaften Übergang in den Wahn und unserer »Kulturgesellschaft«, dem Bedingungszusammenhang, nachzuspüren. Im Überblick zeigte sich uns ein breites Spektrum. Es reicht von der präformierten schwersten Abartigkeit der Perversionen bis zur »Duldung«, jener gemilderten Form der Inhumanität, die durch zweierlei charakterisiert ist: einmal durch einen ängstlichen Egoismus der Selbsterhaltung und ängstliche Überschätzung des Gewalthabers, zum anderen durch eine ans Artistische grenzende Fähigkeit der Selbstbeschwichtigung. Dies sind die verbreiteten Anzeichen jener Kulturfremdheit, von der Sigm. Freud sprach, und ist vielleicht die bestürzendste Kehrseite des in unserer Tradition so hochgeachteten Ideals der Persönlichkeit. Der Ruhm der Großtaten dieses Individualismus braucht nicht geschmälert zu werden, wenn wir sehen, welchen Preis dieser Kult zu unseren Lebzeiten forderte. Man darf aber auch diesen Preis nicht verleugnen.

Die Erkundung von solchen ungeahnten Verkettungen wird durch das, was Menschen unserer Nation, unserer Sprache, unserer Bildungs- und Forschungsstätten getan haben, nicht nur zu einer Aufgabe, die wir als Deutsche unter uns zu lösen hätten, auch um der Hoffnung willen, es möge uns gelingen, die Zukunft freundlicher zu gestalten. Das unsägliche Elend, das wir über unsere Nachbarn gebracht haben, übergipfelt das, was wir der eigenen Nation zufügten. Die Verpflichtung zur Klärung des von uns Verübten wird damit zu einer so schweren moralischen Last, daß unser geschichtlicher Fortbestand von ihrer Bewältigung abhängen wird – und keine »Vitalität«, keine Tüchtigkeit, kein Ordnungstalent, kein Wohlstand könnte diesem Schicksal Einhalt gebieten. Denn dieses eine ist doch offenbar, daß gerade diese Tugenden sich in der Zeit der Nazidiktatur bereitwillig erniedrigen ließen, dem Wahn zu dienen.

Bewältigung der Schuld kann nichts anderes heißen, als der Wahrheit ins Auge zu sehen; Anerkennung dessen, was war, ohne Feilschen; Einsicht in die Anteilnahme, und sei sie nur das »harmloseste« Mitlaufen, Mitdenken der Parolen, Mithoffen auf das Verheißene gewesen; Einsicht in die Anteilnahme gerade dort, wo sie sich ethisch gerechtfertigt erlebte: in Pflichttreue und Befehlsgehorsam, diesen großartigen Domestikationen unserer Aggressivität, die aber unmerklich in die Selbstentfremdung, in den kollektiv sanktionierten Genuß der ich- und kulturfremden Triebregungen übergehen, in paragraphierte Untatsmoral und automatisierten Tötungsdrill – Realparadoxien unseres Stils der Vergesellschaftung.

Die Dokumente dieses Buchs liefern dafür zahlreiche erschütternde Beispiele, von denen eines wahrhaft symbolisch die Lage vergegenwärtigt. Es ist in dem Kapitel über die »Unterdruck- und Unterkühlungsversuche« verzeichnet: Der Stabsarzt der Luftwaffe Dr. Rascher ist dabei, vorsätzlich eine Versuchsperson in einer Unterdruckkammer zu töten – er nannte das ein »terminales Experiment«. An dieser wissenschaftlich eingekleideten Mordprozedur nimmt ein anderer Arzt teil, der über Raschers Absichten aber nicht aufgeklärt war. Neben Rascher stehend, beobachtet er am Elektrocardiographen die Herzaktion der Versuchsperson; er bemerkt, daß ein »kritischer Punkt« erreicht ist. In der Prozeßverhandlung fragt der Ankläger den Arzt, warum er nicht zu Rascher hinübergelangt und am Hahn gedreht habe, um wieder einen höheren Luftdruck herzustellen, womit das Leben der Versuchsperson gerettet und ein Mord verhindert worden wäre. Der Arzt antwortete: »Das mit dem Mord, das sieht jetzt so aus und läßt sich jetzt entscheiden, nachdem man die ganze Sache kennt. Für mich war damals Rascher ein Stabsarzt der Luftwaffe.« Die Ohnmacht des Ichs, seine Einschüchterung, die Subordination vor dem Mörder, wenn er nur Funktionsglied einer idealisierten Gruppe ist – das läßt sich einsehen. Was schwer zugänglich wird, ist die zweite Ohnmacht, die erst die erste ganz erklärt, und zwar die unbewußte Verführbarkeit zur Tötungslust. Aus ihr stammte der machtvollere Gehorsam, der den Griff nach dem rettenden Hahn lähmte. Nur wenn man die scheinbar rationale Begründung: ich konnte nicht erwarten, daß ein Offizier der Luftwaffe mordet, mit der irrationalen, daß uns allen die Lust am Töten von der Kultur nicht ausgetrieben ist und viele wenig dagegen gesichert sind, zusammen sieht, beginnt sich ein Zugang zum Verstehen der sonst unfaßlichen Duldung anzubahnen, die all das erst möglich machte. Diesen Zugang müssen wir aber für die Erkenntnis offenhalten, wenn uns nicht dies ganze schauerliche Geschehen als im tieferen Sinne »bedeutungslos«, als Angelegenheit perverser Einzelner und sonst nichts entgleiten soll. Aber damit wäre nicht nur jene Versuchsperson, und mit ihr die Millionen anderer Opfer des Nationalsozialismus einschließlich aller Toten unseres Volkes, in voller Sinnlosigkeit gestorben, wir würden jede vernünftige Sicherung gegen einen Wiederholungszwang der Unmenschlichkeit aus der Hand geben.

Das mag schwer einzusehen sein. Es ist eine beklemmend unserem Selbstgefühl zusetzende Einsicht, aber es ist jenes Stück der Wahrheit, das wir nicht abhandeln können, wenn wir überleben wollen, vital und vor unserem Gewissen.

Diese Überlegung macht die Absicht dieser Dokumentation deutlich. Sie ist in erster Linie *nicht* als Prozeßbericht zu lesen, sondern als *Teilstück einer Zeitchronik*. Sie enthält eine Zusammenstellung von Dokumenten, die mit der größten Objektivität, deren wir fähig waren, ausgewählt wurden. Es kam uns dabei darauf an, nicht nur die Fakten zur Geltung zu bringen, sondern wir haben an allen Stellen auch die Argumente, welche die Angeklagten zu ihrer Verteidigung vorbrachten, mit aufgenommen. Denn an ihnen kann man wie in einem Kontext die Bewußtseinslage der Täter, Förderer, Planer und derer, die das alles halb oder ganz abgewandten Blickes geduldet haben, ablesen. Das schließt nicht schwere Konflikte im einzelnen aus. Unter ihnen haben weniger die Kapazitäten zu leiden gehabt, denen die Wahl zwischen dem männlichen Widerstand, der Emigration, der bestimmten Ablehnung an sie ergehender Zumutungen offengestanden hat, denen zuzutrauen gewesen wäre, daß sie einer Urteilsbildung fähig gewesen wären, und die in sich einen mächtigen Widerstand hätten formieren können. Überfallen, einer unerträglichen Ungeschütztheit ausgesetzt waren jene jüngeren, nachgeordneten Ärzte, die in den Maximen von Gehorsam und idealisierender Verehrung der Väter aufgezogen, diese feige, schwach und verbrecherisch fanden. Die erdrückende und fast ausweglose Lage dieser jüngeren Generation, die schon früh die ganze Wucht der Indoktrination erreicht hatte, ist mir an einer Anekdote klargeworden, an der mir ein englischer Kollege damals in Nürnberg einen Unterschied nationaler Verhaltensprägungen deutlich machen wollte. »Nehmen Sie an«, sagte er, »ein deutscher Oberst läßt sich einen seiner Feldwebel kommen und erteilt ihm den Befehl: ›Nehmen Sie den Gefreiten Schmidt, gehen Sie mit Ihrem Zug in den Steinbruch und erschießen Sie den Schmidt.‹ Die Antwort des deutschen Feldwebels wird sein: ›Zu Befehl, Herr Oberst!‹ – Bei einem englischen Sergeanten hätte sie wahrscheinlich gelautet: ›May I see your orders, Sir.‹« – Was wäre aber geschehen, so fragte ich damals weiter, wenn jener Arzt dem Mörder

Rascher in den Arm gefallen wäre und die Legitimation für diese »terminalen Versuche« zu sehen verlangt hätte. Rascher hätte sie ihm zeigen können. Der oberste Beamte der Exekutive hatte die Versuche sanktioniert, das »Menschenmaterial« für sie bereitgestellt. Die Korruption des Rechtes, des Denkens und der Affekte hatte das äußerste Maß erreicht.

So wird verständlich, daß wir nach eineinhalbjähriger Arbeit an dieser Dokumentation, niedergedrückt von Scham und Verzweiflung, im Vorwort zur ersten Auflage schrieben, wir erwarteten kaum, dem Vorwurf zu begegnen, wir wollten uns über irgendeinen der Männer erheben, von denen in den nachfolgenden Seiten die Rede ist. Wenn wir aber unsere Aufgabe nicht darin sähen, »irgend jemanden in den Augen seiner Mitmenschen anklägerisch zu belasten, so allerdings auch nicht darin, anderen, die in diesen Dokumenten nicht genannt sind, die billige Möglichkeit zu schaffen, sich als Nichtbetroffene fühlen zu dürfen«. Je länger wir im Verhandlungssaal des Justizpalastes in Nürnberg saßen, je genauer wir die Dokumente und Protokolle sichteten, desto klarer wurde uns, daß dieser Prozeß nur den Charakter einer *Stichprobe* hatte. Was hier zutage trat, hatte überwältigende Belegkraft für ein juristisches Verfahren. Und wenn wir uns der »Justiz« erinnerten, die im deutschen Namen etwa unter den Sondergesetzen für Polen ausgeübt wurde, so mußten wir die Geduld und Unvoreingenommenheit des Gerichtshofes bewundern. Hier wurde jedenfalls blinder Haß nicht mit blinder Rache vergolten, vielmehr in einer ernsten Bemühung die Distanz für Reflexion geschaffen. Es wurde nicht nur der Tatbestand für die juristische Beurteilung geklärt, sondern auch den Angeklagten genügend Raum gegeben, sich und ihre Lage zur Geltung zu bringen. An verschwindend wenigen Stellen wurde von ihnen auch jetzt noch ein Mitgefühl für ihre Opfer bekundet, ihr Kopf war ihnen näher als der Gedanke an Tod und Elend, das sie gebracht hatten. Zuweilen war der Ekel vor so viel akademisch aufgezäumter Eloquenz zur Verharmlosung ihrer Rolle kaum erträglich. Aber trotzdem schien uns dies alles nur Zuspitzung, Verdichtung eines größeren Unheilvorganges zu sein. Ich möchte einen Aspekt davon als die *rationalisierende Verdeckung der beunruhigenden Wirklichkeit* bezeichnen.

Dieser Vorgang hatte tausend Variationen. Eine sehr geläufige war, den Krieg als ein Absolutum zu nehmen. Nun war eben Krieg, man hatte sich zu fügen. Wer sich an die Tage der Diktatur zurückerinnert, weiß, wie schwer es war, dem Convoyreflex zu widerstehen: der inneren Versuchung, in den Geleitzug zum Schutz der »großen Ziele« einzuschwenken, der »Notwendigkeit, siegen zu müssen, um die bösen Geister loszuwerden«, kurz, die pragmatische Duldung zu vollziehen. Je höher man stieg – und man stieg nach Kräften mit, um sein Selbstbewußtsein zu nähren –, desto näher rückten die Untaten, desto schärfer wurde die Verleugnung der Realität. Es mag wahr sein, daß mancher Brief eine Unterschrift bekam, der den Tod von Tausenden – oder nur von einem – zur Folge hatte, ohne daß der, der ihn unterzeichnete, bei »Verstande« war. Er sah nicht hin, er *konnte* nicht hinsehen. Nicht weil er in der in diesem Prozeß oft beschworenen »Pflichtenkollision« sich befand – dann hätte er hingesehen –, sondern viel elementarer, weil er sich, identifiziert mit Amt, Ansehen, Rang, Uniform, Orden längst nicht mehr den Preis klarmachen durfte, den diese makabre Fütterung seiner Eitelkeit – echtes Gewächs des autoritären Individualismus – kostete. Auch hierfür erbrachte der Prozeß eine aufs äußerste verdichtete Formel. Sie wurde von dem in Zusammenhang mit den »Fleckfieber-Impfstoff-Versuchen« in den Konzentrationslagern Buchenwald und Natzweiler (Struthof) angeklagten Professor Gerhard Rose ausgesprochen. Allein für Buchenwald sind 97 Todesfälle unter 392 Versuchspersonen bei *einer* Versuchsserie nachgewiesen. Zu seiner Verteidigung berief sich Rose auf Versuche von Richard P. Strong in Manila, die zur Klärung der Ursachen der Beri-Beri-Krankheit an zum Tode verurteilten Verbrechern durchgeführt wurden, die ihr Einverständnis dazu gegeben hatten. Eine Versuchsperson starb im Verlauf der Versuche. In einer sophistischen Volte werden die »zu Hunderttausenden in qualvollem Leid« an der Beri-Beri-Krankheit oder der Pest dahinsiechenden Eingeborenen den fleckfieberkranken Soldaten der Armee gleichgestellt. Ging es dort um das endemische Krankheitselend, um nicht vom Menschen bewußt herbeigeführte Katastrophen, so erkrankten im Kriege des Hitler Soldaten wegen dessen Entscheidung, Krieg anzuzetteln. Die zum Tode Verurteilten waren unter seiner Zweckjustiz, etwa der Polen- oder Zigeunerstrafordnung, abgeurteilt worden; der unbedingte Zweifel an der Rechtmäßigkeit solcher Urteile wäre für einen weitgereisten Mann wie Rose ohne die Verleugnung der Realität selbstverständlich gewesen. Wo Strong gegen Elend und Tod von der Art einer Naturkatastrophe zu schützen suchte, operierten Forscher wie der Angeklagte Rose im Dickicht der unmenschlichen Methoden einer Diktatur für die Aufrechterhaltung ihrer Sinnlosigkeit. Es ist ganz einfach zu durchschauen, daß Vergleiche, wie der von Rose ausgesponnene, sophistische, Verwirrung zum Zwecke seiner Verteidigung stiften sollten. Trotzdem ist es nicht gleichgültig, wie die Argumente der Entschuldigung lauten. Sie entstammten hier dem Erfahrungsschatz eines Forschers aus »normalen« Zeiten mit ihren Notständen, und er schreitet von da aus, ohne Markierungen der Grenze zu beachten, in den Bereich der politischen Katastrophe weiter, als sei alles dasselbe. Die Motivation des Krieges, die brutalste Inhumanität seines Zieles, des planmäßigen Völkermordes, ist damit aus dem Spiel genommen. Es bleibt für jeden, der nicht genau dem Falschspiel folgt, der gemüthaft überzeugende Gedanke: die Besten der Nation sind in Gefahr, es ist besser, zum Tode verurteilte Verbrecher zu opfern als sie. Und es bleibt dabei: der eine Beri-Beri-Tote Strongs hat das gleiche Gewicht wie die Hunderte von Toten der Fleckfieberexperimente in Konzentrationslagern. Und von daher bezieht dann auch der Satz, der uns wie ein Leitsatz für den entsetzlichsten Egoismus klang, seine Scheinberechtigung: »Man wird daher wohl auch meinen Wunsch verstehen, mir wenigstens meine Ehre zu lassen.«

Nichts deutet bei Männern wie Rose auf einen Widerstand gegen das spezielle Kriegsziel, andere Völker nicht nur zu besiegen, sondern ihnen das Recht abzuerkennen, sich Menschen nennen zu dürfen. Durch nichts verrieten sie ein wahres Mitgefühl mit den »Besten der Nation«, denen nur geholfen werden konnte durch die rascheste Beendigung des Krieges. Niemand hätte sie wirklich dazu zwingen können, an wehrlosen Opfern eines Terrorregimes zu experimentieren. Woran sie sich schließlich klammerten, ist ein Gespenst, das Gespenst ihrer Ehre, der Nachhall menschlicher Würde, die sie im Augenblick, in dem sie den Pakt mit dem Unmenschen schlossen, verloren hatten.

Ich habe dieses Beispiel aus den Dokumenten vorweggenommen, weil es nicht von einem Menschen handelt, den man als Abenteurer, als Psychopathen, als »geborenen Verbrecher« abtun könnte. Prof. Rose war ein respektierter Forscher, Inhaber eines hohen akademischen Amtes, und doch war er nicht gesichert vor dem Abstieg von der bescheidenen, fehlbaren, schwachen Menschlichkeit, die die meisten von uns auszeichnet, in die unbescheidene, machtgierige, dumme und lügnerische Welt der Unmenschlichkeit, die doch immer dadurch ausgezeichnet ist, daß der Mitmensch weniger wert ist als man selbst. Hätte Rose in diesem Augenblick den Satz finden und mit irgendeiner Hoffnung auf Eindruck aussprechen können: Man wird daher meinen Wunsch verstehen, daß mir nicht Freundlichkeit und Mitgefühl abgesprochen werden? Wir leben in einem Land, in welchem dem Fetisch einer seltsam substanzlos, es sei denn als gekränkte Eigenliebe, auffaßbaren »Ehre« viel mehr Prestigewert beigemessen wird als der Freundlichkeit oder der Menschlichkeit, die jedem erreichbar wäre und gerade dem Arzt so wohl ansteht.

Diese Chronik selbst hat inzwischen ihre Geschichte, die man einordnen darf in den großen Prozeß der Schuldbearbeitung, der in unserem Land in den vergangenen fünfzehn Jahren geleistet – oder versäumt wurde. Die Tatsache ist unbezweifelbar, daß die Herrschaft des Hitler, bei ihm beginnend, in der Spitze und in der Endstrecke, bei den (auch akademisch gebildeten) Folterknechten, verbrecherisch war. Beängstigend unklar ist die Funktion der breiten Zwischenschicht. Es ist klar, daß ohne ihre Bereitwilligkeit, Duldung, Gefühllosigkeit verbrecherische Planung und verbrecherische Exekutive nie hätten zusammenspielen können. Warum geschah das bei uns in so beispielloser Konsequenz? Wurden an diese Fragen, nicht von einzelnen allein, sondern von der öffentlichen Meinung ernsthafte Gedanken verschwendet? Wir haben dies bezweifelt, und wir haben, was den von uns berichteten Teil des Zeitgeschehens betrifft, keine überzeugenden Beweise gewinnen können. Natürlich kann man eine einfache Rechnung aufstellen. Von ungefähr 90 000 damals in Deutschland tätigen Ärzten haben etwa 350 Medizinverbrechen begangen. Das bleibt noch eine stattliche Zahl, vor allem, wenn man an das Ausmaß der Verbrechen denkt. Aber es war im Vergleich zur gesamten Ärzteschaft doch nur ein Bruchteil, etwa ein Dreihundertstel. Aber ist das nicht dann doch wieder beunruhigender: jeder dreihundertste Arzt ein Verbrecher? Das war eine Relation, die man nie zuvor in der deutschen Ärzteschaft hätte finden können. Warum jetzt?

Doch das trifft nicht den Kern. Dreihundertundfünfzig waren unmittelbare Verbrecher – aber es war ein Apparat da, der sie in die Lage oder in die Chance brachte, sich zu verwandeln. Sie haben ja nicht die Patienten ihrer Praxis getötet. Sie haben sich zumeist an diskriminiertem »Menschenmaterial« versucht, zum Beispiel der Professor der Anatomie der »Reichsuniversität« Straßburg, August Hirt, mit seiner Schädelsammlung von »jüdisch-bolschewistischen Kommissaren, die ein widerliches, aber charakteristisches Untermenschentum verkörpern«. Der Apparat schaffte sie herbei. Was aber ist der Apparat? Solange wir nicht diese Frage aufrichtig beantworten, und das kann nur heißen, solange wir uns nicht vergegenwärtigen, wie weit wir selbst »Apparat« waren, haben wir nichts, überhaupt nichts getan, um den Toten dieser furchtbaren Zeit jenen Respekt und jene Aufmerksamkeit zu erweisen, die allein die Brutalität, mit der sie überwältigt wurden, für die Zukunft entkräften kann. Und das ist doch das einzige Zeichen des Dankes, den wir abstatten können, durch eine Erkenntnis, die uns alle einbezieht: zu verstehen und vorzubeugen. Die Suche nach dem krankhaften Sonderfall ist selbstverständlich und notwendig, aber sie dringt nicht in die Ursache-Wirkung-Zusammenhänge, in die Motivketten ein, die erst solche Verbrechen ermöglichen.

Hier muß des bisherigen seltsamen Schicksals dieses Buches und seines Vorgängers, der Broschüre »Das Diktat der Menschenverachtung« gedacht werden. Ich habe als Leiter der »Deutschen Ärztekommission« beim 1. Amerikanischen

Militärgerichtshof in Nürnberg im Auftrag der Arbeitsgemeinschaft der Westdeutschen Ärztekammern und entsprechend dem Beschluß des 51. Deutschen Ärztetages gemeinsam mit meinem Mitarbeiter, Dr. Fred Mielke, die Unterlagen zu dieser Dokumentation und zu der früheren gesammelt. Diese enthielt nur einen Auszug aus dem Material der Anklage; sie erschien noch während des Prozesses und war als Informationsquelle vor allem für den ärztlichen Leser gedacht, um ihm den Zugang zum Prozeßgeschehen zu erleichtern. Es war schon seltsam, daß keiner der damals prominenten Ärzte Deutschlands sich bereit fand, seine Zeit für diese qualvolle Unterrichtung über das zu opfern, was gerade noch unter dem Deckmantel der Eugenik oder anderer ärztlicher Forschung unmenschliche Wirklichkeit war, so daß der unvergessene Präsident der damaligen Arbeitsgemeinschaft der Westdeutschen Ärztekammern, Dr. Oehlemann, schließlich an mich, der ich eben erst Privatdozent geworden war, gelangen mußte. So habe ich dann gemeinsam mit Fred Mielke, damals noch Student der Medizin, versucht, unter den denkbar schwierigsten Verhältnissen zu berichten. Das Echo, das uns erreichte, enthielt Proteste einiger Forscher, deren Namen sich in den Dokumenten fanden. Ihre Betroffenheit, in Amt und militärischem Rang so nahe dem schieren Verbrechen gewesen zu sein, das aber erklärtes Kriegsziel war, ist einfühlbar. Keiner, der dem Apparat des Hitler mitgedient hatte, schob in seine Verteidigung den einfachen Satz ein: Es tut mir leid. Hier deutete sich bereits an, was man als Isolierung der Schuldigen, Abschieben der Schuld auf den krankhaften Verbrecher bezeichnen kann und was der Verstärkung jener Einsichtslosigkeit diente, von der ich allerdings heute wie damals glaube, daß sie – wenn es bei ihr bleibt – das Ende unserer geschichtlichen Existenz zur Folge haben muß. Die Anschuldigungen gegen uns nahmen schließlich ein groteskes Ausmaß an, und man konnte in der Folge manchmal glauben, wir hätten das alles, was hier verzeichnet ist, erfunden, um unseren ehrwürdigen ärztlichen Stand zu erniedrigen. Es ist nicht leicht, im Brennpunkt der Anfeindungen seiner Kollegen zu stehen, auch wenn man glaubt, die Motive zu verstehen. Die Entblößung all des Grauens vor den Augen der Weltöffentlichkeit, die darin gerade keinen »großen Kriminalfall«, sondern die belastendsten Zeugnisse gegen einen Stand, ein ganzes Volk erblicken mußte, war zu schwer. Neue Schuldige mußten zur Entlastung von der eigenen, so unbegreifbaren und doch so fühlbaren Mitschuld gefunden werden, und das waren Mielke und ich. Ziemlich hoffnungslos, mit unserer Publikation noch einen Beitrag zur Wendung des Geschicks ins Bessere leisten zu können, legten wir sie schließlich auftragsgemäß vor. 10 000 Exemplare gingen an die Arbeitsgemeinschaft der Westdeutschen Ärztekammern zur Verteilung an die Ärzteschaft. Im Gegensatz zum »Diktat der Menschenverachtung« blieb jetzt die Wirkung völlig aus. Nahezu nirgends wurde das Buch bekannt, keine Rezensionen, keine Zuschriften aus dem Leserkreis; unter den Menschen, mit denen wir in den nächsten zehn Jahren zusammentrafen, keiner, der das Buch kannte. Es war und blieb ein Rätsel – als ob das Buch nie erschienen wäre. Nur von einer Stelle wissen wir, daß es ihr vorlag: dem Weltärztebund, der, wesentlich auf unsere Dokumentation gestützt, in ihm einen Beweis erblickte, daß die deutsche Ärzteschaft von den Ereignissen der verbrecherischen Diktatur abgerückt sei und sie wieder als Mitglied aufnahm. Das Vorwort der Arbeitsgemeinschaft der Westdeutschen Ärztekammern zur ersten Ausgabe schloß mit den Sätzen:

»Den Mitgliedern der Kommission, insbesondere den Herren Privatdozent Dr. Alexander Mitscherlich und Fred Mielke, Heidelberg, gebührt der Dank der Ärzteschaft für die objektive, gewissenhafte und verdienstvolle Erfüllung ihrer Aufgabe. Möge das Ergebnis ihrer Arbeit dazu beitragen, die Gesinnung reiner Menschlichkeit und wahren Arzttums zu befestigen, die Befolgung der Gebote des geschriebenen und ungeschriebenen ärztlichen Sittengesetzes zu verbürgen und durch ein soziales und sittlich unantastbares berufliches und außerberufliches Verfahren aller deutschen Ärzte die schwere Schuld einzelner entarteter Glieder ihres Standes zu tilgen.«

Und dann schien alles vergessen. Es begann der erstaunliche Wiederaufstieg der Bundesrepublik, der psychologisch betrachtet sich unter dem Begriff des »Ungeschehenmachens«, einer gigantischen Beseitigung der Spuren, einordnen läßt. Man hat Berge von Schutt beseitigt und ein neues, wohlhabenderes Deutschland erstehen lassen, als wir alle es aus unserer Lebenszeit kannten. Wer heute durch Deutschland fährt, kann sich nicht vorstellen, daß vor 20 Jahren hier die Gasöfen rauchten, in denen die Geisteskranken verbrannt wurden, daß vor 15 Jahren erst sich die Konzentrationslager für die letzten Überlebenden von Millionen öffneten, daß junge deutsche Soldaten, von ihren eigenen Standgerichten verurteilt, an den Apfelbäumen der Landstraßen hingen. Wieder hat Tüchtigkeit und Ordnungsgabe das Grauen gebannt. Aber diese Tüchtigkeit, die Berge von Trümmern versetzen konnte, den Schuldberg konnte sie nicht versetzen. So erfolgte die Schuldentlastung auf psychischem Wege durch den Fluchtversuch der Verdrängung. So weit sind wir jetzt. Aber es scheint, daß mit dem Grad der Sättigung, der Vollendung des äußeren Ungeschehenmachens, das Verdrängte wiederkehrt. Denn: »Das Verdrängte ist ... vogelfrei, ausgeschlossen aus der großen Organisation des Ich« (Freud 1926, S. 185). Man kann es nicht in die Distanz der Reflexion bringen. Ohne die Arbeit des Ich, der bewußten Vernunft, ändert sich aber nichts an den alten Triebwünschen, die in die mörderische Aktivität und Selbsterniedrigung trieben; vielmehr wird die Selbsterniedrigung schon nicht mehr ins Bewußtsein aufgenommen, sondern verdrängt. Das Verdrängte kehrt *unerledigt* wieder. »Der neuerliche Triebablauf vollzieht sich unter dem Einfluß des Automatismus ... Er wandelt dieselben Wege, wie der früher verdrängte« (Freud, 1926 S. 185). Der Trieb, der sich so, das Bewußtsein korrumpierend, entlud, ist immer noch da – erschreckend wie je. Ewige Wiederkehr des Gleichen? Wird er sich in der neuen Auseinandersetzung von der Vernunft formen, und das heißt, in einer mitmenschlich erträglichen Form befriedigen lassen? Oder wird er wieder zu wahnhafter Verkennung der Welt verführen, die Vernunft hinter sich herschleppend, wie es die Dokumente dieses Buches bezeugen?

Ob sich Ähnliches wiederholen wird, kann – niemand weiß es. Und wenn in diesen Tagen das alte Symbol vom Ende unserer menschlichen Würde an Mauern wieder auftauchte, so ist das unzweifelhaft ein Menetekel für die Wiederkehr des umgewandelten Verdrängten. Aber es trifft doch auch mit anderen Zeichen zusammen, die darauf schließen lassen, daß das Bewußtsein sich mit neuer Kraft der unerledigten Vergangenheit zuwendet, daß der Prozeß der Schuldbewältigung unterbrochen war, aber nicht abgeschlossen ist. Kriegsverbrecher, die seit dem Ende ihres Anstifters unter uns leben konnten, werden jetzt ergriffen. Warum konnte jener Professor Werner Heyde, von dem in diesen Dokumenten manches zu erfahren ist, nicht unter seinem Inkognito unbehelligt seine Praxis ausüben? Deutschland, dieses klassische Land der nicht stattfindenden Revolutionen, wird nun doch nach langer Abwehr jene kritische Auseinandersetzung zu leisten haben, die andernorts einen revolutionären Vorgang auszeichnen würde: die heftige und befreiende Reaktion gegen die unerträgliche Last von »Führern«, die sich und das Land tief in ihre Schuld verstrickt haben. Wir haben nach 1945 keine Revolution durchlebt. In jenen wichtigen Momenten, in denen eine revolutionäre Phase eine kathartische Entlastung hätte bringen können, gängelten uns die Alliierten. Die Prozesse in Nürnberg, die Entnazifizierung kamen nicht aus deutscher Initiative. Hatte man damals erlebt, hat man heute die Einsicht im vollen Umfang sich eingestanden, daß das Scheitern selbstverschuldet war? Ich wage es zu bezweifeln. Aber jetzt, in diesem Augenblick des Wohlstandes, scheinbarer Befriedigung, jetzt, wo es dem Sisyphus gelungen ist – wenn man den Mythos modifizieren darf –, für einen Augenblick seinen Stein auf der Höhe abzustellen, jetzt meldet sich die verdrängte tödliche Triebregung gemeinsam mit der verdrängten Schuld wieder, und somnambul tauchen die alten Phrasen wieder auf. Von der Entwicklung, ob diese neuerliche Konfrontation ein Stück echter Bearbeitung durch das vernünftige Bewußtsein mit sich bringt, oder ob es bei isolierten Verbrecherprozessen ohne Nachhall in uns allen bleibt, hängt heute so wie bei der Abfassung dieser Dokumentation unsere Zukunft ab. Was wir inzwischen erlebt haben, war ein Zwischenspiel vielfacher Fluchten. Die Frage, ob ein Fortschritt im Sinne einer Reifung durch Schulderkenntnis und -verarbeitung erreicht wurde, wird in den kommenden Jahren gestellt.

Mein unermüdlicher Mitarbeiter in den Jahren von 1947 bis 1949, Dr. Fred Mielke, ist 1959 früh verstorben. Durch ihn hat jene Generation, die in Nationalsozialistischen Erziehungsanstalten aufwuchs, die das ganze Leid eines Krieges traf, den sie nicht verschuldet hatte, schon ein Stück zur Klärung der Lage beigetragen, in der entschieden werden muß, wohin der Weg Deutschlands führen wird. Die wirkliche Entscheidung wird bei ihr liegen. Im Gedenken an Dr. Mielke und in Erinnerung an seine mutige Bereitschaft, das Grauenvolle auch im Nachdenken zu ertragen, um einer freieren und freundlicheren Fortsetzung des Lebens willen, übergebe ich diese Zeugnisse vor allem seinen Altersgenossen.

Eine ausführliche Dokumentation des Prozesses gegen die SS-Ärzte, Forscher und 3 hohe Staatsbeamte wurde vom Office of Chief of Council for War Crimes, Nürnberg, herausgegeben. Eine weitere Darstellung erschien in Frankreich vom Médicin Principale de la Marine, Dr. François Bayle, Mitglied der International Scientific Commission, unter Berücksichtigung ausgedehnter charakterologischer Untersuchungen der Angeklagten. Andere Einzelabhandlungen sind in den betreffenden Kapiteln angegeben.

III. Patientenorientierte Medizin

Einleitung

Nach einer in prähistorischen Kulturen verbreiteten Auffassung werden Menschen krank, wenn sich die Seele vom Körper entfernt. Schamanen oder Heiler waren damit betraut, sich in zeremoniellen Handlungen auf die Suche nach dem entschwundenen Geisteswesen zu begeben, während die Leidenden rituell auf dessen Rückkehr vorbereitet wurden. Misslang die leib-seelische Wiedervereinigung, dann folgte auf die Krankheit der Tod. Primitives Denken? Sicherlich. Aber töricht war es nicht. Die »Naturvölker« verfügten über ein bestechend klares Verständnis von dem für das menschliche Leben und die Gesundheit unentbehrlichen Bündnis zwischen Körper und Seele. Henri Ellenberger ging nicht zu weit, als er sagte: »der Medizinmann kann wohl als Psychosomatiker angesehen werden« (Ellenberger 1970, S. 75).

Bis zu einem gewissen Grad könnte man das auch von den traditionellen Medizinern des asiatischen Kulturraums behaupten. Namentlich die tibetische (Jork 1994) und altchinesische Heilkunde (Gleditsch 1994) sind bekannt für ihr »ganzheitliches« Menschenbild. Die Bezirke des Geistigen, des Seelischen und Körperlichen bilden eine funktionelle Einheit, die störanfällig ist und auf die sich die unterschiedlichen Heilmethoden – von Akupunktur bis Tai Chi – beziehen. Die in luziden Weisheitslehren eingebetteten und von einer spirituellen Aura umgebenen Konzepte erfreuen sich in der westlichen Welt seit geraumer Zeit eines steigenden Zuspruchs. Wer wollte darin nicht eine stille Revolte gegen die in unseren Traditionsgefilden vorherrschende Geistlosigkeit der sterilen Apparatemedizin erkennen?

Wohlgemerkt sind auch der traditionellen europäischen

Medizinkultur »ganzheitliche« Ansätze, also solche, die dem Zusammenwirken von psychischen, psychosozialen und physischen Erscheinungen Gewicht beimessen, keineswegs fremd. Im weitesten Sinne holistische Vorstellungen lassen sich bis in die griechisch-römische Antike zurückverfolgen. Die längste Zeit beherrschten sie sogar das ärztliche Denken und Handeln. Das änderte sich erst mit Beginn des naturwissenschaftlichen Zeitalters im Laufe des 17. Jahrhunderts. Allen voran René Descartes (1596-1650) verschaffte der Ansicht Geltung, der menschliche Organismus sei ein in sich geschlossenes System, das nach den eigendynamischen Gesetzen der Physik, Chemie und Mechanik funktioniere. Für die Seele war darin kein Platz mehr, sie wurde als eine separate Entität ausgegrenzt – die psycho-somatische Einheit zerbrach. Im Zuge ihrer naturwissenschaftlichen Wende übernahm auch die Medizin diese sakrosankte dualistische Sichtweise. Das heilkundliche Interesse galt von nun an den beobachtbaren physiologischen Abläufen, die psychologischen Phänomene hingegen glaubte man vernachlässigen zu können. Die voranschreitende medizinische Fachausbildung und der Siegeszug der Zellularpathologie trugen ein Weiteres dazu bei, dass ganzheitsmedizinische Anschauungen ins Hintertreffen gerieten. Im 19. Jahrhundert waren es nur noch wenige charismatische Sonderlinge, wie der Mesmerianer Justinus Kerner (1786-1862) oder Samuel Hahnemann (1755-1843), der Begründer der Homöopathie, die sich gegen den übermächtigen akademischen Trend behaupten konnten.

Leidtragende der bis heute anhaltenden Dominanz der orthodox somatischen Medizin sind vor allem die Kranken, also früher oder später wir alle. Der weltbekannte Herzspezialist und Friedensnobelpreisträger Bernard Lown nimmt in seiner Kritik an den herrschenden Zuständen kein Blatt vor den Mund: »Dem Patienten wird durch das Beiseiteschieben der psychischen Aspekte seiner Krankheit und das Ignorieren der emotionalen Dimensionen zu wenig Beachtung geschenkt. Ein Arzt, der die emotionalen Anteile ignoriert, beschneidet damit seine Fähigkeit, eine chronische Erkrankung zu lindern. Medikamente können zwar vorübergehend einige der vorhandenen Symptome bessern, aber die zu Grunde liegende Krankheit wird dadurch nicht geheilt. Achtlosigkeit dem psychischen Bereich gegenüber trifft die Medizin durch die Trennung von Behandeln und Heilen mitten in ihr Herz. Diese allgemein verbreitete Praxis hat das Bild der Ärzte beschädigt und ihr Ansehen in der Gesellschaft erheblich beeinträchtigt« (Lown 1996, S. 52).

Die Vormachtstellung der naturwissenschaftlichen Organmedizin ist im 20. Jahrhundert niemals völlig unangefochten geblieben. Aus den Kreisen der akademischen Ärzteschaft haben sich immer wieder Fachvertreter zu Wort gemeldet, die ungeachtet aller theoretischen Differenzen die gemeinsame Auffassung vertraten, dass der Einfluss psychischer Vorgänge auf die Genese und den Verlauf von körperlichen Krankheiten mehr Beachtung verdiene. Verstärkt in der zweiten Hälfte des Jahrhunderts kam es zu zahlreichen medizinischen Schulbildungen und ergiebigen Forschungsaktivitäten. Die durchaus heterogenen Gruppierungen firmieren unter der Disziplinbezeichnung »Psychosomatische Medizin«. »Daß die ›Psychosomatik‹ genannte Richtung der Medizin allmählich zu Ehren und sogar zu Instituten gekommen ist«, hat der in Fragen der Therapieentwicklung beschlagene Schriftsteller Adolf Muschg zutreffend bemerkt, »läßt sich als Selbstheilungsversuch der Schulmedizin sehen« (Muschg 1981, S. 170).

Die Schrittmacher der ersten Stunden, wie Viktor von Weizsäcker, Franz Alexander und in der zweiten Generation Alexander Mitscherlich und Thure von Uexküll, ließen sich insbesondere von der Psychoanalyse inspirieren. Sigmund Freuds Beobachtung, dass verborgene Wünsche und uneingestandene Triebregungen infolge unzureichender psychischer Verarbeitung somatische Krankheitssymptome verursachen können, gab den Anstoß für weitere Untersuchungen der psycho-physischen Pathogenese. Als wegweisend erwies sich ferner Freuds Annahme, das manifeste Krankheitsbild sei ein chiffrierter Ausdruck, ein verschlüsseltes Symbol oder eine pathogene Kompromisslösung für unbewusste psychische und psychosoziale Konflikte. Damit öffnete er das Tor zu einem von Grund auf veränderten Krankheitsverständnis. Die Körpersymptome wurden als Zeichen lebensgeschichtlicher Krisenkonstellationen erkannt, die »in Sprache übersetzbar und damit zu verstehen« sind (Rad/Zepf 1986, S. 49).

In direkter Konsequenz davon hat die der Psychoanalyse verpflichtete Psychosomatik die krankheitsorientierte medizinische Betrachtungsweise durch eine patientenzentrierte ersetzt (Wesiack/Schüßler 2003). Die in der biographischen Matrix des Patienten zu lokalisierenden Krankheiten und Krankheitsursachen erfordern vom Arzt, dass dieser sich über die anatomische Diagnostik hinaus auf die Erlebnis- und Gefühlswelt des Kranken einlässt. Der psychosomatisch praktizierende Therapeut steht im Begriff, das mechanistische Denkschema der Schulmedizin zu überwinden. Er kommt, wie Mitscherlich einmal bemerkte, dem »gegen die geläufigen rationalen Betriebsvorstellungen vom Körper« gerichteten Bedürfnis der Patienten entgegen, »daß der Arzt ihre Krankheit, ihr Kranksein, Krankwerden, ihr Nichtwiedergesundwerden verstehen, ihnen hier helfen möge« (GS 7, S. 480).

So notwendig die Rehabilitation psychischer Krankheitsmotive und die Zurücknahme der Körper-Seele-Spaltung war, sie trugen der Psychosomatischen Medizin eine ganze Reihe von konzeptionellen Schwierigkeiten ein. Die kniffeligen Fragen, wie physiologische, psychische, konstitutionelle und soziale Faktoren ineinander greifen und welche Konstellationen Krankheiten verursachen und Heilungsprozesse begünstigen, hält die Forschung unablässig in Atem. Die Untersuchungen füllen mittlerweile etliche Regale der Universitätsbibliotheken. Viele Probleme sind ungelöst. Der gebräuchliche, aber sehr unpräzise Begriff der leib-seelischen »Ganzheit« ist, so viel steht fest, nur von geringem analytischen Wert. Der Heidelberger Zweig der Psychosomatik, dem Mitscherlich angehörte, pflegte stattdessen von psycho-physischen Simultanabläufen zu sprechen. Damit trat man dem psychosomatischen Alltagsverständnis entgegen, wonach gewisse Gefühle und Stimmungen, wie Angst oder Scham, bestimmte Körpererscheinungen zur Folge haben. Das Heidelberger Modell rückte von kausalen Erklärungen ab und akzentuierte die Gleichzeitigkeit der auftretenden Phänomene. Ein Kind bekommt Durchfall, nicht *weil* es sich ängstigte, sondern *insofern* es sich ängstigte, und eine Person errötet, nicht *weil* sie sich schämt, sondern *wenn* sie sich schämt. In Mitscherlichs Worten: »Scham ist nicht die Ursache des Errötens – sondern im Erröten ist die Scham gegeben« (GS 2, S. 36).

In den beiden hier wiedergegebenen Texten steckt Mitscherlich das theoretische Feld ab, auf dem er sich als Psychosomatiker gedanklich bewegte. *Umgrenzung des Themas* hieß das einleitende Kapitel seiner 1946 publizierten Schrift *Freiheit und Unfreiheit in der Krankheit*. Wir drucken es, gekürzt um den letzten Abschnitt, in der Fassung von 1977, die auch in den *Gesammelten Schriften* enthalten ist. Kein anderes seiner Frühwerke war ihm so wertvoll wie dieses. In einem Brief vom 22. April 1965 räumte er Friedrich Suellwold gegenüber ein, er würde es heute natürlich anders schreiben, doch im Prinzip stehe er nach wie vor zu seinen damaligen Überlegungen (AMA, I 5408.1). Für die Neuauflage überarbeitete er sein schmales Buch inhaltlich und stilistisch (Dehli 2007, S. 121 f.; Hoyer 2008, S. 112 ff.), doch an der Einleitung veränderte er wenig. Der einzige größere Eingriff findet sich im Abschnitt 5. Der letzte Absatz, in dem er die Behauptung aufstellt, die begriffliche Unterscheidung zwischen dem Bewusstsein und dem Unbewussten sei von heuristischer, vorläufiger Natur, fehlt in der Erstausgabe.

Auffällig ist die anthropologische Fluchtlinie seiner Reflexionen. Ursprünglich sollte das Buch den Titelzusatz »Beiträge zu einer reinen Anthropologie« erhalten. Man entschied sich jedoch am Ende für den aussagestärkeren Untertitel »Das Bild des Menschen in der Psychotherapie«. Dass Mitscherlich der Medizin dringend ein neues Menschenbild empfahl, hängt mit seiner Kritik an der naturwissenschaftlichen Denkweise zusammen: Seitdem diese im Fahrwasser Darwins den Menschen bruchlos ins Reich der Tiere eingerückt habe, sei ihr das Gespür für das »spezifisch Menschliche«, für die geschichtsbewusste, sinn- und verständnisorientierte Seite seiner Natur, abhanden gekommen. Die, wie Mitscherlich meinte, verheerenden Folgen dieser Entwicklung waren Gegenstand des vorigen Kapitels.

Die Mosaiksteine von Mitscherlichs medizinischer Anthropologie schillern in bunten Farben. Karl Jaspers, Arnold Gehlen, Viktor von Weizsäcker, Felix Schottlaender, Ludwig Binswanger haben ihre Gedankenspuren hinterlassen. Und natürlich Sigmund Freud. Aber Mitscherlich scheute sich auch nicht, den von der Freudschen Linie abgewichenen C. G. Jung zu zitieren. Wie viele deutsche Nachkriegsanalytiker war Mitscherlich damals ein bekennender Synoptiker, der verschiedene Denkstile und tiefenpsychologische Richtungen zusammenführen wollte. Wie weit er zu diesem Zeitpunkt von einer orthodoxen Adaption der Freudschen Lehre entfernt war, bringt seine Beschreibung des Unbewussten ans Licht: Freuds vielfach als anstößig empfundene Libidotheorie und seine Annahme, die inhaltliche Substanz des Unbewussten bestehe aus verdrängten Triebrepräsentanzen (Freud 1915), fällt bei Mitscherlich stillschweigend unter den Tisch.

Die enger werdenden Kontakte zur internationalen psychoanalytischen Welt und speziell der intensive Austausch mit den psychosomatischen und psychoanalytischen Institutionen in den USA und England brachten es mit sich, dass Mitscherlich seine synoptisch-anthropologischen Ambitionen aufgab – sie waren in dem von angelsächsischen Schulen dominierten Expertendiskurs nicht anschlussfähig. Seine theoretische Umorientierung führte ihn auf die Bahnen der Ich-Psychologie. In dieser besonders von Anna Freud (1936) und Heinz Hartmann (1964) in Gang gesetzten Weiterentwicklung der Lehre Freuds verlagerte sich der analytische Interessenschwerpunkt weg vom Es, dem Unbewussten und den Libidodynamiken, hin zum Ich, den kritischen Reflexionsleistungen und den psychischen Vorgängen der Abwehr und Konfliktverarbeitung. Seit Ende der fünfziger Jahre waren Mitscherlichs psychosomatische Grundannahmen im ich-psychologischen Denkansatz fest verankert. Aus dieser Phase stammt der zweite Text dieses Kapitels.

Der psychologische Zugang zur Krankheit erschien erstmals 1958 in *Die Medizinische Klinik*. 1967 hat Mitscherlich den Aufsatz für den ersten Band von *Krankheit als Konflikt* bearbeitet, und in dieser hier übernommenen Fassung ist er auch in die *Gesammelten Schriften* aufgenommen worden.

In mehreren Schritten führt Mitscherlich den aufgeschlossenen Laien an die Fundamente einer psychoanalytisch informierten Psychosomatischen Medizin heran. Den roten Faden bildet die facettenreich erläuterte Prämisse, dass alle psychoneurotischen Krankheiten und zahlreiche Organkrankheiten einen bestimmten »Sinn« verwirklichen, der dem erkrankten Subjekt meistens unbekannt ist. Manifeste Beschwerden sind folglich keine bloßen Irrtümer der Natur, die es schnellstens zu beseitigen gilt. Die Krankheitssymptome, der Schmerz, das Leid haben eine bedeutungsvolle Geschichte, die in ihrem »Sinnzusammenhang« erfasst, und einen Symbolgehalt, der entschlüsselt werden muss.

Worauf stößt man im Allgemeinen bei der Sinn suchenden und dechiffrierenden Ursachenforschung des Krankseins? Mitscherlich gibt hier nur vorsichtige Antworten, da er schablonenhafte Generalisierungen scheute. Er spricht von seelischen Erregungen, die unverstanden, unbewältigt oder abgewehrt die Gesundheit destabilisieren, von der schädlichen »Selbstverborgenheit«, in der die Kranken leben, und von rumorenden »Triebspannungen«, die der vernünftigen Kontrolle der Ich-Instanz entzogen sind. Die Krankengeschichten, mit denen es die Psychosomatik zu tun hat, variieren jedoch von Individuum zu Individuum. Das angehäufte Erfahrungswissen der Psychosomatischen Medizin erlaubt zwar verallgemeinerbare Aussagen zur Pathogenese – dazu mehr im nächsten Kapitel dieses Bandes –, doch in keinem Lehrbuch erfährt man etwas über die konkreten »Motivationen der Krankheit«. Die äußeren Lebensumstände, die Form der Verdrängung, das emotionale Gesamtbefinden, die genetisch-konstitutionellen Dispositionen und die psychischen Krisen der Patienten sind so einmalig und unterschiedlich wie ihre Lebensläufe.

Deshalb verspricht Mitscherlich auch keine psychosomatische Heilung auf Rezept. Individuelles Kranksein bedarf der individuellen Therapie, und diese besteht in erster Linie in der Hilfe zur Selbsteinsicht: Die sorgfältige Wahrnehmung und Bearbeitung von unbewussten, affektgeladenen psychischen Konflikten ist die Voraussetzung dafür, dass die den Organismus und die Psyche belastenden Beschwerden zurückgehen oder verschwinden. Das hat die avancierte psychoanalytische Forschung ein ums andere Mal bestätigt. Jüngst konnte beispielsweise in einer großangelegten Studie nachgewiesen werden, dass ADHS-Symptome nachlassen, wenn die Betroffenen ihre ungelösten psychosozialen Konflikte erkennen und bewältigen lernen (Leuzinger-Bohleber 2009).

Aber nicht alle Krankheiten sind offenbar psychotherapeutisch zu kurieren. Mitscherlich kannte genügend Fälle, in denen das psychosomatische Simultangeschehen außer Kraft gesetzt und eine organische »Defektautonomie« (etwa beim fortgeschrittenen Wachstum von Krebsmetastasen) eingetreten war. In solchen Situationen befindet sich die verstehende, psychoanalytische Krankenbehandlung, wie Mitscherlich nüchtern eingesteht, an der Grenze ihrer Möglichkeiten.

Umgrenzung des Themas

1. Psychotherapie muß ein neues Leitbild vom Menschen entwerfen

Das große Aufsehen und der Meinungsstreit, die die Psychotherapie mit der Einführung ihres Begriffes des Unbewußten vor drei Jahrzehnten erregte, sind schließlich in die akademische Anerkennung dieses neuen Zweiges der Heilkunde ausgeklungen. Für die Psychotherapie bedeutet dies, daß ihre Problemstellung als solche nicht mehr bestritten wird; die polemische Rechtfertigung gegen äußere Widersacher ist gelungen. Damit hat ein neuer Abschnitt ihrer Entwicklung begonnen. In der psychotherapeutischen Forschung werden jetzt die Ergebnisse der bisherigen Bemühung zu ordnen sein; wobei es gilt, den Problemgehalt alles dessen, was bisher erfahren wurde, synoptisch zu überschauen.

Extremismus und Einseitigkeit, die provokatorisch und fast monoman waren, verdeckten bei der Auswertung der Erfahrungen zu Anfang – wie so häufig bei Denkrichtungen, die sich gegen erheblichen Widerstand zu entwickeln haben – bisweilen die bewegende Idee. Dem genauer Zusehenden konnte aber nicht verborgen bleiben, daß bereits in den ersten Entdeckungen und den Reflexionen, die sich an sie knüpften, mehr enthalten war als eine der schrittweise erfolgenden Bereicherungen der wissenschaftlichen Forschung. Die Entfaltung zu den mannigfachsten »Schulen«, in denen sich psychotherapeutische Forschung bald vollzog, zeigte in Modifikationen das gleiche: daß es um nicht weniger ging als den Entwurf eines Leitbildes vom Menschen, das sich vom bisherigen einer wissenschaftlichen Medizin sehr stark unterschied.

Den Ausgangspunkt bildeten zwar nur einige umstrittene, zuletzt mehr als stiefmütterlich behandelte Krankheitsbilder: die Hysterien, Phobien, Zwangsneurosen. Aber bald mußte man erkennen, daß manchen bisher unzweifelhaft als organisch aufgefaßten Krankheiten eine starke seelische Dynamik innewohnte. So wurden der Magendarmtraktus, die Blase, die abführenden Gallenwege, der Bronchialbaum, die Haut als mögliche Mittler seelischer Impulse erkannt. Als dann noch Infektionskrankheiten und endokrine Störungen ihren szenischen Wert in einem Drama zugesprochen erhielten, von dem man wußte, daß es die ganze Person ergreifen konnte, war die Grenze zwischen organischen und funktionellen oder psychogenen Krankheiten der psychosomatischen Beziehung in ihrer ganzen Breite und Tiefe aus verändertem Ansatz begriffen.

Nach der Überwindung von Widerständen, die ihre Existenz bestritten hatten, tauchte nun für die psychotherapeutische Forschung eine neue Gefahr auf. Sie lag darin, daß die nahe Beziehung, in welche die Psychotherapie mit der inneren Medizin und deren physiologisch-chemischen Problemkreisen oder mit der Konstitutionspathologie gekommen war, dahin zu führen drohte, daß sie ihre eigenständige Anthropologie mit Zügen einer Auffassung vom Menschen vermengte, wie sie in der naturwissenschaftlichen Forschung herrschte.

Zu der in der Psychotherapie festzuhaltenden Grundauffassung gehört aber das Postulat der radikalen Unvergleichbarkeit des Menschen mit anderen Gegenständen einer Wissenschaft – ein Gegensatz, den die naturwissenschaftliche medizinische Forschung prinzipiell zu überbrücken bemüht ist, und zwar von Abstammungs- und Entwicklungslehre angefangen in jedem ihrer Fächer. Immer erscheint der Mensch in einem seiner Teile als ein Naturwesen von abweichender, aber nicht von Grund auf verschiedener Organisation. Wie es in der Darwinschen Entwicklungslehre der Lebewesen symbolisch aufgefaßt werden kann, sollen von allen Seiten zum Menschen »Übergänge« führen. Es wird vom Standpunkt des Psychotherapeuten aus zu zeigen sein, daß es solche Übergänge für dessen Anthropologie nicht gibt, sondern daß der Mensch nur unter Beachtung einer vollständigen und durchgängigen Sonderstellung zu begreifen ist; und daß der »biologischen« Anthropologie die Beweislast für die von ihr aus ihrem Denkansatz notwendig gewordenen »Übergänge« allein zugeschoben werden muß. Am Beispiel der Abstammungslehre soll aufgewiesen werden, daß dieser Denkansatz nur schwer haltbar ist.

2. Zum Menschen gibt es keinen Übergang

Auch für die »Schulmedizin« – wie für jede Heilkunde seit je – ist der kranke Mensch der zentrale Gegenstand. Jedoch vermag kein Gewordenes über den Schatten seiner Vergangenheit zu springen. Seit die ersten Anatomen der Neuzeit den Mut hatten, das natürliche Widerstreben und die Sittengesetze zu überwinden und den Leib toter Menschen öffneten, seit sein Inneres in Gestalt seiner Organe zutage kam, hat sich die medizinische Forschung immerfort mit den Organen des Menschen befaßt, hat sie immer kleinere und dabei in ihrer Funktion immer bedeutungsvollere, wie Nebenniere, Nebenschilddrüse, Hypophyse = Zwischenhirn, entdeckt. Mit der Ausschließlichkeit ihrer Zuwendung hat sie aber auch unwiderruflich den Charakter der Organmedizin angenommen und ihre Gesamtansicht des Menschen auf die eines Organwesens reduziert.

Wenn die Psychotherapie ein anderes Menschenbild voraussetzt, so soll damit gewiß nicht die absurde Behauptung vertreten werden, als gäbe es zwischen der Welt der Lebewesen und dem Menschen keine Vergleichspunkte. Der Mensch besitzt Organe von ähnlichem anatomischen Aufbau und ähnlicher Funktion wie andere Säugetiere. Aber von dieser partiellen Ähnlichkeit her ist nicht der Schritt zu ihm zu tun, wenn man ihn in seiner Eigenart auffassen will. In diesem Fall nämlich erscheint nicht seine partielle Ähnlichkeit, sondern seine totale Unvergleichbarkeit. Dieser Gesichtspunkt scheint für viele Handlungen der ärztlichen Praxis, etwa die Operationstechnik, nicht bedeutungsvoll zu sein; aber wo sich ärztliches Spezialistenhandwerk zu einer ärztlichen Einstellung erheben will, wird man auf das spezifisch Menschliche als größte Frage und Aufgabe achten müssen.

Wenn man diese Aufgabe auch immer gesehen haben will, so muß doch eingestanden werden, daß man sie jedenfalls seit langer Zeit nicht angemessen behandelt hat. Damit entfremdeten sich Arzt und Kranker in einer tragenden Voraussetzung ihrer Beziehung: dem zwischenmenschlichen Verhältnis. Die greifbaren Erfolge, die der nach naturwissenschaftlichen Erkenntnissen handelnde Arzt bei der Behandlung sehr vieler Krankheiten seinem Patienten bieten konnte, verdeckte lange diesen Defekt.

3. Krankheit stammt nicht nur aus Organen

Die systematische Kritik des Krankheitsbegriffes der naturwissenschaftlich orientierten Medizin, wie auch des in ihr enthaltenen Bildes vom Menschen, erfolgte deshalb von der Beschäftigung mit Krankheiten her, welchen die »Organmedizin« nicht gewachsen war. Es waren dies die sogenannten »Psycho- oder Organneurosen«, die in der Erlebniswelt des

Kranken häufig auf ein Organ bezogen werden, in welchem aber keine äquivalenten Defekte vorhanden zu sein brauchen. Diese Diskrepanz sollte geradezu den Charakter der Psychoneurosen bestimmen: »Für die Definition aller funktionellen Erkrankungen – im Gegensatz zu den organischen – wird gefordert, daß ihnen keine krankhaften anatomischen Veränderungen zugrunde liegen, und daß es sich klinisch um regelmäßig reversible Störungen handelt.« (Jahrreiß 1935, S. 478) Vom Standpunkt der klassischen Organmedizin aus besagt diese Definition, daß Psychoneurosen keine Krankheiten sind; und praktisch teilen weitaus die meisten Ärzte diese Auffassung. Vom Standpunkt des behandelnden psychotherapeutischen Arztes aus ist diese Definition aber ebenfalls nicht annehmbar, denn sie trifft die für die somatische Medizin charakteristische, alternative Scheidung in organisch oder funktionell. Wenn es auch so ist, daß etwa bei einer hysterischen Lähmung kein nachweisbarer Organbefund dem motorischen Ausfall entspricht, so ist damit noch nicht die Erscheinungsform des neurotischen Krankheitsgeschehens überhaupt erfaßt. Es hängt vielmehr vom Grad der Mißhandlung ab, den ein Organ zu erdulden hat, ob es nun funktionell »entgleist« oder zuletzt materiell zu verkümmern oder geschwürig zu zerfallen beginnt. Man denke etwa an das Magengeschwür, die tuberkulöse Einschmelzung des Lungengewebes usf. In jedem Fall ist es so, daß ein Leibteil von einer außer ihm und seinen gewohnten Leistungszusammenhängen stehenden Macht und zu einer ihm fremden Leistungsvariante gezwungen wird. Der Charakter der Neurose und ihr Ansatzpunkt im Organismus bestimmten den vielleicht irreversiblen Grad der Störungen. Würde jedoch die Diagnostik in einem solchen Fall auf den anatomischen Defekt oder Funktionsausfall gestellt, so unterläge sie einem Irrtum. Denn es handelt sich bei diesen körperlichen Symptomen nicht um primäre Vorgänge im Körper, sondern um Erscheinungen, die nicht ohne einen größeren Zusammenhang, ohne einen psychisches und somatisches Geschehen umgreifenden Gesichtspunkt treffend gewürdigt werden können. Was hier vor sich geht, ist für die Organmedizin von ihrem methodischen Ansatz her unbegreiflich.

Ganz gewiß ist mit einer unvoreingenommenen Auffassung des psychosomatischen Geschehens in den Neurosen ein sehr tiefes Problem der leib-seelischen Beziehungen gesehen, welches die Frage nach der Entstehungsmöglichkeit solcher Krankheiten rechtfertigt. Wer diese Frage zu stellen bereit ist, muß sich aber darüber im klaren sein, daß er auf die Durchforschung der Grundvoraussetzungen des ärztlichen Handelns nicht verzichten kann. Man muß dann dem Verhältnis nachgehen, das zwischen den Anforderungen besteht, welche der Kranke an den Arzt stellt, und den Mitteln, die diesem seine wissenschaftliche Erziehung in die Hand gibt. Die Kritik des Krankheitsbegriffes, wie er in der somatischen Medizin entworfen wurde, wird so zu einer Kritik der Gültigkeit und Übertragbarkeit naturwissenschaftlicher Erkenntnisse auf den Bereich ärztlicher Wissenschaft, insonderheit natürlich der Heilkunde.

4. Aufgabe ist die Erforschung der Entstehungsmöglichkeit speziell menschlicher Krankheit

Die in der Psychotherapie entwickelten Anschauungen haben sich in vielem sehr weit von der naturwissenschaftlichen Krankheitsauffassung entfernt; und nicht etwa, weil sie es mit anderen Krankheiten zu tun hätten, denn es wurde bereits darauf hingewiesen, wie intensiv sich der psychotherapeutische Arzt für Krankheiten zu interessieren begann, die bisher z. B. zur Domäne des Internisten oder Dermatologen gehörten. Sobald man einiges von der Möglichkeit begriffen hatte, nach der sich Neurosen entwickelten, hatte man einen neuen Schlüssel zum Verständnis der Pathogenese überhaupt.

Für eine fruchtbare Dialektik zwischen den Lehren der überkommenen Organmedizin und der sich konsolidierenden Psychotherapie kommt alles darauf an, daß die Tragfähigkeit der aus einer neuen Auffassung des Menschen erwachsenen theoretischen Denkansätze der psychotherapeutischen Forschung voll ausgenutzt werden. Ein frühzeitiger Kompromiß mit Forschungsweisen, die in noch so moderner und verfeinerter Weise auf der naturwissenschaftlichen Lehre vom psychophysischen Dualismus aufbauen, ist für die Psychotherapie und ihre tiefenpsychologischen Vorstellungen nicht erstrebenswert. Sie wird ohnedies weit hinter ihrem vorgestellten Leitziel – einer seiner eigentümlichen Fragwürdigkeit gerecht werdenden Auffassung des Menschen, also einer Anthropologie im Wortsinn – zurückbleiben müssen, denn die Anschauungswelt, aus der sie sich erhebt, wird ihr immer anhängen: die Tatsache nämlich, daß sie vom kranken Menschen ausgehen muß. Um so mehr gilt es, im Bewußtsein ihrer Grenzen die höchste erreichbare Selbständigkeit zu bewahren, um damit das Vermögen des Arztes nach Kräften zu bereichern. Damit ist zwischen der Psychotherapie und der »Schulmedizin« keine dogmatische Kluft aufgerissen, die unüberbrückbar wäre. In der Bemühung um den hilfsbedürftigen Menschen sind beide geeint. Dieser Mensch entzieht sich als Forschungsgegenstand der vollständigen Erfahrbarkeit im rationalen ebenso wie in jedem anderen System. Er erträgt es nicht nur, sondern verlangt es, aus der übergreifenden Einheit polarer Gegensätzlichkeit befragt, erforscht zu werden; auch der Vielheit von Blickpunkten, die sich gegenseitig nicht bedingen, bietet er noch eine Einheit, in der sie alle konvergieren. Es ist denkbar, daß man sich eines Tages darüber klar sein wird, daß naturwissenschaftlich und tiefenpsychologisch bestimmte Heilkunde sich zu keiner umfassenden einheitlichen Anschauungsform des Menschen ergänzen, obwohl dies unserem Blick, wenn er der historischen Entwicklung folgt, so vorkommt. Die Frageform der Tiefenpsychologie scheint durch das Ordnungsstreben der Naturwissenschaften, das der menschlichen Existenz gegenüber die Grenzen seiner Relevanz überschritten hatte, hervorgetrieben zu sein. Aber auch wenn es so ist, daß diesem Wesen – begabt, sich selbst zu befragen – urplötzlich wie in Mutationen immer neue Erkenntnisse einfallen, welche dann die Kritik zu verifizieren sucht, selbst dann bleibt für die tiefenpsychologische Forschung die Forderung, ihre dialektische Eigenständigkeit entschieden zu wahren. Der Respekt vor der Unsumme von Mühen und Opfern, die das Gebäude der naturwissenschaftlichen Medizin errichten halfen, verpflichtet zur gleichen Verantwortlichkeit – nicht zur Hinnahme der dort formulierten Aussagen; denn die Anciennität der Lehren kann schließlich nicht die unruhevolle Bewegung verbergen, in welcher sich der Gegenstand, von dem gehandelt wird, befindet.

5. Ohne Kenntnis des Unbewußten nur lückenhafte Menschen- und Krankheitskenntnis

Der fundamentalste Unterschied zwischen Organmedizin und Psychotherapie liegt in dem, was beide unter Psychologie verstehen. Von welcher Seite auch immer die Organmedizin an die Erforschung geistig-seelischer Leistungen herangekommen ist, ob in der Frage nach ihrer Lokalisation im Zentralnervensystem oder in der Sinnesphysiologie, oder in der experimentellen Psychologie – immer beschrieb und beobachtete sie bewußte Akte des Denkens, Wahrnehmens, Reagierens, Wollens etc.

Das Verdienst, eine derartig lückenhafte Auffassung der seelischen Wirklichkeit überwunden zu haben, erwarb sich ohne Zweifel ein kleiner Kreis von Ärzten mit Sigmund Freud, in der Zeit und dem Rang an der Spitze. Die Sinnaufhellung jenes besonderen Geschehens und Erlebens, das in neurotischen Krankheitsbildern endet, führte ihnen, so oft sie einen Kranken genau untersuchten, die Wirkungsweise außerbewußter psychischer Kräfte vor. Diese bestimmten entscheidend Wohl und Wehe eines Menschen, und zwar nur und gerade dann, wenn er dies nicht wußte, vielmehr in seinem Bewußtsein ablehnte, was chiffriert dann trotzdem in seiner Lebenswirklichkeit auftauchte. Wer die Kraft und Bedeutung dieses »Schattenreiches« der menschlichen Seele verkennt, kann es erleben, daß seine Dynamik – in ihrer Entwicklung gehemmt – zu gefährlichen Kräfteballungen führt, die sich mitunter explosiv entladen können, wobei dann dem bewußten Erlebnis lediglich die passive Rolle des überraschten machtlosen Beobachters zufällt. – Mit der Entdeckung und methodischen Durchforschung dieser obsoleten Herkunft aufdringlicher und unangenehmer Körpersensationen, z. B. eines unstillbaren Erbrechens, trat dann zu der die naturwissenschaftlich-medizinische Forschung immer begleitenden Grundproblematik der psychophysischen Relation ein zweiter Kreis von Fragen hinzu, in welchen das Verhältnis zwischen bewußtem geistig-seelischen und unbewußtem Dasein zur Behandlung drängte.

Was ist das Unbewußte? Welche positiven Gehalte lassen

sich diesem negativen Sammelbegriff entnehmen? Zu der Darstellung der Ergebnisse der empirischen tiefenpsychologischen Forschung, also den Inhalten des Unbewußten, werden wir im vorliegenden Zusammenhang nicht gelangen. Ihnen werden in der Folge zwei selbständige Untersuchungen gewidmet sein; eine erste, welche eine allgemeine Übersicht über die Grundbegriffe der Psychotherapie gibt, und eine spezielle zweite, welche die Bedeutung der Lehren vom Unbewußten in ihrer Brauchbarkeit für eine praktische Anthropologie prüft. In der gegenwärtigen Abhandlung wird vorerst zu skizzieren sein, welche Vorstellungen von einem Beziehungsgefüge zwischen Materie, Leben, Geist die psychotherapeutische Forschung angetroffen hat, welcher Art die Bedingungen der Vorstellung gewesen sind und welchen Wandlungen sie unterworfen waren.

Ohne einige Hinweise auf die Struktur des Unbewußten, wie sie bisher in den Forschungen der Psychotherapie entwickelt wurde, ist jedoch bereits jetzt nicht auszukommen. Wir benennen deshalb die folgenden Eigentümlichkeiten des Unbewußten, vorerst ohne weitere Erklärung:

a) Die Inhalte des Unbewußten sind sinnvoll; sie verraten eine spezifische Erlebnisordnung der Person. Das Unbewußte vermag sowohl zu aktuellen biographischen Ereignissen wie auch zu vergangenen Stellung zu nehmen. Es besitzt eine große zeitliche Tiefe, aus der es Bilder wiederauftauchen lassen kann.

b) Dieses Vergegenwärtigenkönnen der Vergangenheit im Bereich des Unbewußten ist viel umfassender, als es der bewußten willentlichen Erinnerung möglich ist. Das Unbewußte erinnert aus Lebensabschnitten, die der spontanen bewußten Reflexion meist nur höchst fragmentarisch zugänglich zu sein pflegen, etwa die Zeit bis zur Pubertät oder die Kindheit vor Beginn der Schulzeit. Insbesondere beim

Zustandekommen der Neurosen erwiesen sich die infantilen Reminiszensen als sehr aktiv.

c) Zudem spricht vieles dafür, daß unter den Inhalten des Unbewußten solche sind, die nicht nur dem einzelnen zugehören, sondern Gemeinschaftsbesitz der menschlichen Gattung sind. Man hat dieses Hinaus- und Zurückreichen des unbewußten Wissens, über die Begrenzung der individuellen Person hinweg, dieses Mitwissen an der Herkunft menschheitlicher Geschichte als »kollektives Unbewußtes« (C. G. Jung) bezeichnet.

d) Die Erinnerungen des Unbewußten sind von jeder konventionellen Beeinflussung unberührt. Sie spiegeln die Elementarauffassung einer Begebenheit durch den Menschen, der sie erlebt hat, bevor er sie noch in Relation zu sozialen Rücksichten bringen konnte.

e) Urteil, Handlung, Haltung – mit einem Wort: der tätige Charakter des Menschen – werden vom Bewußtsein und vom Unbewußten in ständiger gegenseitiger Durchdrungenheit bestimmt. Wieweit in eine Handlung, in eine Anschauung unbewußte Intentionen hineinkompensiert sind, kann nur nach sehr sorgfältiger und der Eigenart des Unbewußten angepaßter Untersuchung deutlich gemacht werden.

f) Das Hauptcharakteristikum der unbewußten Inhalte besteht darin, daß sie weder einsinnig wirken noch in sich einsinnig sind. Die prinzipielle Vieldeutigkeit jedes unbewußten Inhaltes bringt ihn in Verwandtschaft mit dem Symbolischen, welches Wort, vom Griechischen *συμβάλλειν* abgeleitet, die Vielfältigkeit, Gemischtheit ausdrückt. Das symbolische Begreifen ist ein Begreifenwollen des Transzendenten und muß sich deshalb immer wieder mit dem Begreifen aus der Indirektheit, aus Zeichen, begnügen.

Zum Schluß ist noch darauf hinzuweisen und immer im Auge zu behalten, daß eine derartige begriffliche Zusammenfassung von Leistungen in einem Wort: *das Unbewußte*, nicht den Eindruck hinterlassen darf, als handle es sich vergleichsweise um ein neuentdecktes Organ. Derart konkretisierende Ausdrücke sind immer als Hinweise zu verstehen, als technische Mittel der Verständigung. Wenn unsere Psychologie einst über ein feineres Ausdrucksvermögen und weitere empirische Kenntnisse verfügen wird, kann sicher dieser Terminus *das Unbewußte* verlassen werden – sicher aber zugleich der ebenso unerlaubte *das Bewußtsein*. Dies wird einen großen Fortschritt im Selbstverständnis des Menschen anzeigen. Im Augenblick ist aus der dialektischen Position zur Bewußtseinspsychologie auf den Begriff *das Unbewußte* nicht zu verzichten.

6. Krankheit steht repräsentativ vor den Begebenheiten im Hintergrund

Nach Anschauung der in der psychotherapeutischen Arbeit entwickelten Tiefenpsychologie können also selbst einfache Entschlüsse, Handlungen, Ansichten des Menschen durch die Mitbestimmung des Unbewußten den Charakter des Symbolischen annehmen. Sie können als Projektionen unbewußter Strebungen gelten. Es wird zu zeigen sein, daß man durchaus sinnvoll – ja gerade erst sinnbringend – selbst an scheinbar nur rationalen Begriffen den Symbolgehalt wahrnehmen kann, der durch die Mitwirkung des Unbewußten bei ihrer Entstehung sich mit ihnen verschmilzt. Wenn man dem Unbewußten solche determinierende Kraft zubilligt, dann wird es notwendig, die Erscheinungs- und Gedankenwelt des Menschen in zweifacher Hinsicht zu durchforschen:

Einmal, indem man auf den vordergründigen Gehalt der

Erscheinungen und Gedanken achtet, auf das, was gemeinverständlicher Bedeutungsgehalt an ihnen ist, wie er durch Erfahrung, Erziehung, Eigenart, Lebensschicksal großer Menschengruppen oder bei abstrakten Begriffen aus dem Zwang der logischen Deduktion festgelegt erscheint. Dabei kommen aber bereits die mannigfachsten Eigenschaften der Dinge oder Reaktionen und Gedanken des Menschen vor, die die gemeine Vernunft nicht zu bewältigen vermag.

Zum anderen wird auf den repräsentativen (symbolischen) Charakter von Handlungen des Menschen oder dem, was er als »Welt« auffaßt, zu achten sein. D. h. auf jenen Gehalt von Sein und Gedanken, in dem neben der gemeinten Mitteilung die unausgesprochene, vom Bewußtsein ungewollte und unerkannte, hintergründige Sinnhaftigkeit dargestellt wird.

7. Notwendigkeit der Durchsicht auf die Hintergründe

Angewandt auf einen einfachen Krankheitsfall – etwa eine hysterische Armlähmung – würde eine derartig doppelte Sicht bedeuten, daß das Organ mit allen zur Verfügung stehenden Untersuchungsmethoden auf seinen Zustand geprüft würde. Fände sich auf der Suche nach Symptomen dann keine Abweichung von normalen Ergebnissen, so würde dies noch nicht den Abschluß der Untersuchung bilden, an die sich dann die mehr oder weniger verhüllte moralische Verurteilung des Kranken durch den Arzt: als Schwindler oder kaum ehrenvoller als »Psychopathen«, anschlösse, vielmehr wäre nach der repräsentativen Bedeutung einer solchen Lähmung für den nach einer sinnerfüllten Lebensentwicklung trachtenden Menschen zu forschen. Gelingt es hierbei, Aufschlüsse zu erhalten, so ist damit zugleich ein weites Tor für die Therapie eröffnet, die ohne den Standortwechsel zur Bedeutungsforschung symptomatisch, d.h. beliebig, geblieben wäre.

Hier zeigt sich bereits eine der wichtigsten Arbeitshypothesen der Psychotherapie sensu strictiori; sie strebt nach Erkenntnis weiterer Sinnzusammenhänge, weil für sie Erkenntnis Voraussetzung der Heilung ist. Wobei dieser Satz vom jeweiligen Vollzug des Erkennens bestimmt wird. Aus der negativen Formulierung wird dies ebenfalls klar; die Unheilbarkeit setzt dort ein, wo für den Kranken die Erkenntnismöglichkeit endet. Daß dies bei den verschiedenen Menschen verschiedenen Orts der Fall sein wird, ist selbstverständlich. Dadurch wird aber auch der große Wechsel im therapeutischen Erfolg der Psychotherapie verständlich, bei der einmal eine einfach aussehende Hysterie unauflösbar, ein anderes Mal eine schwere Zwangsneurose zu überwinden ist.

[...]

Der psychologische Zugang zur Krankheit

1. Psychosomatik oder somatopsychischer Einfluß?

Spricht man von einem psychologischen Zugang zur Krankheit, so ist damit der Zugang zu den Sinnzusammenhängen gemeint, in denen Krankheit auftritt. Man kann die Frage auch schärfer stellen: Welchen Sinn verwirklicht eine Krankheit?

Weil dieser Sinn keineswegs offen zutage liegt, wird immer wieder bestritten, daß Sinn-Verstehen wirklich das trifft, was in der Krankheit geschieht. Krankheit, heißt es in solcher Kritik, entstehe aus Mangelerscheinungen, zum Beispiel dem Fehlen lebenswichtiger Nähr- und Wirkstoffe, oder durch das Eindringen von Krankheitserregern, aus angeborenem oder durch die Lebensführung bedingtem Versagen körpereigener Funktionen. Es gebe allenfalls psychologische Reaktionen des Individuums auf Krankheiten, die großen Krankheiten selbst jedoch hätten nichts mit der individuellen Erlebniswelt zu tun. Nach dieser Auffassung läßt sich der psychologische Sinn von Krankheit nur höchst mittelbar, z. B. im frühzeitigen Verschleiß der körperlichen Leistungsfähigkeit durch andauernde Überbeanspruchung, aufdecken – etwa wenn die Überbeanspruchung der Ausdruck von Leistungsehrgeiz und nicht einer unmittelbaren wirtschaftlichen Notlage ist. Als Beispiel dafür wird häufig die »Managerkrankheit« angeboten. Hier ist die Überbeanspruchung deutlich, obwohl sie meist falsch gedeutet wird. Denn es ist nicht die übermäßige Arbeit als solche, die den Infarkt herbeiführt oder den Schlaf stört. Der Bereitwilligkeit, ein Unmaß an Arbeit auf sich zu laden, entspricht eine Omnipotenzphantasie, die in vielen Idolen unserer Gesellschaft genährt wird. Und das unmäßige Verlangen nach Geltung, Genuß, ist seinerseits eine Antwort auf die von erbarmungsloser Konkurrenz geprägte Umwelt: Abwehr von Existenzangst. Doch diese Motivationskette bleibt in der üblichen Streß-Hypothese verdeckt. Die Not und die gesundheitlichen Katastrophen der Überbeanspruchten werden mit der gleichen Selbstverständlichkeit hingenommen wie der Kropf in Gegenden mit jodarmem Wasser.

Dennoch sind Gegenargumente gegen vage Erkrankungstheorien psychologischer Art (oder allzu unreflektiert behauptete Zusammenhänge psychosomatischer Natur) berechtigt. Es gibt Krankheiten, z. B. die epidemischen Seuchen oder die in bestimmten Landstrichen herrschenden Mangelkrankheiten aus einseitiger Ernährung, bei denen es in der Tat nicht sinnvoll ist, nach einem *individuellen* seelischen Konflikt zu forschen. Andererseits müssen wir uns darüber im klaren sein, daß wir durch die Aufklärung der Natur der Krankheitserreger, der Vitaminmängel oder ähnlicher Faktoren über eine Vielzahl von Krankheiten und deren Entstehungsgeschichte nur unzulänglich unterrichtet werden. Vegetativen Dystonien, aber auch vielen mit eindeutigen organischen Symptomen auftretenden und zur Chronizität neigenden Krankheiten kommen wir nicht bei, indem wir eine körperliche Erscheinung durch eine dahinter liegende zweite erklären. Eine rein pathophysiologische Analyse trägt nichts zur Erhellung jenes dynamischen Prozesses bei, der sich in bestimmten Krankheiten abspielt. Wir verstehen diese Krankheiten nicht.

In der Praxis heißt das, daß wir in einem solchen Fall nur sehr oberflächlich Symptome beeinflussen; die Motivationen der Krankheit dagegen bleiben dunkel. Viele Ärzte und Kranke scheint das nicht zu beunruhigen. Sie nehmen auch ihre Gesellschaft als ein Stück Natur, von der einzelne

Einflüsse in Gestalt von Forderungen, Zwängen oder Vorstellungen pathogene Bedeutungen gewinnen können; diese werden in Analogie zu Viren oder anderen Krankheitserregern gesehen. Doch während wir bei den letzteren spezifische Angriffswaffen besitzen, sind die ärztlichen Anweisungen zum Schutz vor den machtvollen Einflüssen, welche die Gesellschaft auf das Verhalten ihrer Glieder ausübt, nicht selten naiv: ein Rat zu einer Sanatoriums- oder Badekur und ähnliches.

Als die Tuberkulose noch eine Krankheit mit hoher Ansteckungschance war, brach die Krankheit oft nicht deshalb aus, weil ein Individuum dem Ansturm von Tuberkelbazillen von außen ausgesetzt war, indem es mit einem offen Tuberkulösen zusammenarbeitete. Vielmehr bewältigte der Körper plötzlich jene Minimalinfektion nicht mehr, die fast alle Mitglieder der Population abgekapselt mit sich herumtrugen. Die Abwehrkraft des Organismus verschob sich plötzlich in ihrem Verhältnis zu den beherbergten Erregern. Die Beschreibung in solchen Fällen lautete, die Immunitätsschranke sei durchlässig geworden. Gewiß, aber was zur Erklärung des Zusammenbruchs der Abwehrkraft herangezogen wird: Überanstrengung, Abkühlung, mangelhafte Ernährungs- und Wohnverhältnisse usw., ist keineswegs ähnlich überzeugend wie die Tatsache, daß eine Tuberkulose sich nicht entwickeln kann, wenn keine Tuberkelbazillen da sind. Sehr viele Tuberkulöse haben die Kriegsgefangenschaft und deren Nöte ausgezeichnet überstanden, sind dort nicht erkrankt, sondern erst zuhause, als es ihnen, nach materiellen Gesichtspunkten beurteilt, sehr viel besser ging. Allerdings sahen sie sich dann neuen Belastungen ausgesetzt, die jedoch auf dem Gebiet des seelischen Erlebens lagen.

2. Erlebnis – eine leib-seelische Gleichzeitigkeit

Ist das Gleichgewicht der Abwehrlage etwas, das nur von außen gestört werden kann, durch physischen Streß, oder auch von innen? (Wobei »innen« Erleben, Stimmung, Angst, Verzweiflung, Leidenschaft, Konflikt, Beharren auf der Erfüllung von Träumen, Hoffnungen, kurz das gesamte seelische Leben meint.) Die Gegenthese zur rein materiellen und organischen Erklärung der Krankheitsentstehung würde lauten: Krankheiten mit körperlichen Symptomen treten auf einer Endstrecke an Organen oder Organleistungen auf. Die Beeinflussung dieser Organleistungen kommt jedoch nicht allein aus einer Autonomie biochemischer und biophysikalischer Prozesse zustande; vielmehr unterstehen die Organleistungen der Erlebnisbeeinflussung.

Das Wort »Beeinflussung« trifft den hier gemeinten Sachverhalt nicht genau. Ein Beispiel: Viele Menschen, besonders Kinder, haben in ängstlicher Erregung Durchfall. Es ist nun aber nicht so, daß die Angst, die sie empfinden, eine vermehrte Wasserabsonderung im Dickdarm und eine Beschleunigung der Fortbewegung des Darminhalts bewirkte. Von diesem mechanistischen Vorstellungsmodell muß man sich trennen. Vielmehr ist in unserem Falle Angst eine Erfahrung, die in einem körperlichen allgemeinen Mißbehagen und Erregungszustand erlebt wird, der sich im Durchfall besonders kundgibt. Es gibt auch andere Angstreaktionen, die beispielsweise mit einer plötzlich einsetzenden, unüberwindlichen Müdigkeit einhergehen, oder mit allgemeiner motorischer Unruhe, die zwischen der Tendenz zur Flucht und zum Angriff hin- und herpendeln mag. Was wir mit alledem andeuten wollen, sind *»leibseelische« Gleichzeitigkeiten*. Das Erlebnis eines Gefühlsaffektes, einer Stimmung, ist gleichzeitig in untrennbarer Einheit Körpergeschehen: Erlebnis und Körperleistung sind zwei Aspekte – und zwar für unser bewußtes Erleben – ein- und desselben Erregungsvorganges. Unsere Urteilskraft ist aber begrenzt und in ihrer Richtung festgelegt, so daß wir diesen einen Vorgang nur alternierend in zwei Erscheinungsformen wahrnehmen können; jedenfalls hat sich dieses trennende Denken, das auf körperliche oder seelische Vorgänge bezogen ist, in unserer westlichen Kultur so entwickelt. Es ist zu einem Zwangsmodell der Vorstellungen geworden, von dem wir uns nur schrittweise befreien können. Die Träne, die wir weinen, ist für uns, wenn wir selbst weinen, Trauer, Schmerz. Sie *ist* für uns Trauer und Schmerz. Für den, der einen Weinenden anschaut, ist sie *Ausdruck* der Trauer, bedeutet sie Trauer. Wenn er zugleich weiß, daß der Weinende um sein verstorbenes Kind weint, weiß er, warum jener trauert und weint; er versteht eine Vielheit von Körperleistungen: die Tränensekretion, die mimische Veränderung des Gesichts und der gesamten Körperhaltung.

Niemand zweifelt an der Existenz solcher seelisch-körperlicher Gleichzeitigkeiten; sie sind bekannt, man kann sie reproduzieren und erlernen. Durch identifizierende Teilnahme lernen wir bereitliegende Handlungs- und Geschehenseinheiten in ihrem und durch ihren Vollzug verstehen, und zwar nicht nur angeborene Verlaufsgestalten, wie das Lachen oder Weinen, in denen sich mimisches, sekretorisches und affektives Geschehen eigentümlich verbinden, sondern auch andere, einfachere vegetative Leistungen, wie das Erröten und das Erblassen.

3. Konstitutionelle Varianten

Zwei Schwierigkeiten tauchen nun freilich bei weiterem Nachdenken auf. Die erste: Die Beteiligung von Körperleistung im Moment seelischer Erregung ist von Mensch zu Mensch sehr verschieden. Beispielsweise bringt ein bewußt sorgenvoller Konflikt, wie man sagt, »Kopfzerbrechen«, d.h. Kopfschmerzen mit sich. Das Kopfzerbrechen kann sich jedoch auch in Verlegenheitsunruhe oder in besonders körpervergessener Abwesenheit anzeigen, oder in Schlaflosigkeit. Andere Menschen haben in solcher Situation ihre Migräne, ihre Magenkrise, ihren Gallenschmerz. Soweit wir bisher gesehen haben, handelt es sich hierbei nicht nur um Punkte geringeren Widerstandes, als ob das Gefäß-System oder der Magen bei diesem oder jenem aus Schwäche gegenüber der Erregung zu versagen begänne. Derlei Funktionsbereitschaften (etwa eine hohe Sekretionsrate des Magens, Neigung zu Schweißbildung, Zirkulationsstörungen in Händen und Füßen etc.) spielen häufig als Konstitutionsmitgift eine Rolle in einem insgesamt sehr komplexen Geschehen.

In vielen Fällen ist es wichtig, nach weiteren Zusammenhängen beim Zustandekommen eines störenden Körpersymptoms zu suchen. Im Selbsterleben herrschen meist Gestimmtheiten vor, »gute Laune«, Arbeitslust, Niedergeschlagenheit usw. Sie können stabil oder schwankend sein, in jedem Fall sind sie Teil eines psychischen Gesamtgeschehens, das nur bruchstückhaft bewußt erfahren wird. Ein Triebimpuls, der sich als innere Erfahrung, etwa in einem Affekt, dem Erleben repräsentiert, möchte zum Zug kommen. Wenn er intensiv genug ist, stimmt er uns ein, übernimmt er die Themengestaltung unseres Verhaltens. Doch diese vorherrschende Motivation bleibt auf eine Vielfalt, ein Gewebe von seelischen Vorgängen bezogen, die als Ganzes in einer dauernden biologischen Eigenunruhe sich befinden. Es müssen also nicht nur variable Außen-, sondern auch ebensolche Innenreize beantwortet, »integriert« werden.

Wir wissen heute zwischen primärer und sekundärer Zukkerkrankheit zu unterscheiden, wobei die erstere an einen multifaktoriellen Erbgang gebunden ist. Es geht nicht um einen absoluten Insulinmangel, sondern um Verschiebungen innersekretorischer Leistungsgleichgewichte zwischen Insulin produzierenden und Insulin abbauenden Systemen zugunsten der letzteren. Seit Banting und Bests Entdeckung des Insulins (1921) hat es viele Forscher viel Mühe gekostet, in diese pathophysiologischen Prozesse einzudringen. Was letztlich zur relativen Insulininsuffizienz, zum Zusammenbruch des Gleichgewichtssystems führt, ist immer noch unbekannt. Sind es ausschließlich, gleichsam hereditär vorprogrammierte Leistungskurven oder spielen auch autonom sich konstellierende psychische Einstimmungen (Verarbeitung von traumatisch wirksamen Erlebnissen) eine mitbestimmende Rolle? Um diese Frage beantworten zu können, müßte man bei Reihenuntersuchungen, wie sie unlängst zur Feststellung der Gesamtmorbidität bei Zuckerkrankheiten in der Bundesrepublik durchgeführt wurden, auch nach einer möglicherweise relevanten psychopathologischen Entwicklung fahnden. Nichts davon ist bisher geschehen (vgl. Pfeiffer/Jörgensen 1966). So bleiben denn Pathophysiologie und Erblehre weiterhin unverbunden mit den Konzepten psychosomatischer Pathogenese.

4. Schwierige Verständigung – simple Experimente

Zum Teil dürfte die mangelhafte Aufmerksamkeit der erfolgssaturierten konventionellen Medizin für mitbestimmende psychische Faktoren darin begründet sein, daß die auf biochemische Untersuchungsmethoden spezialisierten Internisten gänzlich ununterrichtet sind über die Fortschritte der Psychologie. Zwar erwartet man, daß der psychologisch forschende Arzt die Literatur etwa der inneren Medizin verfolgt, aber das Umgekehrte soll nicht gelten. Die meisten Verständigungsversuche – auch wenn sie von wohlwollenden Internisten oder Psychiatern ausgehen – sind wegen der nahezu absoluten Unerfahrenheit des herkömmlich ausgebildeten Arztes in psychologischen, psychosomatischen und psychosozialen Fragen zum Scheitern verurteilt.

Trotz der häufigen Verwendung des Wortes »Psychosomatik« hat sich in den letzten zwanzig oder dreißig Jahren an dieser Misere kaum etwas geändert. Meist werden als psychosomatische Forschung Meßergebnisse in experimenteller psychischer »Streß«-Situation angeboten. Die Psychologie derartiger Untersuchungen ist meistens von geradezu archaischer Primitivität. Ein Beispiel: Zwei Gruppen von Versuchspersonen wird jeweils ein Film vorgeführt; einmal eine medizinische Operation, zum andern der Bericht über das Leben auf einer Farm. Dabei werden jeweils die Pulsfrequenz und Veränderungen in der elektrischen Leitfähigkeit der Haut der Probanden gemessen und miteinander verglichen.[1]

Daß mit solchen Untersuchungsmethoden die Grundlage unseres psychosomatischen Wissens nicht wesentlich erweitert werden kann, scheint klar, denn der Untersuchungsgegenstand – das Verhalten des Individuums in Konflikten, sei es mit der Umwelt, sei es im innerseelisch erlebten Widerstreit – setzt die *Anerkennung der Komplexität, nicht die willkürliche Reduktion dieser verwickelten Zustände* voraus.

Die psychosomatische Medizin ist in ihren Versuchen, den psychologischen Zugang zur Krankheit zu verbreitern, zweifach behindert: die Partner des Psychosomatikers verweilen bezüglich einer dynamisch, genetisch, strukturell orientierten Psychologie im Vorfeld des Wissens; infolgedessen kommt es nur ausnahmsweise zu Untersuchungen, die differenzierte psychologische mit differenzierten physiologischen Modellvorstellungen verknüpfen. Nehmen wir an, »Angst« spiele in der Entwicklung des Diabetes eine beachtenswerte Rolle. Der im Alltagsgebrauch verwendete Begriff »Angst« besagt für die psychosomatische Forschung nur wenig. Welche spezifische Konstellation erweckt eine jeweils vorliegende Angst? Die Angst vor dem Versagen in einer Liebesbeziehung kann den Charakter einer Verlustangst haben. Sie unterscheidet sich jedoch inhaltlich sehr von der Strafangst nach einem vorangegangenen Verstoß oder von der Angst, sich lächerlich zu machen. Es ist daher wahrscheinlich, daß auch die leib-seelischen Erregungsgestalten solcher Ängste sich deutlich voneinander unterscheiden.

Um ein von uns beobachtetes und als krankhaft verstandenes Körpersymptom verstehen, also auf einen Sinnzusammenhang beziehen zu können, müssen wir die inneren Erlebnisse der betreffenden Person, ihre affekterregenden, konfliktschaffenden Probleme kennen. Wenn wir bei einer Lüge ertappt werden oder bei einem Blick durchs Schlüsselloch, erröten wir schamvoll. Scham *ist* auch Erröten, das physische Moment dieser Erregung. Wenn aber jemand in Gesellschaft, bei jeder harmlosen Redewendung, oder schon bei einem Gang durch ein Restaurant errötet, oder es gar aus Angst vor dem Erröten zu solchen Situationen möglichst gar nicht kommen läßt, müssen wir uns fragen, woher diese Empfindlichkeit rührt. Die normalen Erlebnishorizonte, in denen wir uns bewegen, lassen uns ein solches krankhaftes Erröten oder eine solche Angst vor dem Erröten nicht verstehen. Wenn wir den betreffenden Kranken fragen, was ihn so reagieren läßt, kann er uns keine Antwort geben. Das Geschehen geschieht. Er kann es nicht beherrschen, es ist ihm selber fremd.

Eine Patientin berichtet, sie habe schon immer demonstrieren können, wie Schweiß an ihren Handflächen austritt. Sie hält die Hand vor sich hin, schaut konzentriert auf sie, und alsbald bilden sich Schweißperlen an den Fingern und im Handteller. Sie hat also einen beeinflussenden Zugang zu einer Körperleistung. Bei der Patientin geschieht auf Befehl oder auf eine Konzentration hin, was üblicherweise in einer besonders unangenehmen Lage wie von selbst geschieht. Jetzt kommt diese Kranke zum Arzt, weil ungerufen immer dann Handschweiß sich einstellt, wenn sie gezwungen ist, unter anderen Menschen zu sein und also die Gefahr besteht, daß sie jemandem die Hand geben muß. Sie kann dieses Symptom nicht durch Gegenbeeinflussung abstellen. Das, was sie vorher willkürlich hervorrufen konnte, hat sich verfremdet, es geschieht ungerufen und vor allem ohne ersichtlichen Zusammenhang mit der jeweiligen Situation. Vielmehr scheint es von einer Situation abzulenken, die als noch peinigender als der Handschweiß vorweg gefürchtet wird. Doch gerade diese Situation ist nicht vom Bewußtsein aus zugänglich.

5. Das Symptom ist autonom

Das bringt uns zu der zweiten, wohl zentralen Schwierigkeit des Verstehens körperlicher Vorgänge. Mit den Inhalten, die unserem Bewußtsein mittelbar und unmittelbar zugänglich sind, können wir derartiges Krankheitsgeschehen nicht in Einklang bringen. Weder wir als Betrachter noch der Betroffene. Er fühlt sich wirklich betroffen, es stößt ihm zu, er ist wehr- und ratlos. Unsere These nun ist, daß wir es hier mit unbekannten inneren Erregungszuständen und dem sie verwirklichenden seelisch-leiblichen Simultangeschehen zu tun haben. Der Konflikt selbst liegt nicht offen zutage, weil er mit dem Kodex der Gesellschaft und mit dem Gewissen zusammenhängt. So werden die Erregung und der Triebanspruch, den sie anzeigt, aus dem Bewußtsein verdrängt, was nicht bedeutet, daß beide deshalb erlöschen. Lange klinische Beobachtungen haben uns vielmehr gelehrt, daß das körperliche Moment der Erregung im Symptom ins Bewußtsein zurückkehrt; freilich auf eine entstellte, verschlüsselte Weise.

Gerade die Annahme jedoch, daß wir hier unbekannten, also zwischenmenschlich nicht sofort verstehbaren Zusammenhängen gegenüberstünden, scheint dem unvorbereiteten Betrachter gekünstelt. Hier setzt seine Kritik an. Hier ist er nicht überzeugt. Da er selbst nicht gelernt hat, auf unbewußt sich vollziehende Tendenzen in seinem Verhalten zu reflektieren, nimmt er deren Ausdruck auch nicht an anderen wahr.[2] Kann er in einem Gespräch keinen Konflikt entdecken – eben weil der Betroffene diesen Konflikt selbst nicht kennt –, schließt er, es bestehe hier kein Konflikt, sondern es geschähe »objektiv«, rein körperlich etwas, z. B. ein Asthmaanfall. Die eigene Selbstverborgenheit, d.h.

die Abwehr unbewußter Konflikte, wird zu einem entscheidenden Hemmnis im Verständnis gleicher Dynamik bei einem anderen.

Es ist jetzt an der Zeit zuzugeben, daß es uns häufig, trotz großen Bemühungen, nicht gelingt, einen verstehenden Zugang zu oft sehr quälenden Symptomen zu gewinnen. Das liegt daran, daß wir den Kranken nicht zur Selbstbeobachtung bewegen, gar zwingen können. Er vermag deshalb den Umkreis seiner bewußten Wahrnehmungen nicht erfolgreich zu erweitern und wird nicht auf verborgene, in ihm wirkende Affekte aufmerksam. Ihre körperliche Äußerung wird nach wie vor als fremd und »sinnlos« erfahren; etwa die Angst, die einen kranken Menschen überfällt, wenn er in Gegenwart Dritter essen soll, oder ein Asthmaanfall, der immer dann wiederkehrt, wenn der Ehemann mit seiner Frau allein ist.

Diese Fälle einer mißlungenen Aufhellung sprechen nicht gegen die Theorie insgesamt; sie signalisieren nur bestimmte Verteilungen der Machtpotenzen im »psychischen Apparat« der dem Ich verfügbaren Selbsteinsicht. Wo die Aufhellung gelingt, ist sie ein wesentliches Mittel der Therapie; umgekehrt wirkt die Therapie darauf hin, die Selbsteinsicht zu erweitern. Denn das bewußte Verarbeiten eines Affektes (und des ihm zugrunde liegenden Triebimpulses), der Konflikte schafft, ist die Voraussetzung für seine angemessene und realitätsgerechte Überwindung.

6. Unbewußte Gleichzeitigkeit

Um das Phänomen solcher Selbstverborgenheit zu verstehen, müssen wir eine weitere Tatsache bedenken. Die bewußten seelischen Prozesse sind nur ein Teil jener Lebensvorgänge, die wir als seelische bezeichnen. Daß seelisches Geschehen bewußt wird, ist eher die Ausnahme als die Regel. Unser Bewußtsein ist als Organisationsprinzip zweifellos nicht für den gesamten seelischen Bereich richtunggebend. Unbewußte seelische Prozesse, etwa affektive Erregungen, haben aber – ebenso wie bewußte – Gleichzeitigkeitsentsprechungen in den körperlichen Leistungen. Mehr noch: alle Gleichzeitigkeit des Körperlichen und des Seelischen ist unwillkürlich und unbewußt.

Symptome, die auf einer Leistungsstörung beruhen (es ist hier zunächst nicht an eine angeborene gedacht), können sich in psychosomatischer Betrachtung als Abkömmlinge eines leibseelischen Erregungsvorganges erweisen, dessen Repräsentanz im Bewußtsein verlorengegangen ist, so daß nur noch ein Fragment des gesamten Erregungsvorganges dem Bewußtsein zugänglich bleibt, nämlich dieses Symptom, dieses körperliche Fehlverhalten. Es hat nun den Charakter von etwas Fremdem angenommen. Da der betreffende Kranke selbst den Affekt, dessen körperliche Erregungsvorgänge er wahrnimmt, nicht kennt, scheint ihm der aus dem Gesamtzusammenhang gerissene Teil davon »sinnlos«, unverständlich; er schließt, es müsse sich um eine organische Störung handeln. Wenn sich in diesem Punkte das Wissen des Arztes und die Fähigkeit bzw. Unfähigkeit zur Selbstwahrnehmung beim Kranken decken, wird der Arzt nicht weiterhelfen können.

Nun ist die Lehre von der spezifischen psychosomatischen Verbindung von Affekt (und dem Sinnzusammenhang, aus dem er erwächst) und simultaner körperlicher Veränderung keine bloße Hypothese, sie gründet vielmehr in den Erfahrungen der psychoanalytischen Therapie, die sich um die schrittweise Erhellung unbewußter seelischer Prozesse bemüht. Ihre Aufgabe wäre leichter – auch leichter für den Außenstehenden nachzuvollziehen –, wenn der Ausweitung unseres Bewußtseins nicht ein intensiver Widerstand in uns allen entgegenstünde. Es sieht so aus, als ob das Bewußtsein, auf dessen Leistungen die Spielregeln menschlichen Zusammenlebens, die Einrichtungen und Forderungen unserer Kultur beruhen, als ob dieses kontrollierende Bewußtsein als der größte Störenfried für die unbewußten Regulationsvorgänge empfunden würde. Die gesamte Natur außerhalb des Menschen reguliert sich ohne ein solches Bewußtsein, das immer gegen gewaltige Organisationsformen des Lebendigen anzukämpfen hat. An vielen Schauplätzen erliegt es mit seinen Strebungen dieser Übermacht. Der Konflikt zwischen unbewußten und bewußt sozial geforderten Strebungen spitzt die Lage nochmals zu. Es werden unentwegt Impulse wahrgenommen, Affekte verspürt, die nach der natürlichen, unbewußten Organisationsform des Lebens Befriedigung verlangen; sie stoßen an die Grenzen und Verbote der sozialen und kulturellen Welt.

7. Abwehrmechanismen des Ich. Der Kampf gegen das Trauma

In dieser Grenzbegegnung vollzieht sich nun etwas, das man psychologisch vor den Entdeckungen Sigmund Freuds nicht gekannt hat. Es zeigt sich nämlich, daß dieses Bewußtsein – als Teil unserer Ich-Organisation – seine Grenzen zu wahren versteht, indem es Inhalte, die Konflikte heraufbeschwörten, entweder an der Grenze zurückhalten oder, wenn sie bereits eingedrungen sind, wieder aus dem bewußten Bereich ausstoßen kann. Es vermag sowohl zu zensieren, was herein darf, als auch zu »verdrängen«, das heißt Inhalte, die als störend erlebt werden, aus dem Bewußtsein wieder auszuschalten. Mit diesen psychologischen »Abwehrmechanismen« kann das Ich seinen bewußten Erfahrungs- und Handlungsanteil mehr oder weniger erfolgreich gegen die große Übermacht der unbewußten Regulationsprinzipien absichern. Der psychische Vorgang ist mit der Abwehrarbeit freilich nicht abgeschlossen.

Wir können unsere bewußten Strebungen nur zu einem Teil mit den unbewußten in Einklang bringen. Das ist normal, keineswegs pathologisch. Die Pathologie läßt sich im übrigen nur schwer an einer Norm bestimmen. Es geht hier um eine Norm für Interaktionen. Die Toleranzgrenzen des Individuums und seiner Gegenspieler passen sich einander an. Ihre Erwartungen setzen eine gewisse »Normalität« voraus. Wir wissen, daß diese Vorstellungen sehr an die Subjektivität geknüpft bleiben. Je besser es dem Einzelnen gelingt, die Dynamik des aus dem Unbewußten wirkenden Triebbereichs mit den Zielvorstellungen des Ich zu versöhnen, als desto breiter erweist sich seine Aktivitäts- und Leistungsspanne, desto sicherer wird seine Persönlichkeit aus dem Ich-Bereich gesteuert, und desto ruhiger reagiert dieses Ich auf neu auftauchende Reize und Bedrohungen in seinem Handlungsfeld.

Ist diese Organisationsform des Bewußtseins, der bewußte Ich-Bereich, in seinen Abwehr- und Integrationskräften schwach, so ist das Ich häufig genötigt, von zwei Erfolg versprechenden Methoden der Abwehr Gebrauch zu machen; es wird Inhalte verdrängen, und es wird die Grenzen stärker besetzen, d.h. die Zensur verschärfen, so daß das Verdrängte nicht zurückkehren kann. Doch überall dort, wo ein Abwehrmechanismus, wie der der Verdrängung, im Übermaß gebraucht wird, ist der Friede, der mit seiner Hilfe hergestellt werden soll, problematisch. Freud hat diese Abwehr- und Rückkehrbewegungen genau beschrieben: »Das Symptom stammt vom Verdrängten ab, ist gleichsam der Vertreter desselben vor dem Ich, das Verdrängte ist aber für das Ich Ausland, inneres Ausland, wo, wie die Realität – gestatten Sie den ungewohnten Ausdruck – äußeres Ausland ist. Vom Symptom her führte der Weg zum Unbewußten, zum Triebleben, zur Sexualität, und das war die Zeit, da die Psychoanalyse die geistvollen Einwendungen zu hören bekam, der Mensch sei nicht bloß ein Sexualwesen, er kenne auch edlere und höhere Regungen. Man hätte hinzusetzen können, gehoben durch das Bewußtsein dieser höheren Regungen, nehme er sich öfters das Recht heraus, Unsinn zu denken und Tatsachen zu vernachlässigen.« (Freud 1933 a, S. 62)

Die Symptome, von denen in diesen Sätzen die Rede ist, sind psychoneurotische – die Symptome der Hysterie, des Zwanges, der Phobie. Die Symptome dagegen, welche die psychosomatische Medizin im Auge hat, sind Organkrankheiten, seien es funktionelle Störungen der Organleistung, sei es die krankhafte Veränderung am Substrat. Es wird kaum noch bestritten, daß psychoneurotische Symptome von großer Ich-Fremdheit aus mißlungener Bewältigung seelischer Erregungen herrühren. Daß das gleiche auch auf Krankheiten mit nachweislicher Organbeteiligung zutreffen kann, überzeugt offenbar viel weniger, ist viel seltener Gegenstand psychologischer Forschung als beispielsweise die Schizophrenie.

8. Eine psychosomatische Arbeitshypothese

Unsere Hypothese besagt, daß Triebspannungen, die nach dem Verdrängungsvorgang außerhalb des bewußten Erlebens fortdauern, im einen Fall die psychoneurotische Symptomatologie, im anderen Fall eine autoplastische Veränderung von Organleistungen oder Zellstrukturen nach sich ziehen können. In unserem bewußten Erleben nimmt ein Affekt für eine Weile eine mehr oder weniger beherrschende Stellung ein und klingt dann ab. Ein Affekt im Unbewußten findet nicht das gesuchte Objekt und darum auch nicht die gesuchte Entspannung; deshalb klingt er nicht ab, er wird zu einem Dauerinhalt, zu einer Dauerbelastung, so daß auch die Abwehrhaltung ihm gegenüber eine lange Zeitspanne hindurch aufrechterhalten werden muß.

Unsere Hypothese besagt weiter, daß die unbewußt andauernden Affekte genauso eine körperliche Entsprechung haben wie bewußt erlebte, wie die Tränen, die zur bewußten Trauer gehören. Der verdrängte Affekt muß seinen körperlichen Aspekt jedoch unter modifizierten Bedingungen – eben der Verweigerung des bewußten Erlebens und dem daraus folgenden Verhalten – zur Geltung bringen. Wenn wir uns den »seelischen Apparat« nach regeltechnischen Gesichtspunkten arbeitend vorstellen, so wird uns klar, daß das Ausschalten der bewußten Realitätskontrolle für den intrapsychischen Verlauf einer Erregung starke Veränderungen in den »feedback«-Mechanismen zur Folge hat. Dementsprechend wandeln sich dann die somatischen Korrelate dieser modifizierten Erregung ins Pathologische.

Hiermit wäre das Modell skizziert, das uns einen psychologischen Zugang zur körperlichen Krankheit schrittweise eröffnen könnte. Fassen wir zusammen: die Ausdruckssprache unseres Körpers enthält nicht nur bekanntes Vokabular, etwa Trauer – Träne, Scham – Erröten usw., sondern auch unbekanntes, ungeläufiges, das sich bisweilen wie Wort-Neubildungen ausnimmt. Abstrakt gesprochen: es gilt, zu den körperlichen Erregungsformen des Symptoms nicht die mechanisch wirkenden, ihrerseits körperlichen Vorbedingungen aufzufinden, sondern die seelisch-leibliche Gesamtgestalt einer Erregung, die in sich objekt- und ichbezogen, d.h. sinnvoll ist.

Forschung, die derart chiffrierte und sich fragmentarisch kundgebende Erregungsvorgänge zu entziffern sucht, ist psychosomatische Medizin im genauen Verstand des Wortes. Sie ist auf dem Weg zu einem spezifischen Verständnis der Pathogenese, wie vor ihr die Bakteriologie zu einer spezifischen Pathologie der einzelnen Erreger. Freilich darf man die Ähnlichkeit dieser Spezifitätsmodelle nicht überbeanspruchen, denn die psychosomatische Medizin hat es immer auch, obschon nicht ausschließlich, mit *Symbolen* zu tun, mit der Fähigkeit des Menschen, Körpergeschehen im Zusammenhang einer Mitteilung, als »Sprache«, zu benutzen und zu dechiffrieren. Von solcher Spezifität kann in der Naturwissenschaft außerhalb der menschlichen Natur keine Rede sein.

9. Der Kampf gegen das Symptom

Ein bewußter Affekt kommt zur Entspannung, indem er sich auf ein Objekt draußen in der Welt richtet; Ich und Objekt erleben sich sinnvoll miteinander im Kontakt. Affekte, die aus dem Bewußtsein verdrängt sind, werden daran gehindert, sich mit ihrem Objekt zu verknüpfen; sie bleiben im Zustand des Verdrängtseins als Dauererregung bestehen und können sich nun nicht mehr in einer ihnen angestammten affektiven Gesamtgestalt und auf einen Partner bezogen äußern. Das heißt, der Affekt verläuft im Innern des Organismus, »autoplastisch«. Bewußt erlebt wird allein das deformierte Affektkorrelat – das Symptom. Als Äußerungsform ist es nicht mehr »normal« und deswegen auch nicht selbstverständlich als Mitteilung zu verstehen. Die Erregungsfragmente sollen hier gerade nicht an die ursprüngliche (traumatisch erlebte) Situation erinnern; so nehmen sie, als Krankheitssymptome, einen eigenen Verlaufscharakter an – die Erregungskurve des Affektes zum Beispiel wird durch die Erregungskurve eines »Anfalles«, etwa des Asthmaanfalles, ersetzt (vgl. de Boor 1965). Und weil zu dem, was wie die »spontane« Auslösung eines Asthmaanfalles aussieht, eine im Unbewußten aktivierte traumatische Reminiszenz gehört, die einen Angstaffekt erregt, setzt der Abwehrmechanismus ein; er bemächtigt sich des beunruhigenden Inhaltes und entzieht ihm die Qualität, bewußt zu sein. Dadurch wird zwar nicht der Affekt unterdrückt, wohl aber die volle Wiederkehr des traumatischen Erlebnisses verhindert, von dem die Phantasie Kunde geben wollte und das auch in der Erinnerung nichts von seiner ursprünglichen, erschreckenden Qualität verloren zu haben scheint.

Der Erfolg des Verdrängungsvorganges besteht demnach darin, daß das nicht bremsbare *somatische* Erregungsmoment des Affektes eben die pathologische Funktionsform des Anfalles von Atemnot annimmt, während die erregende Phantasie selber dem Ich erspart bleibt. (Die Wiederbegegnung mit der urtümlichen Phantasie würde Panik und Todesangst auslösen, vor der das Ich sich mit aller Kraft zu schützen sucht.) Die Erregung spielt sich in einem psychischen Gesamtmilieu ab, in dem sie, da die Zugänge zum Bewußtsein versperrt sind, pathologische Auswirkungen haben muß. Diese werden durch Faktoren wie die Selbstinduktion des angsterweckenden Erlebnisses der Atemnot verstärkt.

Für psychische Abwehrvorgänge (A. Freud 1946), von denen wir die Verdrängung hervorgehoben haben, sind demnach zwei Merkmale besonders charakteristisch. Erstens: der Affekt oder die triebgespeiste Strebung findet, weil sie das Objekt in der Außenwelt verloren hat, keinen Haltepunkt, an dem sie sich entspannen könnte. Zweitens: der Organismus hat deshalb eine *chronische* Erregungsaufgabe zu bewältigen, die eine Dauerbelastung schafft und schließlich, wegen der gestörten psychosomatischen Korrelation, in der einen oder anderen Weise (im psychoneurotischen oder im psychosomatischen Symptom) zu einer Entgleisung bestimmter Funktionen führt. Das bedeutet, daß das Symptom nur eine *Notlösung*, eine Teillösung im Versuch der Entspannung darstellt.

Den Kompromißcharakter des psychoneurotischen Symptoms hat Freud frühzeitig erkannt. In einer Fußnote der *Traumdeutung* heißt es: »Ein Anteil des Symptomes entspricht der unbewußten Wunscherfüllung, ein anderer der Reaktionsbildung gegen dieselbe.« (Freud 1900, S. 574) Der Vergleich, den das Symptom herbeizuführen versucht, bleibt jedoch gefährdet: »Es kommt zwar vor, daß der Abwehrkampf gegen die unliebsame Triebregung durch die Symptombildung abgeschlossen wird; soweit wir sehen, ist das am ehesten bei der hysterischen Konversion möglich, aber in der Regel ist der Verlauf ein anderer: nach dem ersten Akt der Verdrängung folgt ein langwieriges oder nie zu beendendes Nachspiel, der Kampf gegen die Triebregung findet seine Fortsetzung in dem Kampf gegen das Symptom.« (Freud 1926, S. 125) Gelingt es, das abgewehrte Trieb- und Affektgeschehen zeitig genug bewußtseinsfähig und damit für das Ich bearbeitbar zu machen, so kann realitätsangemessene Handlung, realitätsgerechtes Verhalten zustandekommen. Das Symptom klingt ab, schlagartig oder langsam. Funktionen treten an die Stelle von Ersatzfunktionen. Und solange dies möglich ist, handelt es sich um einen Prozeß im *Funktionsbereich*, der sich als reversibel erweist. Unter langanhaltender und intensiver Dauerbelastung kann es jedoch geschehen, daß die höhere Gestalteinheit der leib-seelischen Prozesse zerfällt und daß sich das Leben in Teilbereichen mehr oder weniger autonom organisiert. Ein klassisches Beispiel dafür auf der organischen Seite ist das metastasierende Krebswachstum. Aber auch unter permanentem Verdrängungsaufwand deformierte Organvorgänge können in einen irreversiblen Zustand übergehen. Ist eine solche Zerreißung der höheren Organisationseinheit, also eine Zerreißung des psychosomatischen Simultangeschehens eingetreten, so liegt eine *Defektautonomie* in der Regulation körperlicher Prozesse vor. Und dann mag man mit Recht sagen, daß wir dem, was sich im Symptombereich abspielt, nicht mehr verstehend folgen können, weil ihm nach unserem bisherigen Wissen das psychische Korrelat fehlt. In dieser Phase können wir chirurgisch oder medikamentös substituierend eingreifen; der größere Wirkungszusammenhang jedoch bleibt zerstört. Der Arzt muß sich damit begnügen, den Zustand zu lindern. Wo das leib-seelische Geschehen derart zerrissen ist, verläuft eine der definitiven Grenzen des psychologischen Zugangs zur Krankheit.

IV. Wie Krankheiten entstehen

Einleitung

Sigmund Freud verglich in einem frühen Aufsatz die von ihm entwickelte Disziplin mit der Altertumskunde, weil die Analytiker ähnlich wie die Archäologen versuchten, in Tiefenschichten vorzustoßen, Verschüttetes freizulegen und Vergangenes zu bergen. Psychoanalytiker führen ihre Patienten in die Trümmerlandschaft des Unbewussten, in der begründeten Hoffnung, dass die Erkenntnis der entlegenen Ursachen des Krankseins, die wachsame Reproduktion der »Entstehungsgeschichte der Krankheit« und das behutsame Aufdecken und Erinnern »von gewissen traumatisch wirksamen Erlebnissen des Kranken« notwendige Schritte im Heilungsprozess sind (Freud 1896, S. 54).

Alexander Mitscherlich dagegen verglich die Psychoanalyse mit der »Geschichtswissenschaft«, da die analytische Therapie die Entwicklung des Einzelnen, die einschneidenden biographischen Vorkommnisse und den Verlauf des Krankwerdens bis zu den Wurzeln zurückverfolge (AMA, VII 30). Doch dieser Vergleich hinkt. Die Psychoanalyse ist weniger an einer historisch exakten Rekonstruktion von Ereignisfolgen interessiert als an der Exploration des Unbewussten, an der Auflösung von Verdrängung und Widerständen und an der Aufklärung von subjektiver Realität, die sich nicht zwangsläufig mit den objektiven Fakten deckt.

Die Gretchenfrage der Medizin – Wie entstehen Krankheiten? – gewinnt in der Psychoanalyse und der ihr verpflichteten Psychosomatik ein unmittelbar therapeutisches Gewicht, das sie in der Organmedizin niemals besaß und allem Anschein nach weniger denn je besitzt. Seit der invasiven Medikalisierung, die im letzten Jahrhundert die schulmedizinischen Branchen aller Industrienationen flächendeckend ergriffen hat, haben sich die praktizierenden Ärzte reihenweise, wie Ivan Illich (1975, S. 49) scharfzüngig bemerkte, in schiere »Rezeptierautomaten verwandelt«. Die komplizierte und zeitaufwendige Suche nach den Ursachen von Krankheiten findet für gewöhnlich getrennt von der Alltagspraxis und unabhängig von der Einzelfallbehandlung in den klinischen Forschungseinrichtungen statt.

Ganz anders in der Psychoanalyse. Dort bildeten die Erforschung von Krankheiten und die Therapie von Beginn an, nach dem bekannten Wort Sigmund Freuds, ein unzertrennbares »Junktim«: »die Erkenntnis brachte den Erfolg, man konnte nicht behandeln, ohne etwas Neues zu erfahren, man gewann keine Aufklärung, ohne ihre wohltätige Wirkung zu erleben. Unser analytisches Verfahren ist das einzige, bei dem dies kostbare Zusammentreffen gewahrt bleibt« (Freud 1927, S. 347). Die Flutwelle der Medikalisierung prallte an diesem Junktim aus Forschen und Heilen ab, da die Persönlichkeit des Arztes und das Gespräch die einzigen Heilmittel sind, auf den die psychoanalytische Therapie zurückgreift.

Analytiker und Psychosomatiker haben, der Lehre Freuds mal mehr, mal weniger stark verhaftet, aus der systematischen Einzelfallbeobachtung Aufschlüsse über die Gesetzmäßigkeiten von Krankheitsverläufen gewonnen. Und obschon Alexander Mitscherlich nicht zu den überragenden Architekten von streng aufgebauten Theoriegebäuden gehörte – dafür war sein Leben zu turbulent und er selbst zu ungeduldig –, hat er sich an der medizinischen Konzeptbildung mit beachtlichen Ergebnissen beteiligt. Seine wichtigsten pathogenetischen Abhandlungen, voran sein vielbeachteter Beitrag zur psychosomatischen Symptombildung, sind Gegenstand dieses Kapitels.

Wer den vorliegenden Band bis hierher gelesen hat, wird

bemerkt haben, dass ein nicht unbedingt landläufiges Krankheitsverständnis wie eine Grundmelodie Mitscherlichs Gedankengänge begleitet. Krankheiten, so lautet die Quintessenz seiner Lehre, sind nicht das Übel an sich, sondern quälende, weil unverstandene Fingerzeige: Merk- oder Mahnmale biographischer Krisen, aber nicht die Krisen selbst. Die Krankheit appelliert gewissermaßen an die Vernunft, sie mahnt zur Selbstbesinnung, aber in einer verklausulierten, bewusstseinsfernen Diktion, die der professionellen Übersetzung und Auslegung bedarf. Die Aufschlüsselung der pathologischen Merkmale geschieht in der Interaktion zwischen Arzt und Patient. Das kann ein langwieriges therapeutisches Unterfangen sein, da in den Symptomen, verdichtet wie in einem Emblem, der verwickelte Roman der Lebensgeschichte des Erkrankten verborgen liegt. Die von Mitscherlich auf den nächsten Seiten geschilderten Fälle veranschaulichen, welche problembelasteten Tiefenschichten zum Vorschein kommen können, sobald sich der Schleier der Krankheit lüftet.

Weil der psychoanalytisch geschulte Arzt von den akuten Symptomen zu den Ursprüngen der Krankheit vordringen möchte, verbietet er sich, dem Impuls, Soforthilfe zu leisten, nachzugeben. Der im Nu herbeigeführten Linderung, mit der sich medikamentöse Behandlungsformen brüsten, wohnt ein trügerisches Moment inne, denn die psychosozialen Quellen der Erkrankung bleiben unberührt, die unbewussten Krankheitsmotive im Dunkeln, also virulent. »Wenn wir die Krankheit als Mitteilung begreifen lernen«, heißt es in *Krankheit als Konflikt*, »dann ist damit selbstverständlich nicht mehr jenes zum Reflex eingeschliffene Handeln gerechtfertigt, sie nur zu bekämpfen, so schnell und so vollständig wir es können. Wir müssen anfangen, sie zu verstehen, um sie im Verein mit den natürlichen Hilfen zu überwinden – oder aber, sie verstehend zu ertragen, statt uns von ihr wegzustehlen oder von ihr wegzuschauen« (GS 2, S. 31).

Nehmen sich Arzt und Patient ausreichend Zeit für die Pathogenese, dann offenbaren alle Krankheiten nach der Erfahrung Mitscherlichs einen »zum erkrankten Individuum relativen Sinn« (GS 1, S. 128), was bedeutet: Sie stehen in einem spezifischen und nicht zufälligen Verhältnis zur betroffenen Person. »Krankheit bei uns allen ist nicht anonym wirkender Zufall«, heißt es im Vorwort zu *Krankheit als Konflikt*, »sondern Krankheit ist Reaktionsmöglichkeit des erlebenden Individuums in hilfloser Lage« (Mitscherlich 1966, S. 9 f.). In seinen frühen Arbeiten sprach Mitscherlich sogar von der Erkrankung als einer missglückten »Leistung« des Subjekts. Damit wollte er der Vorstellung den Boden entziehen, die Menschen seien untätige Opfer ihrer psychosomatischen Beschwerden, die sie wie blinde Naturgewalten oder unbegreifliche Schicksalsschläge ereilten. Nachdem er jedoch eingesehen hatte, dass man das Kranksein zu keinem aktiv verursachten und somit selbstverschuldeten Problem der erkrankten Personen erklären dürfe, gab er den unglücklichen Sprachgebrauch auf. Wenn im Umkreis von Pathogenese und Therapie überhaupt von einer Leistung des Subjekts gesprochen werden kann, dann im Sinne der erforderlichen Erkenntnisleistung, die darin besteht, der Krankheit auch gegen innere Widerstände auf den Grund zu gehen.

Man nehme eine beliebige Einführung in die Psychosomatische Medizin zur Hand, suche darin nach Stellen, die sich auf Alexander Mitscherlich beziehen, und man wird mit größter Wahrscheinlichkeit auf sein Konzept der »zweiphasigen Verdrängung« oder – ein anderer Name für dasselbe Modell – der »zweiphasigen Abwehr« stoßen. Anfang der fünfziger Jahre, unmittelbar nach der Besichtigung mehrerer psychosomatischer Kliniken in den USA (darunter auch Franz Alexanders bedeutendes Institut in Chicago), reifte in Mitscherlich eine Ahnung von der Gesetzmäßigkeit chronischer Erkrankungen (Hoyer 2008, S. 300 ff.). Ihm war wiederholt aufgefallen, dass sich die Chronifizierung, also die Verstetigung, von im engeren Sinn psychosomatischen Krankheiten in zwei aufeinanderfolgenden Entwicklungsstufen vollzog. Anfangs war das noch Spekulation, mit den Jahren wurde daraus eine erfahrungsgestützte Hypothese, die heute als sein innovativster Beitrag zur Theorieentwicklung der Psychosomatischen Medizin gilt. In zwei Aufsätzen hat er den Kerngehalt seines Erklärungsmodells niedergelegt; sie stehen am Anfang dieses Kapitels.

Mitscherlichs Ansatz nimmt Freuds Neurosenlehre auf und verfeinert zugleich dessen Konversionstheorie. In manchen psychogenetischen Krankheitsverläufen, hatte der Begründer der Psychoanalyse festgestellt, verlagert sich der Schauplatz der Trieb- und Konfliktbewältigung von der Psyche auf das Körperliche. Diese Verschiebung ist eine buchstäbliche Notlösung. Um unerträglichen, Angst einflößenden seelischen Erschütterungen, die sich der Verdrängung widersetzen, Herr zu werden, weiß sich der Organismus nicht mehr anders zu helfen, als den Druck innerer Erregung ins physiologische System einzuschleusen und behelfsmäßig abzuführen. Die emotionale Entlastung wird erkauft mit der Belastung des Körpers. Einen Gesundheitsgewinn trägt das Subjekt nicht davon, denn die Quelle der pathogenen Störung besteht unverändert fort, nur die Symptomatik hat sich verändert.

Mitscherlich erkannte, dass Freuds Konversionsmodell, leicht modifiziert, zur Erklärung chronischer Erkrankungen geeignet ist. Aus der näheren Betrachtung somatischer Symptome und der Analyse von ungezählten Krankengeschichten sammelte er Indizien für seine Zweistadientheorie: Im ersten Stadium des Krankheitsprozesses führen die Verdrängung von traumatischen Kindheitserlebnissen und die Abwehr stürmischer Triebansprüche zu den bekannten neurotischen Auffälligkeiten: zu Zwängen, Phobien und dergleichen. Solche psychoneurotischen Fehlentwicklungen sind, wie Mitscherlich nun etwas hochgreifend behauptete, die *notwendige* Vorbedingung von chronischen Störungen körperlicher Funktionsabläufe. Dieses zweite Stadium der pathologischen Entwicklung beginnt, wenn sich die psychischen Abwehrmittel als zu schwach erweisen, um die unbewussten Konflikte einigermaßen in Schach zu halten. Das Subjekt nimmt Zuflucht zur sekundären Verdrängung, die dann einzelne Organe oder ganze Organsysteme in Mitleidenschaft zieht: Aus dem Neurotiker wird beispielsweise ein Asthmatiker. Die als somatisch diagnostizierbare Erkrankung ist in Wahrheit eine psychosomatische, denn sie dient der Tarnung einer ungelösten psychischen Krise, und nur als solche ist sie zu therapieren.

Gegen dieses Modell könnte man einwenden, dass es den bis dahin ausschließlich für innerpsychische Dynamiken reservierten Begriff der Verdrängung unzulässigerweise auf physiologische Vorgänge überträgt, was Verwirrung stiftet. Unscharf ist der Ansatz, auch das wäre zu beanstanden, in der Beschreibung der Symptomwahl. Warum die einen an Asthma oder Neurodermitis erkranken, während den anderen ihr psychisches Leid auf den Magen schlägt, konnte Mitscherlich nicht befriedigend erklären. Man muss ihm allerdings zugute halten, dass er voreilige Thesen vermied. Über die pathogenetische Bedeutung organischer Veranlagungen hat er sich häufiger den Kopf zerbrochen, aber nur vorsichtig geäußert.

In dem ersten hier abgedruckten Aufsatz *Bedingungen der*

Chronifizierung psychosomatischer Krankheiten – 1967 für den zweiten Band von *Krankheit als Konflikt* auf Grundlage einer 1961 publizierten Arbeit verfasst – erörtert Mitscherlich sein Zweiphasenmodell Punkt für Punkt. Als Einstieg wählt er die Frage nach den erbgenetischen Prädispositionen von psychosomatischen Erkrankungen. Er gibt zu verstehen, dass die konstitutionelle Mitgift pathologische Prozesse hier und da determiniere, geht aber in Ermangelung verlässlicher Untersuchungen nicht genauer auf diesen schwierigen Sachverhalt ein. Der Einfluss genetischer Faktoren auf die Entstehung und den Verlauf von Krankheiten ist mittlerweile besser erforscht, ohne dass auf diesem Gebiet unter den Meinungsführern der Inneren Medizin im Entferntesten Zweifelsfreiheit herrschte. In einigen Fällen, beim Morbus Crohn, der essenziellen Hypertonie oder der Diabetes mellitus, scheint ein erhöhtes Erbrisiko nachweisbar (Uexküll 2003). Erbkrankheiten sind es deshalb noch lange nicht. Für den psychosomatischen Therapeuten, gibt Mitscherlich zu bedenken, ist die Diskussion ohnehin von geringem Belang. Dessen Aufgabe besteht in der Stärkung der »integrativen Ich-Leistungen«. Über Anlagefaktoren braucht er sich dabei keine Gedanken zu machen.

Im nächsten Text *Psychoanalytische Anmerkungen zur psychosomatischen Krankheitsentstehung* übergeht Mitscherlich die Problematik der genetischen Krankheitsdisposition. Ansonsten liest sich die Abhandlung wie eine Ergänzung des vorhergehenden Aufsatzes, obwohl sie eigentlich älteren Datums ist. 1954 erschien sie gleich zweimal: Im Januar in der *Psyche* unter dem Titel *Zur psychoanalytischen Auffassung psychosomatischer Krankheitsentstehung* und etwas später in der *Medizinischen Klinik* unter der Überschrift *Psychosomatik vom Standpunkte der Psychoanalyse*. Für den zweiten Band von *Krankheit als Konflikt* hat Mitscherlich den Text gründlich überarbeitet, aktualisiert und mit dem vorangestellten Aufsatz inhaltlich abgestimmt. In dieser Fassung ist er hier nachzulesen.

Besondere Aufmerksamkeit verdient der darin entwickelte Traumabegriff. Mitscherlich bestreitet, dass Extremtraumatisierungen nachhaltige neurotisierende Wirkungen zeitigen. Neurotische Symptombildungen entstehen vielmehr aus seelischen Verletzungen, die von einer Gefühlsambivalenz begleitet werden, also von durchaus widersprüchlichen, teils bedrohlichen, teils lustvollen Emotionen und Affekten, denen das Ich nicht gewachsen ist. Solche traumatischen Erfahrungen müssen keineswegs auf ein außergewöhnliches Ereignis zurückgehen, sie können ebenso einem vielschichtigen »Geflecht« von beklemmenden Situationen entspringen. Mitscherlich war offensichtlich einem Phänomen auf der Spur, das als »kumulatives Trauma« (Khan 1963) in die Fachliteratur eingehen sollte.

Der dritte hier abgedruckte Aufsatz, *Ödipus und Kaspar Hauser. Tiefenpsychologische Probleme in der Gegenwart*, unterscheidet sich in der Sprach- und Gedankenführung erheblich von den beiden anderen. Nach der Erstveröffentlichung (1950 in *Der Monat*) tauchte der Artikel zu Lebzeiten Mitscherlichs nirgends mehr auf. In den *Gesammelten Schriften* findet man ihn unter den politisch-publizistischen Arbeiten, was seinem Stellenwert nicht gerecht wird. Der kleine Essay enthält nämlich Passagen, die, wie erst vor Kurzem bemerkt wurde (Thomä 2009), damals in die Zukunft der psychoanalytischen Theorieentwicklung wiesen. Der gedankliche Rahmen, in dem dies geschah, verrät freilich noch deutlich die geistige Herkunft Mitscherlichs aus dem Milieu der konservativen Kulturkritik. Die pauschale Abwertung des »modernen Massenmenschen« zum Beispiel wirkt heute genauso befremdlich wie die Behauptung, die meisten Menschen seien für den intellektuellen Balsam der Psychoanalyse unempfänglich, da ihnen die »naturgegebene Begabungshöhe« fehle.

Fortschrittlich und heute noch bedeutsam ist der Text, weil er eine unter Analytikern seinerzeit unübliche bindungstheoretische Argumentationslinie verfolgt. Dreizehn Jahre vor Veröffentlichung seines Bestsellers erscheint Mitscherlich bereits als Prophet einer mutter- und vaterlosen Gesellschaft. Er sieht einen alarmierenden Verlust von frühen Beziehungspersonen und eine dramatische, weil irreversible emotionale Verarmung der Heranwachsenden voraus. Der Prozess sei im vollen Gange. Die pathologischen Auswirkungen von Bindungslosigkeit und Beziehungsarmut tauft er auf den Namen »Kaspar-Hauser-Komplex«, eine Bezeichnung, die leider keine Schule machen wird. Mitscherlich war sich der Evidenz seiner Beobachtung indes so sicher, dass er beherzt behaupten konnte, die Stunde des von Freud zur zeitlos gültigen Urszene erklärten Ödipus-Komplexes habe geschlagen. In der vater- und mutterlosen Gesellschaft gibt es für die libidinösen und aggressiven Impulse, die die kleinen Ödipusse ihren Eltern gegenüber empfanden (und für üblich regulieren lernten), keine Reizquellen mehr. Kaspar Hausers psychodynamische Grundsituation ist eine gänzlich andere, eine ausweglose, denn sie mutet dem Kind etwas Unmögliches zu: Es soll aus sich selbst heraus mündig, sozial, kulturfähig werden. Stattdessen wird es krank. Wer in Vereinsamung aufwächst, leidet notgedrungen Schaden an Körper und Seele, weil es ihm an Anregung und Anerkennung, an innerer Motivation, an äußeren Grenzziehungen und Liebe mangelt. Mitscherlich erkannte darin ein, nein *das* Menetekel unserer Zeit.

Bedingungen der Chronifizierung psychosomatischer Krankheiten

Die zweiphasige Abwehr

Das ganze Ausmaß psychischer Einflüsse auf pathologisches organisches Geschehen kennen wir nicht. Doch bilden zweifellos diejenigen Krankheiten, in denen erlebnisbedingte Konflikte eine wesentliche und unter Umständen die entscheidende Rolle spielen, heute die größte Krankheitsgruppe. Die Schätzungen schwanken zwischen 30 und 80 Prozent aller Patienten, die ärztlichen Rat suchen. Um so merkwürdiger ist, daß sowohl die Ärzte der konventionellen Medizin als auch die Psychoanalytiker sich relativ selten mit psychosomatischen Krankheiten beschäftigen. Mehr in privaten Meinungsäußerungen als in der Literatur wird dabei die Auffassung vertreten, die Psychoanalyse sei ein Instrument, um Psychoneurosen zu behandeln; Organkrankheiten dagegen müßten als biologische, von der Erlebnissphäre strikt getrennte Prozesse betrachtet werden. Hier wird ein Vorurteil der konventionellen Medizin von jenen Ärzten, die im Hinblick auf die Neurosen von den weitreichenden Wirkungen psychischer Traumen sich überzeugt haben, unbefragt übernommen.

Dennoch ist die kleine Gruppe von Psychoanalytikern, die sich systematisch mit dem gesamten Gebiet der Krankheiten beschäftigt hat, im Lauf der vergangenen zwei bis drei Jahrzehnte zu ziemlich differenzierten Hypothesenbildungen gelangt; es ist bemerkenswert, daß die Erfahrungen der einzelnen Forscher hierbei zunehmend konvergieren. Nicht unbeträchtliche Einsichten sind erarbeitet worden. Große Teile des komplexen leib-seelischen Erkrankungsgeschehens sind uns freilich immer noch verborgen.

Es gilt nun, nach der Skizzierung eines Erklärungsmodells für die Entstehung psychosomatischer Krankheiten, die Umstände zu beleuchten, die zu deren dauernder Einnistung führen. Die Arbeitshypothese, die wir zu diesem Zweck heranziehen, nennen wir die *zweiphasige Abwehr.* Die Erläuterung dieses Vorganges wird Gelegenheit geben zu zeigen, daß psychoneurotische Fehlentwicklungen eine unerläßliche Vorbedingung für die große Zahl jener sich chronifizierenden Krankheiten bilden, bei denen wir Erlebniseinflüsse als bedeutsam zu erkennen gelernt haben.

Bei der Suche nach den pathogenetischen Faktoren ist im Auge zu behalten, daß wir zwar in unserem psychosomatischen Modell zwischen »organisch« und »psychisch« aufgrund guter klinischer Beobachtungen unterscheiden, daß aber zwischen beiden Faktorengruppen »Ergänzungsreihen« – wie Freud (1916-17, S. 360) es bezeichnet hat – bestehen. Sehr gut kommt dies in George Engels Begriff der »somatopsychisch-psychosomatischen Störungen« (Engel 1962; Engel und Schmale 1967) zum Ausdruck; er bedeutet, daß hereditäre Faktoren die psychische Verwundbarkeit mitbestimmen und also in ein psychoneurotisches bzw. psychosomatisches Geschehen einbezogen werden können. Es handelt sich, genau genommen, um »interacting variables« (sich gegenseitig beeinflussende Variable). Bereits in den soeben zitierten *Vorlesungen* hat Freud die Frage gestellt: »Sind Neurosen exogene oder endogene Krankheiten, die unausbleibliche Folge einer gewissen Konstitution oder das Produkt gewisser schädigender (traumatischer) Lebenseindrücke, im besonderen: werden sie durch die Libidofixierung (und die sonstige Sexualkonstitution) oder durch den Druck der Versagung hervorgerufen?« (a. a. O., S. 359) Die Einwirkung erbgenetischer Momente auf die Entstehung psychosomatischer Krankheiten – neben primär psychischen Traumen – kann ebenso wie bei den Neurosen als gegeben vorausgesetzt werden. Es kommt jedoch darauf an, die Lokalisierung des pathologischen Geschehens in der Ergänzungsreihe möglichst exakt zu machen. Welche Bedeutung gewinnt ein erbgenetischer Faktor, welche ein psychischer für das Verhalten, die Entwicklung der Trieb- und Realitätskontrolle, und wie können traumatische Erfahrungen auf eine so vorbereitete Charakterstruktur wirken? Kurz: Was wird überhaupt zum Trauma? Was *kann*, was *muß* traumatisch wirken?

Es leuchtet ein, daß es keine praktizierbare psychosomatische Medizin ohne eine Spezifitätslehre geben, daß Spezifität jedoch hier nur als *dynamisches Geschehen*, als Interaktion variabler Faktoren definiert werden kann. Die Ätiologie psychosomatischer Leiden schließt nämlich vererbte und sozialstrukturelle Momente ein; beide wirken auf alle Instanzen des psychischen Apparates. Mit der Arbeitshypothese der zweiphasigen Verdrängung wird es möglich, einen Krankheitsprozeß, der auf zwei Ebenen, zunächst mit einer psychischen, dann mit einer somatischen Symptombildung, verläuft, in seiner Abfolge besser zu verstehen. Konstitutionell verstärkte oder abgeschwächte Organfunktionen können unter diesem Gesichtspunkt eine Schlüsselposition einnehmen. Das Hungergefühl beispielsweise, das von einer überstarken Magensaftsekretion herrührt – und zwar einer erblich bedingten – wird zu einer zentralen Erfahrung, die andere Aktivitäten des Individuums zu beeinflussen vermag. Das gleiche gilt von einem gesteigerten motorischen Bedürfnis, dem vielleicht eine anlagebedingte aggressive Triebstärke zugrunde liegt usw. Vornehmlich solche Konstitutionsvarianten, die sich unmittelbar in Triebbedürfnissen repräsentieren oder mit ihnen in Konflikt geraten, erweisen sich häufig als spezifische Determinanten des Krankheitsgeschehens. Sie machen für bestimmte Erfahrungen, primäre Lernvorgänge der Sozialisation, besonders empfindlich oder unempfindlich. Die Ich-Entwicklung findet diese Gegebenheiten vor und ist vor schwierige Anpassungsaufgaben gestellt, ganz abgesehen davon, daß wohl auch die Ich-Struktur in ihrer Differenzierung und Leistungsfähigkeit von Individuum zu Individuum variiert. Auch die Ich-Fähigkeiten müssen zum Teil als schwankende Begabungsqualitäten aufgefaßt werden.

Das Zusammenspiel, die Interaktion dieser Organisationszentren unseres psychischen Apparates, ist Schicksalen unterworfen. Dem Ich fallen dabei die integrativen Aufgaben zu; das Über-Ich repräsentiert eine verinnerlichte Befehlsgebung gemäß dem sozialen Wertgefüge, und das Es repräsentiert die Trieborganisation. Gemeinsam formieren sie die jeweilige individuelle Charakterstruktur im Sinne spezifischer Erlebnis- und Verhaltensweisen; in diesem vielfältigen Zusammenwirken werden die Reaktionsweisen, die Belastbarkeit eines Charakters für ungewöhnliche Erfahrungen vorbereitet, seien es Traumen im Sinne des Objektverlustes, sei es Einbuße an narzißtischer Gratifikation. All dies bestimmt darüber, ob eigentümliche und vorherrschende Charakterzüge nicht mehr einen Ausgleich der unterschiedlichen Interessen, sondern den Ausdruck krankhafter Störungen darstellen. Haben solche Störungen sich durchgesetzt, so dient das psychoneurotisch deformierte Verhalten nicht mehr der Aufrechterhaltung eines fließenden, im Lebensvollzug sich wandelnden Anpassungsgleichgewichtes, es hat sich vielmehr eine Einförmigkeit der Reaktion, man könnte sagen: eine Charaktermonotonie, hergestellt. Derart typische Reaktionsbildungen und Abwehrmechanismen sind nach unserer Theorie die Vorbedingung für den Übergang des alloplastischen in das autoplastische Geschehen, von einem Verhalten, dessen Aktivität sich nicht mehr nach außen, auf Objekte draußen in der Welt, sondern auf das Objekt des eigenen Körpers, die eigene Körperfunktion richtet. Jede dieser charakterneurotischen, symptomneurotischen oder psychosomatischen Reaktionen ist eine spezifische Antwort auf ein kompliziertes Reizgeschehen, das heißt eine belastende Erfahrung, deren Ansatzpunkte auf den gesamten psychischen Apparat verteilt sein können. Zusammen bilden sie die spezifische Dynamik eines somatopsychisch-psychosomatischen Geschehens.

Es sei hier an Freuds Bemerkung erinnert, daß ein psychisches Trauma, je früher es das Individuum treffe, desto folgenschwerer sich auszuwirken pflege. Das bedeutet, daß in den Krankheitsneigungen, die »konstitutionell« bedingt erscheinen, frühe seelische Traumen und ihre psychosomatische Auswirkung verborgen sein können. Ein bestimmtes Trauma kann besonders wirksam gewesen sein, weil es auf ein Individuum mit einer angeborenen höheren psychischen Empfindlichkeit – also mit einer niedrigen Reizschwelle – getroffen ist. Diese Traumen sind, wie Freud sagt, »um so folgenschwerer, weil sie in die Zeiten der unvollendeten Entwicklung fallen«. (a. a. O., S. 376) Er vergleicht sie mit dem Nadelstich in die in Zellteilung begriffene Keimanlage, der schwere Entwicklungsstörungen zur Folge hat. Mit einem Begriff Max Schurs (1955) zu sprechen: »Desomatisierungsvorgänge« (Zurückdrängung körperlicher Korrelate emotioneller Erregung) können durch traumatisch wirksame Erlebnisse eine definitive Behinderung erfahren. Oder es kann schon bei geringer Belastung ein Rückgriff auf die charakteristischen körperlichen Affektkorrelate der frühen Kindheit erfolgen, vor allem den Angstaffekt und seine Ausdrucksformen. Die Kraft zur Neutralisierung von Energie ist im Ich dann geschwächt. Mit dieser Bemerkung spielen wir auf die Theorie von Heinz Hartmann (1964) an, es müsse dem Ich gelingen, Triebenergie von ihren ursprünglichen Zielen abzuziehen, zu »neutralisieren« und sich selbst zunutze zu machen, ohne daß dabei aufwendige Konflikte mit Es und Über-Ich entstehen. Nur so könne es sich mit eigenen Zielen gegen die ältere Organisationsform der Triebe, das Es, zur Geltung bringen; unter Umständen auch gegen die innere Präsenz der gesellschaftlichen Normen des Verhaltens, gegen das Über-Ich.

Dabei ist zu bedenken, daß im Akt der *Regression* niemals das ursprüngliche, infantile psychosomatische Gesamtmilieu wieder erreicht werden kann. Ontogenetische Reifungsschritte können nicht beliebig zurückgenommen werden. Die Reaktionsformen, die für das erste, zweite oder dritte Lebensjahr psychosomatisch charakteristisch und adäquat waren, sind nicht mehr verfügbar. Doch der unbewältigbare affektive Druck, die psychische Erregtheit des Individuums, sucht nach solchen vom Ich nur schwach gebremsten somatischen Ausdruckskorrelaten. Es ist unsere Vermutung, daß die in der Phantasie erstrebte Rückkehr zu bestimmten infantilen Befriedigungsformen oder Abwehrleistungen deshalb krank macht, weil dem Organismus die regressive Anpassung, wie sie hier gefordert wird, nicht mehr möglich ist. Es ist ihm unmöglich, das biologisch *infantile* Korrelat der Emotion zustande zu bringen. Der Kompromiß zwischen den realen Möglichkeiten des Organismus und einem stürmischen, auf die Außenwelt keine Rücksicht nehmenden Verlangen nach Abhilfe – sei es eines auf Befriedigung pochenden Triebwunsches, sei es starker Angsteinwirkung – vollzieht sich dann in der pathologischen Leistungsveränderung. Das ist freilich nur *ein* Aspekt der Kompromißbildung; ein anderer liegt in den viel stärkeren aggressiven und libidinösen Möglichkeiten des erwachsenen Individuums und deren autoplastischen Auswirkungen. So wie das reife Individuum libidinös und aggressiv sich viel nachhaltiger zur Geltung bringen kann als das Kind, so vermögen auch die pathologischen autoplastischen Einwirkungen der Aggression schwere, chronische und unter Umständen tödliche Folgen herbeizuführen.

Morton Reiser (1966) hat darauf hingewiesen, »das Aufnehmen nicht-psychologischer Spezifitätsfaktoren in die allgemeine Theorie der psychosomatischen Krankheit« berge die Gefahr in sich, daß »unvollständiges psychologisches Verstehen mit unvollständiger physiologischer Information in Einklang gebracht wird« (a. a. O., S. 573, übersetzt vom Autor). Aus der unbekannten Vielzahl krankmachender Faktoren wird in der Arbeitshypothese der zweiphasigen Verdrängung folgender Sachverhalt hervorgehoben: die Chronifizierung eines Leidens mit ausgesprochen somatischer Beteiligung – um klassische psychosomatische Krankheiten zu nennen: eines Asthma bronchiale, eines Ulcus pepticum, einer Colitis ulcerosa – kann nur auf dem Boden einer vorgegebenen psychoneurotischen Struktur erfolgen. Damit ist nicht nur nicht geleugnet, daß eine Ergänzungsreihe der Wirksamkeit zwischen Anlagefaktoren und Traumen besteht, sondern es wird sogar behauptet, daß beide Faktoren wechselseitig spezifische Wirkungen aufeinander ausüben. Das bedeutet, daß, von extremen Fällen der Ergänzungsreihe abgesehen, chronische Organsymptome sich regelmäßig bei Personen finden, bei denen zuvor bereits ein Versuch der psychischen Konfliktlösung stattgefunden hat – eine Konfliktlösung mit pathologischem Ausgang freilich. In der Struktur dieser jeweiligen Psychoneurose ist Anlagefaktoren – z. B. Varianten der Differenzierungsform des Ich – durchaus eine Rolle zuzubilligen. Doch was den psychosomatisch arbeitenden Arzt betrifft, so interessiert er sich weniger für die Anlagefaktoren als dafür, wie und bis zu welchem Grade Erlebnis- und Verhaltensmobilität trotz diesen Faktoren möglich ist. Natürlich befriedigt es ihn zu wissen, daß wahrscheinlich bei all den Fällen, die man somatopsychisch-psychosomatisch verstehbare Magengeschwürkrankheiten nennen darf, eine überschießende Magensaftabsonderung eine bedeutsame Rolle spielt. Die eigentliche Aufgabe jedoch, die psychosomatische Therapie, erblickt er darin zu erproben, wieweit durch eine Stärkung der Ich-Funktionen, der integrativen Ich-Leistungen, sowohl die primär somatischen Belastungen wie auch die im sozialen Verkehr zwischen den Individuen entstandenen Traumen in ihrer Auswirkung korrigiert werden können; korrigiert derart, daß eine angemessene alloplastische Einstellung zur Realität und ein entsprechendes Verhalten zustande kommt.

Bereits bei Freud findet sich ein Hinweis auf die Zweiphasigkeit des Verdrängungsvorganges: »Alle Verdrängungen geschehen in früher Kindheit; es sind primitive Abwehrmaßregeln des unreifen, schwachen Ichs. In späteren Jahren werden keine neuen Verdrängungen vollzogen, aber die alten erhalten sich und ihre Dienste werden vom Ich weiterhin zur Triebbeherrschung in Anspruch genommen. Neue Konflikte werden, wie wir es ausdrücken, durch ›Nachverdrängung‹ erledigt.« (Freud 1937, S. 71) Unsere Beobachtungen setzen an diesem nur vage angedeuteten Vorgang der »Nachverdrängung« ein, wobei unsere Hypothese ist, daß die Nachverdrängung sich nicht nur auf den psychischen Apparat auswirke, sondern daß es dabei auch zu autoplastischen Funktionsveränderungen an einem Organ oder einem physiologischen Organsystem – z. B. dem peripheren Kreislauf – komme. Psychosomatische Krankheiten chronischer Art entwickeln sich nach unserer Hypothese immer dann, wenn die Abwehrversuche mit den dem Individuum vertrauten psychischen Mitteln nicht mehr ausreichen. George Engel und J. R. Schmale (a. a. O.) haben der Erfahrung von

Hilflosigkeit und *Hoffnungslosigkeit* eine besondere Bedeutung beim Zusammenbruch der psychischen Abwehrvorgänge und dem Rückgriff auf autoplastische Veränderungen von Organleistungen zugesprochen. Das in diesem Bereich entscheidende Problem, das noch der Erforschung harrt und für das es sicher nicht nur eine, sondern eine Reihe von Lösungen gibt (entsprechend der Lokalisation einer pathologischen Reaktion in der Ergänzungsreihe), lautet: warum erfolgt keine Verstärkung der ursprünglichen psychoneurotischen Störungen oder kein Umschlag in eine Psychose, sondern eben dieser Umschlag in die Störung somatischer Funktionen oder die Zerstörung des jeweiligen biologischen Substrats einer Leistung?

Zur Illustration dessen, was wir mit zweiphasiger Abwehr meinen, sei die Krankengeschichte eines jetzt 75jährigen Patienten in Umrissen dargestellt. Wir sind mit ihm im Rahmen eines noch nicht abgeschlossenen Projektes bekannt geworden, in dessen Verlauf wir in Zusammenarbeit und mit Unterstützung der Chirurgischen Universitätsklinik Heidelberg unausgelesen Patienten nachuntersuchen,[3] bei denen nach einer mehr oder weniger langen Vorgeschichte eine Gastrektomie (die operative Entfernung des geschwürig erkrankten Magenteiles) vorgenommen wurde. Solche Patienten-Gruppen bekommt der Psychoanalytiker normalerweise nie zu Gesicht. Das Leiden der Kranken wurde von ärztlicher Seite zunächst als ein körperliches aufgefaßt. Wenn sich dann schwere narbige Veränderungen am Magen, an dem sich immer wieder neue Geschwüre bilden, entwikkelt haben, ist der operative Eingriff das Mittel der Wahl. Bei unseren Nachuntersuchungen versuchten wir, uns ein Bild von der Persönlichkeit und ihrer Krankheitsvorgeschichte zu machen; unter welchen Umständen hatte das Magenleiden begonnen und unter welchen sich chronifiziert?

Unser 75jähriger Patient war gelernter Koch und betrieb bis zum Ende des Zweiten Weltkrieges ein Restaurant mit gutem Erfolg, er hatte viele Bekannte und Freunde, war kinderlos verheiratet, was auf eine Konzeptionsunfähigkeit seiner Frau zurückgeführt wurde. Pathologisch auffällig schien zunächst nur, daß der Kranke in seinen dreißiger und vierziger Jahren erheblich übergewichtig war – zirka 30 Kilogramm. Befaßte man sich genauer mit der Biographie des Kranken, so stellte man fest, daß es sich um eine ausgesprochene Überfütterungsfettsucht handelte. Der Patient hatte einen ungeheuren Appetit und versicherte, daß es ihm nicht die geringsten Schwierigkeiten bereite, bei einer Mahlzeit zwei Hähnchen zu verzehren. Orale Gratifikationen spielen eine alles beeinflussende Rolle in seinem Leben. Er befriedigt die meisten seiner libidinösen Bedürfnisse im Essen, quantitativ wie qualitativ; aber er drückt auch seine Zuneigung unter diesen Gesichtspunkten aus, z. B. schickte er seiner Frau, die in seinem Restaurant das Buffet leitete, vor der mittäglichen Arbeitsbelastung eine von ihm ästhetisch appetitanregend zubereitete Speise. Man gewann den Eindruck, daß er es nicht bedauerte, bei ihr ohne Kinder sein Leben verbracht zu haben, nachdem er sich in der eigenen Kindheit bei großem Hunger einer strikten Verteilung der Speisen unter den Geschwistern hatte unterordnen müssen.

Wenn unser Patient Grund hatte, sich über irgend etwas zu ärgern, so schob ihm seine Umgebung wortlos eine Kanne mit Milchkaffee hin. Hatte er sie ausgetrunken, dann war auch sein Zorn verraucht. In diesem Zustand oraler Libidofixierung und oral aggressiver Abreaktion (dem gierigen Trinken und Verschlingen) – in diesem Milieu sofort verfügbarer Befriedigung für seine Triebspannungen – erledigte der Patient durch viele Jahre einen Arbeitstag von 14 bis 16 Stunden und war dabei im wesentlichen seelisch und körperlich ausgeglichen. Retrospektiv kann man ihn als einen jener charakterneurotischen Patienten ansehen, denen es gelingt, ihre Umwelt und ihre neurotischen Bedürfnisse aktiv miteinander in Harmonie zu bringen. Der Patient ist nie recht krank gewesen und hatte niemals Magenbeschwerden gehabt. Diese Gleichgewichtslage wurde traumatisch gestört, als er 55 Jahre alt war. Im letzten Kriegsabschnitt besetzten amerikanische Truppen seinen Wohnort, zwangen ihn, in wenigen Stunden Haus und Restaurant zu räumen. Der Patient reagierte auf den Räumungsbefehl mit einem ungezügelten Wutanfall, indem er ziellos hin und her rennend wie ein Tier brüllte. Dann schlug seine Reaktion in krampfhaftes Weinen um. Innerhalb der folgenden vierundzwanzig Stunden traten heftige krampfhafte Schmerzen im Oberbauch auf. Später bildete sich eine typische Magenanamnese mit frühjährlichen und herbstlichen Gipfeln der Beschwerden. Während der nächsten vierzehn Jahre trat eine langsame Verschlechterung des Zustandes ein. Röntgenologisch wurden vielfach Magengeschwüre nachgewiesen.

Der Patient war nicht in der Lage, sich abzufinden oder seine Trotzreaktion gegen dieses von ihm als ungeheuerlich empfundene Trauma aufzugeben. Nie wieder hat er sein Restaurant betreten, nie wieder als Koch gearbeitet.

Nach vierzehn Jahren traf ihn abermals ein schweres Trauma. Ein Schwager prellte ihn um eine erhebliche, von ihm sauer verdiente Summe Geldes. Der Kranke antwortete mit tagelang sich wiederholenden Wutanfällen und hatte deutliche Tötungsabsichten gegen den Verwandten. Gleichzeitig verschlimmerte sich schlagartig sein Magenleiden; es traten permanente Schmerzen auf, der Patient kam körperlich herunter und vertrug schließlich außer

Milch kaum noch Speisen. Eine Gastrektomie, die ein Jahr nach dem Trauma ausgeführt wurde, führte zu völliger Beschwerdefreiheit. Zum ausgeglichenen Zustand, in dem der Patient sich jetzt befindet, mag auch eine überraschend gewährte orale Beschwichtigung durch die Nichte des Kranken, die Tochter eben jenes Schwagers, der ihn um das Geld geprellt hat, beigetragen haben. Sie lud den Patienten ein, sich aus ihrer Küche und ihrem Keller mit Nahrungsmitteln zu versorgen. So geht der Patient jetzt jede Woche in dieses recht wohlhabende Haus, um sich für seinen immer noch fabelhaften Appetit einzudekken.[4]

Der Fall sollte modellhaft und überdeutlich den Vorgang der zweiphasigen Abwehr bedrohlich anwachsender Triebbedürfnisse sichtbar werden lassen. Im ersten Abschnitt gelang es dem Patienten, wie gesagt, mit Hilfe oraler Gratifikationen seine Triebspannungen zu mäßigen. Außer der Fettsucht kam es zu keiner eklatanten Symptombildung, hingegen entwickelte sich ein im emotionalen Bereich fixierter oraler Charakter. Es trat die übliche Ich-Spaltung ein. Was die Triebkontrolle betrifft, blieb das Ich in der Behandlung dieser infantilen Triebbefriedigungen oraler Art wenig einflußreich; es hatte einzuwilligen. Es kam zu einem Arrangement, in dem das Ich auf die oralen Triebsättigungen keinen Einfluß nahm, während der übrige Ich-Anteil dem Patienten zu einer realitätsgerechten Anpassung und leistungsbezogenem Verhalten verhalf. Der Prozeß des Spezifischwerdens der Abwehr, nämlich des Ausbaus eines Systems kurzfristiger Triebbefriedigungen in bezug auf ein imperativ sich meldendes Triebbedürfnis, ist offenkundig. Die Hunger signalisierende Hypersekretion wird als physische Motivation wirksam. Wir sehen, wie ein Organ, dessen Funktionen im normalen Leben nur eine gelegentlich deutliche, meist unterschwellige psychische Repräsentanz besitzen – nämlich im Zustand längerer Leere oder an der Grenze der Sättigung –, durch das Überschießen einer Funktion einen bestimmenden und spezifischen Einfluß auf die Charakterbildung erhält. Das Ich wird in hervorstechender Weise durch Sensationen beeinflußt, mit denen sich eine Organfunktion, die Übersekretion, psychisch zu repräsentieren vermag; also durch Hunger. Er wird realitätsentsprechend gestillt; die Sicherungen gegen die im Hunger sich ankündigenden Gefahren werden durch Vorkehrungen erreicht. Der Patient baut sich eine Art Tischlein-deck-dich-Welt auf. Die Aktion gegen die Unlust bleibt auf der Ebene psychischer Vorgänge und eines aus diesen Erlebnissen gesteuerten Verhaltens. Man erkennt, daß dieses zum Essen Getriebenwerden etwas Zwanghaftes enthält; es stellt eine Abwehr von Vitalangst (Verhungerungsangst) dar. Die Sequenz: Wahrnehmung – Empfindung – Verhalten als solche ist nicht gestört. Das geschieht erst unter der zweimaligen Bedrohung seines Sicherungssystems gegen orale Unlust. Jetzt heißt die Sequenz: Wahrnehmung (Trauma) – Empfindung (Vitalbedrohung, Verhungerungsangst, was Verlustangst überhaupt anzeigt) – Symptom (heftiger Magenschmerz).

Unter der massiven Bedrohung des Systems der Gratifikationen treten die Repräsentationen der Sekretionsleistung – die Hungergefühle – zurück. Was jetzt am Magen geschieht, ist die autoplastische Überwältigung der Magenfunktionen durch ohnmächtige Wut. Der Magen »verkrampft« sich; und dieses psychosomatische Affektkorrelat macht seinen Einfluß gegen die gleichzeitigen repressiven Wünsche nach Nahrung = Schutz in großer Notlage geltend. Dieser widersprüchlichen, gleichzeitig ergotropen und trophotropen Innervation ist das Organ nicht gewachsen. Es bildet sich die Funktionsanomalie mit der psychischen Repräsentation

»Schmerz« heraus. – Dies waren die konstituierenden Elemente für die *Chronifizierung* der Krankheit.

Als dem Patienten die Nahrungsquelle weggenommen wird, reagiert er im Stile eines infantilen Wutausbruchs, in dem sowohl primär an der Desomatisierung gehinderte Erregungsqualitäten wie auch regressiv sich resomatisierende Affekte beteiligt sind. Zweifellos ist bei dem Kranken die infantil-orale Charakterstruktur von Zügen ebensolcher infantiler Analität durchsetzt. Das ist daran abzulesen, daß sein Trotz nicht zu brechen war. Der Kranke regredierte in die passiv infantile Haltung eines Empfängers von Rente und Geschenken der Nichte. Und wie er den Trotz nicht aufgeben kann, so kann er auch sein Symptom nicht mehr abschütteln. Beide haben einen Zustand von sich selbst verstärkender Automatisierung erreicht. Es sieht so aus, als ob ein emotioneller Erregungszustand im Unbewußten Dauerspuren hinterlassen, eine definitive »Programmierung« des widersprüchlichen Affektkorrelates stattgefunden hätte.

Eine andere Studie, in der wir die Entstehungsgeschichte der Störung der Regelblutungen (sekundäre Amenorrhoe) zu verfolgen bestrebt sind, hat erwiesen, daß die Vermeidung primitiver Inzestwünsche in einem sonst heftig unterdrückenden, sexualfeindlichen Milieu eine ähnlich bestimmende Rolle spielte. In einer ersten Phase organisierte sich das Ich unter dem Einfluß sehr terroristischer Über-Ich-Verbote. Es kam zu einer weitgehenden Verleugnung der Wahrnehmung sexueller Inhalte, sei es eigener sexueller Bedürfnisse, sei es sexueller Phänomene der Außenwelt. Eine diese Abwehr durchbrechende Konfrontation mit der sexuellen Realität, die Begegnung mit einem Exhibitionisten, wirkte dann so traumatisch, daß eine Veränderung der zyklischen Leistungen des weiblichen Sexualorganes, eine sekundäre Amenorrhoe, sich entwickelte. Durch autoplastische Veränderungen der Organfunktionen wurde die Verleugnung auf der Ebene somatischen Geschehens fortgesetzt, nachdem sie mit psychischen Mitteln auf der Ebene der Realitätswahrnehmung nicht mehr aufrecht zu erhalten war. Möglicherweise ist bei diesen Patienten das zyklische hormonelle Geschehen durch genetische Anlagefaktoren leichter beeinflußbar oder verwundbar, als es normalerweise der Fall ist. Den Charakter eines spezifischen Signals, das eine Gefahr anzeigt, erwirbt diese Verwundbarkeit jedoch erst, wenn dem Ich kein anderer Anpassungsweg für die Abwehr von angsterweckenden Erfahrungen mehr offen zu stehen scheint. Erst jetzt hat sich die spezifische Bedingung für eine sekundäre Amenorrhoe hergestellt. Die psychosomatische Störung steht nach wie vor im Dienste der psychoneurotischen (vom sozialen Milieu erzwungenen) Charakterentwicklung.

Die »Nachverdrängung« wird also nicht nur als *psychischer* Abwehrmechanismus wirksam, sie erreicht über unbewußt bleibende Korrelate auch Organfunktionen – bis hin zur irreversiblen Leistungsstörung. Da Krankheiten die Tendenz haben, unter dem Einfluß ungelöster psychischer Konflikte und in der Rolle einer Ersatzfunktion von Triebbefriedigungen sich selbständig zu machen, entsteht daraus alsbald eine neue Gefahr, die man mit dem Begriff der *Zerreißung des psychosomatischen Simultangeschehens* andeuten kann. Unter dem Eindruck des intrapsychisch wirkenden Streß wird biologischen Prozessen Vorschub geleistet, die nicht mehr einer Gesamtsteuerung des Organismus unterstehen. Die nunmehr sich entwickelnden Symptome haben den Charakter von »Notfallfunktionen« psychosomatischer Art; sie verhindern um den Preis der Krankheit, der lokalisierten Symptomatologie, den Zusammenbruch der Gesamtstruktur der leib-seelischen Persönlichkeit. Die Folge sind schwere Krankheiten, oft tödliche, weil dem Ich, bewußt-unbewußt, die Hoffnung verloren gegangen ist, durch das Symptom noch eine Verbesserung seiner Lage zu erreichen. Auf mehrfache Weise tritt dann der Zerfall des psychosomatischen Simultangeschehens ein; lokale Effekte der Funktionsstörung oder degenerative Prozesse und narbige Veränderungen beschwören definitive Folgezustände und Leistungsstörungen herauf, sobald das Ich die Belastungen, denen es sich gegenübersieht, nicht mehr ertragen zu können glaubt. Es ist die Physiologie der Hoffnungslosigkeit, mit der wir es hier zu tun haben, und es wäre ein Irrtum, sie einseitig konstitutionellen Faktoren zuzuordnen und nicht in Betracht zu ziehen, daß die Anlagefaktoren erst unter den sozial erworbenen Verhaltensweisen, in den früh erworbenen Objektbeziehungen also, einen spezifischen Stellenwert im psychosomatischen Gesamtgeschehen einer Person bekommen. Schließlich sind es neue Traumen, die den Zustand der Hoffnungslosigkeit, das Erlebnis des Aufgegebenseins und des Aufgebens, wie Engel es formuliert hat, hervorrufen und die auf dem Boden der bereits fixierten Charakterstruktur die chronische Krise, den chronischen Konflikt mit der Physiologie der Hoffnungslosigkeit erzeugen.

Psychoanalytische Anmerkungen zur psychosomatischen Krankheitsentstehung

1. Skizze der theoretischen Prämissen

Die Crux der psychosomatischen Medizin ist die Unabsehbarkeit der Krankheitsereignisse, mit denen sie es zu tun hat. Die Erreger infektiöser Erkrankungen sind uns ziemlich vertraut. Welche sozialen Faktoren zu seelischer Verkrüppelung und chronischem Siechtum der Individuen beitragen, ist noch unbekannt, und zwar deshalb, weil die These, man werde die sozial vermittelten Krankheiten in den Griff bekommen, indem man lernt, den Möglichkeiten menschlicher Symptombildung durch Drogen und durch operative Techniken Schach zu bieten, nicht stimmt. Während die Medizin in ihrem Hauptfeld mit dieser palliativen Therapie sich keineswegs zufriedengibt, begnügt sie sich im seelischen Bereich mit weit fragwürdigeren Maßstäben, zu unser aller Schaden, weil eben nicht mehr die Infektionskrankheiten und nicht mehr die Altersleiden, die noch vor hundert Jahren die Menschheit plagten, diejenige Krankheitsgruppe darstellen, von der die größte Bedrohung ausgeht.

Zunächst ist festzustellen, daß die Abgrenzungen unklar sind. Welche sozialen Konstellationen müssen gegeben sein, damit eine pathologische Reaktion eintritt, und welche, damit eine pathologische Reaktion wieder verschwindet – z. B. im Laufe der Reifungsschritte – und nicht in Chronizität endet? Eine zweite Frage ist nicht weniger wichtig und nicht weniger unentschieden: Welche Krankheiten überhaupt sind psychosomatisch in dem Sinn, daß sie der Psychotherapie sich als zugänglich erweisen? Wobei unter Psychotherapie ein Verfahren verstanden wird, welches die Ich-Leistungen des Patienten zugunsten eines erweiterten Selbstverständnisses zu stärken sucht. Verbesserte Realitätseinschätzung soll zu einer angemesseneren Konfliktlösung befähigen.[5]

Medizin als angewandte Wissenschaft hat bisher unbesehen die anthropologischen Entwürfe, die sie in den verschiedenen Epochen vorfand, für sich übernommen. Seit dem gewaltigen Fortschritt, den die Entdeckungen Freuds auf dem Gebiete der Psychopathologie gebracht haben, ist sie zum ersten Mal in Führung gegangen. Sie entwickelt jetzt selbst eine Anthropologie, von der Sozial- und Geisteswissenschaften die Maßstäbe borgen. Dennoch kann sie natürlich nicht über alle Eigentümlichkeiten der menschlichen Existenz Aussagen machen. Die psychoanalytische Kompetenz reicht genau so weit, wie es ihr gelungen ist, eine psychoanalytische »Metapsychologie« zu entwickeln.[6] Wie jede Wissenschaft strebt die Psychoanalyse theoretisch formulierbare Aussagen an, in ihrem Fall über die Vorgänge im »psychischen Apparat«, im Falle organischer Erkrankungen über »Triebschicksale.«[7] Wir haben an anderer Stelle[8] den Zusammenhang zwischen Psychoneurotischen bzw. charakterneurotischen Erkrankungen einerseits und psychosomatischen andererseits unter dynamischen und genetischen Gesichtspunkten skizziert. Der Fall, den wir herangezogen haben, ist ein Musterbeispiel; die Daten, mit denen wir in der alltäglichen Praxis konfrontiert sind, nehmen sich in den allermeisten Fällen wesentlich komplizierter aus. Es ist die Aufgabe einer Metapsychologie, theoretische Formeln oder Modelle zu entwickeln, in denen diese pathologischen Prozesse möglichst vollkommen, möglichst unter Beibehaltung ihrer zunächst widersprüchlich erscheinenden Tendenzen beschrieben werden können. Wie wichtig solche Theoriebildung auch für die Therapie ist, geht aus einer lapidaren Empfehlung hervor, die Freud einmal gegeben hat: »Ich möchte Ihnen raten,

Ihren therapeutischen Ehrgeiz zu vergessen und zu verstehen, was wirklich geschieht. Wenn Sie das getan haben, wird die Therapie schon von alleine kommen.«[9]

Der Psychoanalytiker darf bei seiner Arbeit nie vergessen, daß »Trieb« ein heuristischer Begriff ist. Wir erleben nicht Triebe, sondern deren psychische Repräsentanz, ihre Abkömmlinge als Motivationen, Bedürfnisse, Zielvorstellungen. Triebe schaffen die Vital*struktur* und die *Dynamik* der vitalen Grundbedürfnisse. Sie werden nur zu einem Teil bewußt; viele ihrer Aspekte dürfen entsprechend den jeweils geltenden gesellschaftlichen Verhaltensnormen nicht bewußt werden. Sie verwirklichen sich unter dem andauernden Repressionsaufwand des Ich. Darin zeichnet sich ein spezifisches »Triebschicksal« ab, das eng mit der Pathogenese neurotischer und psychosomatischer Krankheiten verknüpft ist. Triebäußerungen sind ihrer Natur nach psychosomatisch, die Erregung, die sie bewirken, ist eine nervöse und eine erfahrene, erlebte Unruhe. Die dem »Trieb« innewohnende Dynamik stößt auf Widerstände der sozialen Umwelt, des eigenen Gewissens (Über-Ich) und schließlich auf die kritische Einstellung des Ich. In der Dialektik zwischen Triebspannungen und den Einstellungen des sozialen Milieus zu ihnen werden die Stimmungen und Verstimmungen erzeugt. Sie sind für Lebenslust oder -unlust entscheidende psychosomatische Verlaufsgestalten. Je entwickelter die Persönlichkeit, desto stärker hängt eine Stimmung oder Gestimmtheit auch von der Billigung des bewußten kritischen Ich ab. Das Ich kann dann ihm plötzlich sich aufdrängende Stimmungen zurückweisen, ist ihnen nicht widerstandslos ausgeliefert. Manie und Melancholie enthalten in extremer Weise Stimmungen, denen das Ich nicht zu widerstehen vermag.

Seinem Bedürfnis nach Genauigkeit folgend, formulierte Freud einmal: »Einer gleichförmigen Ausdrucksweise zuliebe wollen wir die Tatsache, daß ein Trieb nicht befriedigt werden kann, Versagung, die Einrichtung, die diese Versagung festlegt, Verbot, und den Zustand, den das Verbot herbeiführt, Entbehrung nennen.« (Freud 1927, S. 331) Die Analyse der triebhaften Vitaläußerungen kann gar nicht stattfinden ohne Einbeziehung der sozialen Konventionen, die sich diesen Vitalkräften entgegenstellen. Hier werden Versagungen bereitet und Entbehrungen erlitten. Und indem wir derart »Triebschicksale« erforschen, erweitern wir unsere Beobachtungsbasis. Denn aus religiösen Gründen oder unter dem Druck irdischer Sanktionen verzichten und entbehren wir als leibhaftige Wesen und nicht als Geister. Das Individuum soll sich sozialen Ordnungen – ökonomischen, rechtlichen, religiösen – anpassen. Die Widersprüche, auf die es trifft – außerhalb seiner selbst, in sich selbst –, lassen sich nur selten ganz und gar schlichten. Die Identifikationen, die das Individuum vollzieht, geraten dabei miteinander in Kollision. Aus dieser weit mehr unbewußt bleibenden als bewußt werdenden Erfahrung vielfältiger Konflikte entstehen, gemäß den erweckten Affekten und Stimmungen, fortwährend Modifikationen des psychosomatischen Simultangeschehens. Mögen die Entbehrung, die aus dem Verbot, die Schuld, die aus der Übertretung des Verbotes entstehen, wie immer geartet sein, im Grunde ist der unabwendbare Verlauf in allen Fällen der gleiche: Triebspannungen rufen Affekte wach, bewegen das Individuum zu dem Verhalten, das den Triebwunsch zu befriedigen verspricht. Erfährt es Versagungen aus Zurückweisungen und Verboten, so schlägt die Stimmung um; doch noch in dieser Proteststimmung, in Zorn und Wut, ist die Hoffnung enthalten, die erstrebte Befriedigung zu erlangen. Dieser Erlebnisverlauf, in dem ein Individuum hofft, nach etwas strebt, enttäuscht wird, protestiert, plant und neue Anläufe zur Verwirklichung seiner

Wünsche unternimmt, ist mit erheblichen Schwankungen physiologischer Prozesse, mit natürlicher Unruhe verbunden. Erst wo Resignation sich ausbreitet, Hoffnungslosigkeit, entsteht eine physiologische Monotonie, die unnatürlich ist. Und diese Physiologie der Hoffnungslosigkeit scheint der Nährboden für eine Reihe pathologischer Reaktionen zu sein: Fehlregulationen, Verminderung der Abwehrkräfte usw. Es gibt aber auch die gegenteilige Grenzsituation, in der pathologische Anforderungen an den Organismus gestellt werden, sei es aus einer permanenten Selbstunsicherheit und Angst, sei es aus der Abwehr unbewußter Schuldgefühle. Diese permanente Überbelastung kann in eine »Insuffizienz-Kaskade« (Paul Rossier) einmünden, die eine Reihe von Notfallreaktionen des Organismus in Gang setzt und Zustände schafft, aus denen keine Rückkehr in ein normales Gleichgewichtssystem möglich ist. In derartigen Fällen sprechen wir von Zerreißung des psychosomatischen Simultangeschehens. Damit entrückt sich dieses Geschehen der normalen biologischen Unruhe, dient nur noch biologischen Selbsterhaltungsprozessen, die partikulär sind und einzig dem einzelnen Organ oder Organsystem, nicht mehr dem übergeordneten Organismus nützen. Allegorisch könnte man von einem Partialnarzißmus einzelner Zellsysteme, z. B. im Fall des krebsigen Wachstums, sprechen. Ist es einmal zu solchen Zerreißungen gekommen, dann ist auch jene Grenze erreicht, an der die Möglichkeit psychoanalytischer Therapie erlischt; diese Form der Desintegration vermag sie nicht zu beeinflussen.

2. Trauma und Strukturwandel

Der Analytiker scheut sich, erfolgreiche Behandlungen vor einem größeren Kreis ihrem Hergang nach zu beschreiben. Dem unbefangenen Leser geht es ebenso wie den Patienten; sie halten das, was sie hören, bzw. was sie als Zusammenhänge erkennen, zunächst für unglaubhaft. Die unserem rationalen Ich nicht unterstehenden psychischen Prozesse sind zu »fabelhaft«, als daß ein unmittelbares Verständnis für sie zu erwarten wäre. (Dann wäre im Grunde ja auch die Notwendigkeit nicht gegeben, diese Inhalte von den normalen Bewußtseinsinhalten streng abgesondert zu halten.) Die Krankheit von Fräulein U., 32 Jahre alt, Chefsekretärin, geschätzte und fähige Arbeitskraft, wird hier erwähnt, weil sie, ähnlich wie die des 75jährigen Ulcus-Kranken, die wir an anderer Stelle besprochen haben, ein Phänomen in scharfem Umriß erkennen ließ. Im Fall von Fräulein U. erscheint das Trauma in einem eindrucksvollen lebensgeschichtlichen Zusammenhang. Erst diese Verknüpfung von akutem Ereignis und präsent gebliebenen und hochgradig besetzten unbewußten Eindrücken läßt einen außergewöhnlichen äußeren Vorfall zum psychisch relevanten Trauma werden.

Fräulein U. wird in ihrem Büro von einer Explosion überrascht; die Druckwelle reißt sie vom Stuhl und wirft sie gegen die Wand. Sie ist, wenn überhaupt, nur kurz bewußtlos. Natürlich hat sie einen Schock erlitten. Nach einer Woche wird sie aus dem Krankenhaus entlassen, doch treten bald heftige Kopfschmerzen und Schwindel auf, die sie monatelang arbeitsunfähig machen. Schließlich scheint den behandelnden Ärzten zwischen objektivem Unfallgeschehen und den Beschwerden eine solche Diskrepanz zu herrschen, daß sie Fräulein U. dem Psychosomatiker vorstellen. Die ausgezeichneten Zeugnisse der Arbeitgeber und das ganz und gar dezente Auftreten der Patientin haben lange nicht den Verdacht einer Aggravation aufkommen lassen. Aggravation bedeutet nach geläufigem Sprachgebrauch die willkürliche Erlebnisverstärkung oder gar Vortäuschung von Beschwerden, die als Unfallfolgen gelten dürfen. Man traut Fräulein U. auch einen milden Betrug nicht zu, kann aber auch dem »Trauma« Explosion nicht die geschilderten Zustände zuschreiben.

Die anderthalbjährige psychoanalytische Behandlung erbringt Material, das uns erlaubt, das Explosionserlebnis in einen traumatischen Entwicklungszusammenhang zu bringen bzw. verschiedene in verschiedenen Zeiten aufgetretene Traumen in einem Wirkungszusammenhang zu sehen. Die durch die Analyse gewonnenen Aufschlüsse werden hier sehr verkürzt wiedergegeben: Mit sechs oder sieben Jahren wurde Fräulein U. nach einem anfänglichen harmlosen Nachlaufspiel von einem sechzehnjährigen Vetter mit dem Körper gegen eine Mauer gedrückt. Sie spürte die genitale Berührung, war blitzartig von einem ihr fremden Gefühl, das sie jetzt als sexuelles bezeichnet, überflutet, das sofort in eine Panik umschlug, als der Vetter sie nicht freigab. Das Erlebnis, vor allem seinen Gefühlsgehalt, hatte die Patientin völlig vergessen. Es tauchte wieder auf, als sie in der Lage war, eine häufig sich wiederholende Szene aus ihrer Tätigkeit mit dem vollen Gefühlsgehalt, den sie in ihr erweckte, zu erinnern und zu formulieren. Wenn sie zum Diktat gerufen wurde, mußte sie sich zwischen der Wand und dem Stuhl des Chefs hindurchzwängen, um zu ihrem Platz zu kommen. Im Fortgang der Analyse gestand Fräulein U. sich allmählich ein, daß sie in ihren acht Jahre älteren Chef verliebt ist. Sie vermeidet jeden Gedanken daran. Trotzdem drängte sich ihr halb bewußt und wie in einer momentanen

Exposition immer wieder das Phantasiebild auf, der Chef stehe auf, wende sich im Augenblick ihres Vorbeigehens um und halte sie liebevoll und stürmisch fest, während sie sich ganz an die Wand zurückziehe. Nichts dergleichen war jemals wirklich vorgefallen. – Schließlich ist noch zu erwähnen, daß die Patientin in ihren intimen Beziehungen frigide war, was sie nur vage mit der Bemerkung erklärte, der Partner sei ihr jeweils in der Intimsituation nicht als »der richtige« erschienen. Diese sich ihr plötzlich gegen ihre vorangegangene Verliebtheit aufdrängende Einsicht veranlaßte sie jedes Mal, sich so rasch wie möglich zurückzuziehen.

Die Explosion schaffte also mit Rücksichtslosigkeit – einer unbewußt ersehnten Rücksichtslosigkeit – eine traumatische Situation, die einer nachdrücklich herbeigewünschten, in Phantasien häufig ausgekosteten sehr nahekommt; und die ihrerseits die Reminiszenzen eines infantilen, sehr ambivalent erlebten Genitaltraumas in sich aufnimmt. Die vollständige Wiedergabe der Symptomgenese kann hier nicht unsere Aufgabe sein, auch nicht die der Therapie. Als die Patientin mit ihrer Erinnerungsarbeit so weit vorangekommen war, daß sie die Zusammenhänge so überblicken konnte, wie sie hier dargestellt wurden, waren ihr Kopfschmerz und die übrigen vegetativen Stigmata verschwunden und blieben es in einer Katamnese von mehr als zehn Jahren.

Den psychischen Traumen, denen wir in der Pathogenese der Neurosen begegnen, liegt regelhaft eine Erfahrung zugrunde, die zunächst als Schrecken, Angst – tendenziell sogar Todesangst – beschrieben wird; die Beimischung lustvoller Erlebnisse wird, nicht minder regelmäßig, erst viel später bewußtseinsfähig, wenn sich die Toleranz des Ich für die Betrachtung bisher abgewehrter Erfahrungen und Ereignisse verbessert hat. Freuds Differenzierung am psychischen Trauma betraf vornehmlich drei Merkmale. Ein im späteren Leben erfahrenes Trauma, das zu neurotischen Reaktionen Anlaß gab, ist im bewußten Erleben regelhaft mit einem infantilen Trauma verknüpft, das vor allem deshalb als Konflikt empfunden wurde, weil es widersprüchliche Gefühle in gleicher Heftigkeit erweckt hatte. Die Traumen, die durch die Eltern und Eltern-Imagines verursacht werden, greifen tief in die Entwicklung der infantilen Sexualität ein; sie spielen sich in dem normalen Konfliktbereich zwischen Eltern und Kindern ab, das heißt im Bezugsrahmen der ödipalen Auseinandersetzungen. Von neurotisierendem Trauma ist, entgegen der allgemeinen Auffassung, nicht dann zu reden, wenn ein Trauma besonders schwer, das heißt besonders angsteinflößend war, da es in diesen Fällen gewöhnlich eine lustvolle Erfahrung so überschattet, daß ihr keine Wichtigkeit zukommt. Traumen dieser Art klingen nach dem Schockeffekt in ihrer Wirkung ab. Anders Traumen, welche die Ambivalenz der Gefühle in einer Weise erwecken, denen das Ich in seinen integrativen Funktionen noch keineswegs gewachsen ist. Dann werden die Erinnerungen an diese Ereignisse verdrängt, und es wird insbesondere der Affekt vom Inhalt getrennt, vor allem jener Affekt, der Sozialangst hervorruft, die Angst vor Verboten der entscheidenden Beziehungspersonen in der Umwelt.

Psychische Entlastung durch Anwendung z. B. des Verdrängungsmechanismus ist keine in der objektiven Realität. Doch sie befreit von Fluchtunruhe und Schuldangst in Situationen wie denen der Kindheit, in denen Flucht gar nicht möglich wäre und Schuld nicht auf das Verständnis der Umwelt zählen könnte. Dieser ungenügenden Entlastung steht allerdings eine mögliche Belastung gegenüber. Es können nämlich Traumen vom psychischen Apparat als real wahrgenommen werden, die in Wahrheit in der objektiven Realität gar nicht existieren, sondern Phantasiegebilde sind. Das läßt sich beispielsweise an Fräulein U.'s Phantasie aus dem Erwachsenenalter ablesen. Die Vorstellung, ihr Chef erwidere endlich ihre Verliebtheit, ist nicht nur beglückend, sie erweckt auch Scham- und Schuldgefühle und heftige Angst, wie sie im Primärtrauma mit dem Vetter erlebt wurde. Der körperlichen und seelischen Verwundung, die im vollen Bewußtsein und konfliktfrei erlebt wurde, kann Heilung folgen, sobald die erschreckende Wirkung abklingt. Anders bei den abgewehrten Traumen: sie steuern das Triebverhalten auf unbewußten Wegen und verbünden sich, wie im Falle Fräulein U.'s dargestellt, mit späteren traumatischen Erlebnissen; sie drängen also gegen die Verdrängungsschranke an und erstreben die natürliche Erledigung der affektiven Erregung.

Mit der Verknüpfung des aktuellen und infantilen Traumas ist ein unvergleichlicher Fortschritt im Verständnis der Psychoneurosen erzielt worden. Freud eröffnete damit überhaupt einen methodischen Weg zur Erhellung jener seelischen und leib-seelischen Prozesse, die die psychische Gestalt oder die psychische Struktur des Individuums von der frühesten Kindheit an formen. Was in der Lehre vom Trauma zu überwinden war, war die naive Operation mit einer Hypothese der Objektivität. Es war nämlich naiv, das Trauma so isoliert zu betrachten wie eine Infektion oder eine Vergiftung. Nachdem aber die biologische Forschung zu differenzieren gelernt hatte, so daß sie heute z. B. pathogene Erreger in einem dynamischen Verhältnis zur Resistenzstärke des Organismus sieht, konnte und mußte ein gleiches mit der Lehre vom Erlebnistrauma der Psychoanalyse geschehen. Ein dem prägnanten Begriff Trauma vergleichbares Wort für den breiteren, schwerer faßbaren Vorgang der Lebensbeeinflussung, der schließlich krankmachend wirkt, fehlt uns. Man darf sich unter Trauma nicht zu stereotyp ein Einzelereignis vorstellen. Auch ein ganzes Geflecht von unbewußten Haltungen, aggressiven Neigungen und deren Rationalisierung, oder die Aura eines Charakters, mit dem das Kind von seiner Geburt an zusammenzuleben gezwungen ist, kann traumatische Züge besitzen. Immer ist es die Ambivalenz der Einstellungen, die einen traumatischen Intensitätsgrad annimmt. Doch auch dieser erweiterte Traumabegriff, dem auf der Seite der Realität weniger der »Unfall« als das »Milieu« entspricht, gewährt uns noch keine volle Einsicht in die Dynamik, die zwischen bewußten und unbewußten Vorgängen waltet und schließlich in eine psychoneurotische oder psychosomatische Symptombildung einmündet.

Es geht nicht an, die relative Schwere eines Traumas oder die lange sich hinziehende Einwirkung eines schweren Ambivalenzkonfliktes pauschal für die Pathogenese verantwortlich zu machen. Als auf den zeitlichen Zusammenhang von Verlobung und Entlobung mit dem Auftreten einer Lungentuberkulose aufmerksam gemacht wurde (vgl. Hubschmann 1952), hat man gegen diese Deutung das Argument ins Feld geschickt, daß sich ungleich mehr Menschen unglücklich verloben und unter schweren seelischen Kämpfen wieder entloben, als dabei tuberkulös erkranken; der Einwand ist keineswegs leichtzunehmen. Es scheint legitim, mit dem Schritt zu spezifischer menschlicher Bindung, nämlich einer, welche die genitale sexuelle Beziehung einschließt, etwas einem Trauma Vergleichbares verbunden zu sehen, und zwar dann, wenn dieser Schritt in der Richtung einer genitalsexuellen Beziehung an traumatische infantile Vorerfahrungen anknüpft und die Verletzung tabuierter Erfahrungen und Handlungen in Aussicht stellt. Ist die Berührungsangst so groß, daß die Abwehr eine ansteckende Krankheit wie die Tuberkulose ins Spiel bringt, muß man eine sehr genaue Kenntnis des Motivkonflikts haben, der eine derartige Pathogenese wahrscheinlich macht. Die Tuberkulose ist übrigens ein Sonderfall. Viele spontane Beobachtungen, die wir in der Literatur finden, zeigen uns, daß die Erkrankung im Zusammenhang mit seelischen Traumen seit langem wahrgenommen wurde. Die Zurückführung der Pathogenese auf ein infantiles, hochgradig mit Angstlust, Schuldgefühlen, Kastrationsängsten besetztes infantiles Sexualtrauma wird immer wieder als besonders materialistisch und plump zurückgewiesen, da doch in der Selbsterfahrung der Beteiligten die Gefühle hochgespannt und die innere Rechenschaft, die sie sich zu geben bemühen, eher skrupulös sei und auf geistige Qualen zu verweisen scheine. Versucht man, genetische Zusammenhänge zu verfolgen, die spezifische Triebschicksale erkennen lassen, so mindert dies nicht die Bedeutung moralischer und deutlich sublimer Erfahrungen der Menschen, die von inneren Konflikten erschüttert sind. Je mehr wir beides, die Triebwirklichkeit und die »geistige« Welt, als Realität anerkennen, desto sicherer dürfen wir sein, daß die Abwehr primärprozeßhafter Triebansprüche, die sich auch in der Sublimierung ausdrückt, weniger der Aufrechterhaltung eines neurotischen Vermeidungszwanges dient, als vielmehr selbst Befriedigung zu vermitteln vermag. Durch neue Erkenntnisse sehen die meisten Menschen – unsicher in ihrem inneren Gleichgewicht – »etwas Kostbares bedroht«; sie glauben, die neue Erkenntnis werde die Menschheit »um ihr hohes Selbstgefühl bringen, ihre gute Meinung über sich selbst beeinträchtigen oder ihr etwas nehmen, das ihr besonders teuer ist. Dieses ›Etwas‹ ist fast immer von ästhetischer, ideeller, ethischer oder religiöser Natur, also etwas, das der Mensch als sein höchstes Gut schätzt. Keats etwa hatte Angst, daß die Erkenntnis, die man mit Hilfe der Spektralanalyse über den Regenbogen gewonnen hatte, den ästhetischen Genuß, den ihm dieses Phänomen bereitete, beeinträchtigen oder sogar zerstören könnte. An diesem Beispiel sehen wir, daß sich solche Befürchtungen mit der Zeit immer als illusorisch erweisen.« (Jones 1967, S. 18) Wenngleich durch die Schwierigkeiten, die dem Ich erwachsen, und die Analyse der Schwierigkeiten, die dem Ich bei der Anpassung an neue Stufen der Triebentwicklung erstehen, keine Erniedrigung des Menschen betrieben wird, so ist damit doch nur wenig über die psychosomatische Spezifität der Pathogenese ausgemacht, die in unserem Beispiel über den Zusammenbruch der Immunitätslage, das heißt der physischen Abwehrkräfte, zur Aktivierung einer tuberkulösen Erkrankung führen kann. Immerhin sind wir einen Schritt weiter auf dem Weg zur Berücksichtigung von »Gesamtsituationen« (G. von Bergmann), die uns große Kliniker so eifrig empfohlen haben und worin sie uns bisher nur zögernd vorangegangen sind.

Es genügt also nicht, die Aktualsituation, den gegenwärtigen Konflikt zu kennen, sondern man muß erforschen, was an ihm nicht psychologisch verstehbares Schicksal (Zufall) und was nur scheinbarer Zufall, was Arrangement, unbewußtem Verlangen entsprechende Wahl des Schauplatzes und des Dramas selbst ist. Dies kann nur eine Methode leisten, die einen Zugang zu dem inneren Geschehen eröffnet, in welchem Antriebe, die auf Verbote stoßen, den Menschen zur Entbehrung zwingen, und in dem er in selbstverborgener Anstrengung die Notsituation doch noch im Sinne lusthafter Überwindung zu bewältigen sucht. – Bei der Bestimmung der psychosomatischen Dynamik der unbewußten Prozesse bei organisch Kranken kann uns eine Begriffsdifferenzierung helfen, die Franz Alexander eingeführt hat. Er unterschied drei Qualitäten des pathogenen Konfliktes: »1. Äußere Konflikte, die auf äußeren Hemmungen beruhen, 2. Strukturkonflikte, die auf introjizierter Hemmung, d. i.

Über-Ich-Reaktion, beruhen, 3. Triebkonflikte, die auf der Unvereinbarkeit gleichzeitig vorhandener, entgegengesetzter Triebe beruhen«. (1934, S. 35) Von ihnen war im Hinblick auf das seelische Trauma bisher die Rede. Alexanders Unterscheidung macht freilich auch deutlich, weshalb es uns oft rasch und vergleichsweise mühelos gelingt, somatische Symptome bei Kindern – etwa Erbrechen, Nabelkoliken, Asthma – zu beseitigen, sobald wir die unbilligen äußeren Hemmungen aufgefunden und gemildert haben, und sofern wir damit traumatisch wirkende Belastungen aufheben, indem wir zum Beispiel ein Milieu schaffen, in dem nicht unerträgliche äußere Härte die Bildung eines terroristischen Über-Ichs herausfordert. Sind aber einmal alle Entwicklungstendenzen des Kindes von der äußeren Bedrohung überschattet und bleibt es bei dieser Beeinflussung, so paßt sich die ganze Wachstumsdynamik diesen Grunderfahrungen und Verzichten an. Der an den verschiedenen Übergängen der Lebensepochen normalerweise geforderte Strukturwandel der Persönlichkeit wird dadurch erschwert und nur unvollständig vollzogen. Ein ausgezeichnetes Beispiel dafür ist die Anorexia nervosa bzw. mentalis (vgl. Thomä 1961).

Gleichwohl würde man die Determinanten der Gesamtsituation, in welcher eine Krankheit erscheint, nur ungenau bestimmen können, wenn man nichts vom unbewußten Triebkonflikt selbst wüßte, bzw. davon, ob ein solcher in kritischer Stärke vorhanden ist. Alexander meint, daß diese Art Konflikt – etwa zwischen den Antrieben zur spontanen Aktivität und zur passiven Hinnahme – am ehesten an die durch Erbstruktur vermittelten »Begabungen« eines Menschen heranreicht; diese positiv wie negativ wirksamen Begabungen zu beeinflussen ist nur begrenzt möglich, wohl aber kann man die Tendenz korrigieren, sich ihnen allzu widerstandslos und selbstbezogen zu überlassen.

Um beim Beispiel aktiv-passiv zu bleiben, das in unserem Kulturbereich häufig mit der Typologie »maskulin-feminin« umschrieben wird: in den Entwicklungsphasen wird die primäre aktive oder passive Bedürftigkeit der Menschen von der Familie und der Gesellschaft sehr unterschiedlich beantwortet. Bald soll das Kind still sein, seine Aktivität hemmen, dann wieder soll es sie einsetzen und beweisen. Diese Auseinandersetzung mit der Umwelt hat zahlreiche Varianten und Nuancen. Ist das Antriebspaar aktiv-passiv in einem für die Anforderungen der jeweiligen Kulturnorm entsprechenden Mischungsverhältnis vorgegeben, wird es dem Individuum von klein auf verhältnismäßig leichtfallen, sich einzufügen. Werden beide Verhaltensweisen aus etwa gleich starken Antriebskräften gespeist, so sind Verwicklungen in der Gestaltung der Triebschicksale unvermeidbar, denn die Unvereinbarkeit der Gegensätze macht einen ungleich größeren Aufwand von Verdrängungsenergie notwendig. Das psychosomatische Gleichgewichtssystem wird eine viel entscheidendere Beeinflussung (das heißt auch organische Leistungshemmung oder Leistungsüberforderung) erfahren. Dies wird sich in einem pathologischen Strukturaufbau der psychosomatischen Einheit, des »Charakters« und seiner leiblichen Ausdrucksweisen, ebenso zeigen wie in der Unfähigkeit, die Belastungen und Krisen des normalen Strukturwandels in der Lebensentwicklung zu überstehen.

Die Komplexität der Vorgeschichte einer psychosomatischen Symptombildung verlangt eine angemessenere Berücksichtigung, als sie mit einer naiven Biographik, einer Phänomenologie der Situationsreihen zu leisten ist. Ohne Kenntnis der Psychodynamik und der individuellen Varianten, insbesondere der infantilen Triebentwicklung, ohne eine ausreichende Kenntnis der Abwehrvorgänge im Ich und seiner integrativen Kraft, können wir uns nicht der entscheidenden Frage der psychosomatischen Forschung stellen: Welcher Art ist die spezifische Konfliktsituation im gegebenen Fall, und wie verhält sie sich zu den Konfliktsituationen, die wir bei Kranken mit gleichem Symptom beobachtet haben? Liegt Übereinstimmung, Vergleichbarkeit vor oder nicht?

Kehren wir noch einmal zu Alexanders Unterscheidung von äußerem Konflikt, Strukturkonflikt und Triebkonflikt zurück. Es interessiert uns, ob sich diese Konfliktarten, wenn es zur zweiten Phase der Abwehr und Resomatisierung kommt, in unterschiedlichen Affektkorrelaten ausdrücken, ja, ob sie überhaupt zu unterschiedlichen Krankheitstypen führen. Wir können die Frage nicht beantworten. Doch indem wir uns näher mit ihr befassen, wird uns klar, daß einem fast unerschöpflichen Spektrum von Erlebnistönungen, Empfindungen, Affekt- und Gefühlsabstufungen eine relative Armut an organischen »Antworten« entspricht.

Die folgende Überlegung könnte für die weitere psychosomatische Forschung Bedeutung gewinnen. Triebe haben ihnen zugeordnete Leistungssysteme als Erfolgsorgane. Insofern Triebe erlebt werden, kommt es zu Artikulationen, die die äußeren Erfolgsorgane alsbald über ihren »elementaren Funktionswert« (Portmann 1953a) hinaus ausgestalten. Diese biologische Tatsache, daß ein Organ oder ein Leistungssystem (wie der Kreislauf) nicht nur Zwecken der Fortsetzung der Lebensprozesse dienen kann, sondern auch im emotionellen Erleben eine unersetzliche Rolle spielt, ist von elementarer Bedeutung für die psychosomatische Forschung und wurde bisher viel zu wenig beachtet. An dem Beispiel von Fräulein U.'s Kopfschmerzen konnten wir das erkennen. Da wir zu wenig von unbewußten Prozessen wissen, vor allem für ihre Wahrnehmung gar nicht geschult werden, erscheint es uns, wenn wir auf ihre Wirkungen stoßen, unglaubhaft, daß sie einen solch großen Einfluß, z. B. über die autonomen Regulationsmechanismen der Gefäße im Kopfbereich, auf seelische Konflikte nehmen können. Sobald wir vom Ergebnis (Symptom) ausgehen, vom Kopfschmerz, und ihn ohne die sorgfältige Klärung der intermediären psychosomatischen Prozesse – z. B. ob ein Konversionsmechanismus oder der Mechanismus der Verschiebung von unten nach oben vorliegt – als Äquivalent eines Konfliktes im genitalen Bereich erklären, ist jedermann zur Frage berechtigt: Wo sind die Beweise? Zu dieser Frage ist man jedoch nicht berechtigt, wenn man Wißbares, erarbeitete psychologische Resultate, einfach nicht zur Kenntnis nimmt. Dies ist die Situation im Fall der allermeisten Ärzte, die sich gegen bestimmte Einsichten sträuben, weil sie ihnen persönlich zu schaffen machen.

Das Ausdrucksgehabe ist in der Tierwelt artspezifisch streng geprägt, etwa als Balzhandlung, Art der Beutebehandlung, Imponiergehabe, Demutsgebärde usw. Beim Menschen besteht eine weitgehende Gestaltungsfreiheit, ein physiognomischer und Verhaltens-Individualismus. Zum Beispiel sind das Essen und die Ausdrucksgestik, die es begleitet, sowohl vom aktuellen Hunger als auch von einem anerzogenen kulturspezifischen Eßstil bestimmt. Es repräsentiert aber auch, wie am Gastwirt zu zeigen war, eine spezifische Form konflikthafter Erregung und deren Bearbeitung. Damit ist die Tatsache gemeint, daß eine Handlung, die etwa der Stillung körperlichen Hungers dient, zugleich über diesen ihren »elementaren Funktionswert« hinaus die Befriedigung anderer Triebarten, z. B. einer aggressiven oder sexuellen Triebspannung, mitleisten und dieser Spannung Ausdruck geben kann. Derartige Überschichtungen der Leistungen sind der psychoanalytischen Theorie als »Verschiebung« oder »Ersatzhandlung« wohlbekannt. Wenn eine fettsüchtige Patientin die Gewohnheit hat, am Abend, nachdem ihr Mann zu seiner Geliebten gegangen ist – was sie in hilflose Wut versetzt –, sich in der Küche einen mit Speisen und Delikatessen reich bestellten Tisch zu bereiten, um ein langes, einsames »Liebesmahl« zu zelebrieren, so ist die stellvertretende Trieberledigung des Geschlechtlichen im Essen ebenso deutlich wie die pathologische somatische Antwort der Fettsucht. Weil Essen anderes bedeutete, als den physiologischen Hunger zu stillen, geschah auch anderes; es wurde mehr gegessen, als für den Energiehaushalt nötig war, es wurde in den Fettdepots potentielle, aber nur schwer mobilisierbare Energie gespeichert, wie die Kranke auch ihre Wut nicht in Vorwürfe oder Handlungen umzusetzen vermochte aufgrund ihrer schweren masochistischen Charakterstruktur. Die pathologische Leistungsökonomie bestand also darin, daß Triebunruhe, überschießende Triebenergie (infolge Entbehrung), in die Fettdepots überführt wurde. Insofern bedeutet nicht nur der Eßvorgang ausdrücklich mehr als Essen, sondern auch das Dickwerden: eine Mitteilung, wenn auch über Stoffwechselprozesse zur Darstellung gebracht.

Die am menschlichen Verhalten zu beobachtende und aus den untergründigen Motiven verständliche Leistung der Verschiebung der entlastenden Triebhandlung von einem Handlungs- und Erlebnisbereich auf einen anderen hat durch die Verhaltensforschung an Tieren eine derart weitgehende Bestätigung erfahren, daß man bei »Übersprunghandlungen« (displacement reactions) von einem den höheren Lebewesen eigentümlichen Umgang mit der biologischen Energie sprechen kann (vgl. Tinbergen 1951). Portmann (1953b) weist darauf hin, daß das nervöse Gesamtsystem »klare, normale Bahnen zeigt, welche spezifisches, funktionell sinnvolles Verhalten sichern. Für erhöhte Spannung des Energiesystems aber stehen viele Varianten des Ablaufes bereit ...«.

Und er fährt fort: »Die Forschung wird wohl in Zukunft durch Auswertung dieses ›Displacement-Verhaltens‹ Wege öffnen, die das Eigenartige der menschlichen Möglichkeit des bremsenden Willens, der ›Beherrschung‹ deutlicher machen können.« (S. 333)

Genau dies ist die Aufgabe der psychosomatischen Forschung, nämlich aus Triebkonflikten stammende Mehrdeutigkeiten eines Verhaltens, z. B. des Essens, oder Ersatzhandlungen in ihrer Erlebnismotivation zu erkennen und in ihrer psychosomatisch simultanen Erscheinungsform zu studieren. Dabei ist das Phänomen des Willens besonderer Aufmerksamkeit wert. Er ist ein Ausdruck der Antriebsstärke, und gerade bei den Willensäußerungen läßt sich sehr gut beobachten, wie Antriebsarten ihre Energie tauschen und ausborgen können; dem entspricht die Zweiseitigkeit jeder Willenshandlung, die ablenkendes Antriebsgeschehen hemmen kann, um das in ihrer Zielvorstellung liegende zu forcieren.

Es scheint demnach so zu sein, daß nur konflikthafte Gefühlsregungen im Sinne des Trieb- wie des Strukturkonfliktes, die immer wieder von außen stimuliert werden und die eine spezifische Gestimmtheit hervorrufen (Schuldgefühle wegen verbotener sexueller Regungen, Scham, Hoffnungslosigkeit etc.), zu pathologischen Antworten des Körpers führen. Erst wenn Triebbefriedigung auf dem angestammten Wege und mit natürlich zugeordneten Objekten unmöglich ist, wird die Störungs- bzw. Toleranzgrenze der psychosomatischen Belastbarkeit erreicht und die pathologische, autoplastische Reaktionsform erzwungen. Eine besondere Bedeutung scheint dabei den Triebkonflikten zuzukommen, besonders wenn die für das Ich nicht schlichtbaren widersprüchlichen Einstellungen in ihrer Gegensätzlichkeit einen starken Einfluß auf die Charakterentwicklung genommen und rigide Abwehrmechanismen hervorgerufen haben, die nun eine positive Befriedigung nicht mehr gestatten. Die Praxis überzeugt uns davon, daß bei einer Vielzahl aktueller Situationen und dramatischer Szenen die zugrunde liegenden Konflikte nicht so vielfältig sind, sondern sich auf relativ wenige »Radikale« (um diesen Begriff aus der Chemie zu verwenden) verteilen. Das macht unter anderem Einfühlung erst möglich. In der Therapie wird der Weg von der dramatischen Ausgangsposition zum Struktur- und Triebkonflikt durchmessen. Dabei erweist es sich als nicht weniger schwierig, hinter einer Barriere von Bewußtseinsinhalten den unbewußten Grundkonflikt zu entdecken, denn hinter dem manifesten Trauminhalt den latenten zu ergründen. Und in dem Maße, in dem dies gelingt, ist eine Vorbedingung des Strukturwandels erfüllt, der bisher durch die Neurotisierung verhindert worden war.

3. Somatisierung – zweiphasige Verdrängung

Waren die ersten Arbeiten der psychoanalytischen Forschung den Triebschicksalen im unbewußten Erlebnisbereich gewidmet, so steht jetzt die Frage nach den verschiedenen Ich-Qualitäten (der Verläßlichkeit bewußter Realitätseinschätzung und/oder -anpassung), nach den integrativen Ich-Leistungen, den bevorzugt benutzten Abwehrmechanismen u. ä. im Vordergrund des Interesses.

Warum und an welchem Punkt eines Lebens tritt eine Somatisierung, das heißt eine deutliche Funktionsstörung der Organleistung, auf? Es ist an zwei Arten von Krankheiten zu denken: die akuten, oft hoch krisenhaften, die jedoch wieder abklingen, und die langsam sich verstärkenden, chronisch dauernden Störungen. Um der Genauigkeit willen sei nochmals betont, daß von psychosomatischem Kranksein nur dort gesprochen werden darf, wo die Krankheit die psychosomatische Einheit zwar belastet, aber noch nicht zum Zerreißen gebracht hat. Ist das letztere der Fall, so gewinnen pathologische Organvorgänge eine sekundäre Autonomie. Es wurde schon beschrieben, wie die irreversiblen Prozesse nach dem Zerreißen des psychosomatischen Simultangeschehens unter Ignorierung der höheren Steuerungen des Organismus verlaufen, und daß sie Krankheiten zum Tode sind. Während wir bisher nur die mehr oder weniger chronisch verlaufenden Krankheiten behandelt haben, ist nun Gelegenheit, auf eine zweite Gruppe, die akuten und in ihrem Verlauf begrenzten psychosomatischen Krankheiten, aufmerksam zu machen. Schematisch läßt sich folgende Beschreibung geben:

a) Ein Mensch ohne grobe, sein Leben bestimmende neurotische Fehlhaltungen gerät in einen Struktur- oder einen Triebkonflikt – er erkrankt interkurrent und gesundet mit einer den Konflikt lösenden Entscheidung, die als Befreiung empfunden wird. Der Verzicht, der in jeder Konfliktlösung geleistet werden muß, wird als notwendig anerkannt und hingenommen. Nicht selten werden derartige interkurrente Erkrankungen gerade während der psychoanalytischen Kur beobachtet: auch dort markieren sie eine Krise, in der eine Einsicht zwar unabweisbar erscheint, aber zunächst noch mit einer Regression beantwortet wird. Die Einsicht wird erst nach der Erkrankung, gegen den bisherigen Widerstand, zugänglich, sofern sie nicht bereits im Laufe der Erkrankung in Gedanken und Phantasien sich kristallisiert hat. Man darf deshalb von der geradezu kathartischen Funktion des Dazwischentretens solch körperlicher Krankheiten sprechen.

Interessiert man sich in der Klinik nicht nur für die Angina, den Icterus, die Kolik, Grippe als Syndrom, sondern für die »Gesamtsituation«, aus der heraus und in die hinein diese Krankheiten sich ereignen, so gelangt man zu einer Auffassung, die Viktor von Weizsäcker folgendermaßen formuliert hat: »Der Körper ist nämlich jetzt einer, bei dem das Menschliche, welches die Psychoanalyse darstellt, mitredet, mitspricht, mitlügt und mitlistet, auch Wahres mitzeigt und Echtes mitfühlt; er handelt mit. Zu alledem müssen ihm Eigenschaften, Fähigkeiten erteilt werden, die er im Physikalismus und Chemismus nicht hatte.« (v. Weizsäcker 1950, S. 71) Es geht also in der akuten psychosomatischen Krankheit wiederum um die Erweiterung des elementaren Funktionswertes eines organischen Abwehrgeschehens, z. B. eines Fiebers. In der auf physiologische Reaktionen beschränkten Betrachtungsweise wird der andere (Affekte, Krise, eine Notlage signalisierende) Funktionswert nicht sichtbar. Wir sind somit genötigt, in der Somatisierung eines erregenden Erlebens zugleich leibliches und seelisches Geschehen als »Symbole des Lebens« (v. Weizsäcker 1951) zu sehen, die einander vertreten können.

Jeder Affekt verfügt über ein kompliziertes und komplexes Ausdrucksarsenal. Der Affekt – wie der Triebvollzug – ist ein genuin psychosomatisches Geschehen. Es gibt alltägliche Affekterlebnisse, die rasch im gewohnten Tun untergehen, in denen der Körper, kaum erregt, mitagiert; aber es gibt auch Affekte von großer Heftigkeit. Sie versetzen uns in einen Aktionssturm oder überwältigen uns so unvorbereitet, daß wir in einen Stupor geraten oder in panische Flucht oder Aggression. Schließlich sind uns Affekte bzw. gemüthafte Erregungen bekannt, die nicht aus der Überraschung stammen, sondern erst mit dem unabwendbaren Herannahen einer Gefahr oder einer Krise heraufwachsen. Gerade für diese in der dramatischen Zuspitzung erweckten Gefühle und Affektbegleitungen scheint der Ausweg eines

Verschwindens im Leib (das stellvertretende Fieber, das Darniederliegen im akuten Infekt, der vernichtende Schmerzkrampf) die Lebenslist darzustellen, die »Notfallfunktion« (Cannon 1932), die als ultima ratio die Gefahr zum Guten wenden soll.

Die Verschiebung in leibliches Geschehen, in die Dämmerstimmung der fieberhaften Intoxikation oder in die Kolik, von der alle Erlebnisinhalte außer dem Schmerz verdrängt werden – ein solcher Umschwung des Geschehens, bei dem individualitätsfernes Reflexgeschehen dominiert, scheint uns nicht dazu zu berechtigen, leibliche Erkrankungen nur als Ersatzhandlungen für die eigentlich geforderte und abgewiesene Tat zu bezeichnen. Denn es geschieht eine *Lösung*, obschon mit anderen als bewußt geplanten Mitteln und auf anderem Schauplatz. Hellt sich das getrübte Bewußtsein in der Rekonvaleszenz wieder auf, so stellt sich auch die notwendige Entschiedenheit ein. Die Krankheit hat in ihrem kritisch-lytischen Ablauf auch die individuelle Lebenskrise überwunden; sie war eine Krise, deren Sinn sich darin zeigt, daß das dramatische Gesetz des persönlichen Konflikts, für den kein Bewältigungsschema zur Verfügung stand, auf eine apersonale Ebene des Dramatischen übertragen wurde – auf die Abwehrreaktionen und -reflexe, die der Körper »kann« und »weiß«, wenn er Störungen beseitigen, Bakterien phagozytieren, Steine durch den Ureter transportieren muß, nachdem eine anfängliche Konversion die Verschiebung der Konfliktlösung in Körpergeschehnisse erzwungen hat. Daß es die Möglichkeit der Regression auf die »biologische Intelligenz« gibt, wenn die »höhere Intelligenz« der psychischen Instanzen versagt hat, und daß diese Regression sich dadurch legitimiert, daß sie nach ihrer Überwindung zu einer Stärkung der Ichleistungen verhilft, ist eine Tatsache und kann beobachtet werden.

b) Daneben wissen wir von Fällen, in denen zwar ebenfalls die Verschiebung des psychischen auf einen körperlichen Alarmzustand versucht, die Krise aber nicht überwunden worden ist. Das Ergebnis ist die Chronifizierung der Erkrankung. Um nicht das Problem der chronischen Altersleiden mit der Chronifizierung in früheren Lebensabschnitten zu vermengen, bleibt hier die zuerst genannte Gruppe der Krankheiten des Alters unberücksichtigt. Wir sprechen also von jenen Fällen, in denen in jugendlichen Jahren, ohne sichere Anzeichen eines Überwiegens von Anlagefaktoren, Funktionen dauerhaft beeinträchtigt werden oder darüber hinaus Veränderungen am Substrat, an den Gefäßen, Zellen etc. auftreten. Manche dieser in steigender Zahl vorkommenden Erkrankungen werden als Zivilisationsleiden aufgefaßt: das Ulcus des jungen Menschen, das echte Asthma bronchiale, die primär chronischen Gelenkleiden, die Hyperthyreose, der labile, sich langsam fixierende Hochdruck, die juvenile Angina pectoris, die »vegetative Dystonie« oder ähnliche Phänomene eines symptomreichen psychosomatischen Versagens.

Eingehende Betrachtung solcher Fälle, die uns die psychoanalytische Behandlung gestattet, findet als wichtigsten Unterschied von den psychosomatisch verstandenen interkurrenten Erkrankungen eine der somatischen Symptombildung vorangehende *grobe* neurotische Fehlhaltung, die jedoch bisweilen durch spezielle Anpassungsleistungen unauffällig gemacht ist, wie dies bei dem an Magenulcus erkrankten Gastwirt ganz deutlich zu erkennen war. Gelegentlich kann man beobachten, wie neurotische Symptome mit dem Auftreten eines körperlichen Leidens verschwinden oder in der Selbstwahrnehmung des Patienten an Bedeutung verlieren; doch gibt es auch den umgekehrten Verlauf. Gelingt es, durch die Behandlung das körperliche Symptom zu mildern oder zu beseitigen, dann kommt es zu einer erneuten Besetzung der neurotischen Anpassungsstörung. Dabei zeigt sich beispielsweise, daß das Krankheitsgeschehen bei Neurosen und psychosomatischen Krankheiten kein rein individuelles ist. Vielmehr handelt es sich um Gruppenkonflikte, in denen ein Mitglied in einer bestimmten Konstellation zur Krankheit gezwungen wird, die für die anderen Mitglieder der Gruppe eine innere Entlastung bringt. Sehr eindrucksvoll war das im Falle einer Patientin zu beobachten, die zuerst eine heftige Agoraphobie entwickelte, die schließlich von schwerem Erbrechen wenn nicht abgelöst, so doch verdrängt wurde. Als die Kranke nach einigen Wochen stationärer Behandlung beide Symptome verloren, aber keineswegs ihre Trieb- und Strukturkonflikte zu meistern gelernt hatte und nach Hause zurückkehrte, erkrankte bald darauf ihr Ehemann an einem Ulcus, und ihre beiden Kinder entwickelten sich zu Bettnässern.

Reneurotisierung auf dem Weg der Therapie ist freilich nicht identisch mit einer vollständigen Rückkehr zu dem früheren neurotischen Zustand; ein Teil des Inhaltes der Neurose scheint ganz in das Erlebnis des organischen Symptoms eingegangen und mit ihm verschwunden zu sein. Auch wenn das somatische Affektkorrelat – entsprechend der Unangepaßtheit der Objektbeziehung oder der Befriedigungswünsche – in einer pathologischen Funktionsverzerrung besteht: qua Symptom muß es doch nachhaltig zu einer Entspannung zwischen den Instanzen des psychischen Apparates beitragen. Auf diese Weise erschöpfen sich dann auch Symptome, was wohl nur rein deskriptiv als Spontanheilung aufgefaßt werden darf.

Die psychoanalytische Therapie geht andererseits den Prozessen der Symptomgenese bis zum Ursprung nach. Oft verschwindet das zuletzt erschienene Symptom zuerst; was danach wieder auftaucht, ist der virulent gebliebene, das heißt mit Triebenergie besetzt gebliebene Rest der neurotischen Struktur. Derlei Verschiebungsvorgänge haben Schriftsteller zum Teil mit großer Subtilität dargestellt. Ein glänzend beschriebenes Beispiel dieser Dynamik findet sich in Marcel Prousts *La Prisonnière*. M. de Charlus, ein schwer neurotischer Charakter, homosexuell, leidet an unbezähmbaren Wutanfällen. Er erkrankt an einer infektiösen Pneumonie und schwebt lange Zeit zwischen Leben und Tod. Danach sind die von allen gefürchteten Zornorgien verschwunden. »War es«, sagt Proust, »einfach eine Verschiebung ins Physische – une métastase physique – und ein Ersatz durch ein von der Neurose verschiedenes Leiden, das ihn sogar die Zornorgien vergessen ließ?« Und weiter: »Wahrscheinlich müssen wir die Erklärung nicht in einer Verschiebung suchen, sondern in der Krankheit selbst.« Diese Krankheit erledigte allerdings nur eines der neurotischen Symptome; M. de Charlus ging schließlich an den Folgen seiner Neurose zugrunde, doch seine Wut kehrte nie wieder.

Versuchen wir abschließend, noch einmal die Etappen der Pathogenese in den zwei Phasen der Abwehr modellhaft zu beschreiben. Aus einem traumatisierenden Prozeß in der Kindheit geht eine erste Form der Fehlanpassung hervor: es kommt zu einer Kompromißbildung zwischen Triebforderungen und Umweltverboten. Das neurotische Symptom oder die neurotischen Charakterzüge stellen diesen Kompromiß dar. Diese neurotische Entwicklungsdynamik folgt ihren eigenen Gesetzen. Im neurotischen Symptom (oder, weniger auffällig, in bestimmten Zügen der Charakterhaltung) kommt es zu einer Bahnung des gehemmten Affektausdrucks, wenn auch nicht ausreichend und nicht der Entwicklungsstufe des Individuums angemessen. Je stärker das Ich durch Abwehrmechanismen einen Verdrängungsdruck ausüben kann, und je mehr in der Verdrängung eine Deformation und Hypertrophie eines vital starken Triebgeschehens sich vollzieht, desto aussichtsloser wird die Lage. In dieser Zuspitzung erfolgt, ganz analog dem Vorgang einer ohne neurotisches Vorgeschehen entstandenen Krise, wie es oben für interkurrente Erkrankungen beschrieben wurde, die Regression auf Lösungen durch organische Abläufe, deren Steuerung als biologische Mitgift gesichert ist.

Eine nicht abzuwendende Krise chronifiziert sich in der ersten Phase der Verdrängung oder sonstigen Abwehr mit neurotischer Symptombildung. Wenn diese *psychischen* Mittel der Konfliktbewältigung nicht ausreichen, erfolgt in einer zweiten Phase die Verschiebung in die Dynamik *körperlicher* Abwehrvorgänge. Wir sprechen deshalb von *zweiphasiger Verdrängung* oder Abwehr. Entsprechend der Tatsache, daß der Konflikt, der zu einer zweiphasigen Verdrängung Anlaß gab, bereits im ersten Ansatz der Bewältigung Ausdruck einer gestörten Persönlichkeitsentwicklung und die Lösung – im Symptom – »unecht« ist, das Symptom depersonalisiert als ichfremder Prozeß erlebt wird, kann es nicht überraschen, wenn die nochmalige, erneut von der Kontrolle des Ich wegführende Verdrängung wiederum keine dramatische Lysis, sondern nur eine weitere Verschiebung im Unzulänglichen mit sich bringt. Die Chronifizierung z. B. eines Anfallgeschehens wie des Asthmas zeigt das an. Immerhin besteht der Gewinn darin, daß ein neuer, imponierender Projektionsort für das Unbehagen, nunmehr die organische Krankheit, gefunden wurde. Durch den fast noch unwidersprochenen Konsensus der Wissenschaften, bei organischen Krankheiten nur den apersonalen, anonymen somatischen Abläufen Aufmerksamkeit zu schenken, ist in dieser zur Kollektivmeinung erstarrten Anschauung ein mächtiger, sozial gesicherter Schutz für den Verdrängungsvorgang miterworben.

Diese Andeutung einer Theorie psychosomatischer Erkrankungen erhebt nicht den Anspruch auf Vollständigkeit. Sie bringt weniger, als wir wissen, und spricht nicht genügend von dem, was wir nicht wissen. Worauf es ankam, war eine Einübung in psychosomatisches Denken, wie sie für Arzt und Patient gleichermaßen nützlich ist.

Ödipus und Kaspar Hauser

Tiefenpsychologische Probleme in der Gegenwart

Die Problematik eines alten Fachgebietes abstandnehmend zu referieren, ist keine leichte Aufgabe. Aber die Schwierigkeiten wachsen ins Ungemessene, wo die Wissenschaftsgrundlage eines Faches jung, ungefestigt und sich in vieler Hinsicht ungewiß ist.

Nochmals steigt die Schwierigkeit, wenn der Inhalt, dem der Wissensdurst gilt, alles andere als geneigt ist, seine Geheimnisse preiszugeben, vielmehr oft genug Zeichen eines affektiven Widerstandes zu erkennen gibt. Für die Tiefenpsychologie trifft dies alles, insbesondere die letzte Erschwerung, zu, denn hier haben wir es mit einer besonderen Situation innerhalb der Wissenschaft zu tun, nämlich der, daß der Mensch sich selbst Gegenstand wissenschaftlicher Besinnung wird. Der Erkenntnisgegenstand ist sowohl unser Mitmensch, wie wir es selbst sind. Der leidenschaftliche Widerstand gegen die Psychoanalyse entzündete sich am Bild, das sie uns von uns selbst anbietet.

Die Intensität der Ablehnung ist fast nur noch vergleichbar der affektiven Verwerfung der zeitgenössischen Kunst durch alle die, welche sich in ihr so unerwartet und so, wie sie meinen, entstellt porträtiert gesehen haben. Neben der trügerischen Optik der photographischen Linse sind immer weniger Menschen bereit, sich in der Wahrnehmung eines anderen zu spiegeln.

Die Affekte gegen die zeitgenössische Kunst und die Psychoanalyse sind demagogisch sehr gut nutzbar, wie das Dritte Reich es uns bewiesen hat. Ob Goebbels die Maler vom Range eines Picasso und Klee oder die Musiker wie Strawinski oder Béla Bartók, oder ob Professor Bumke und andere Berufene und Unberufene Sigmund Freud und die Psychoanalyse verdammten, das war sich wechselseitig gleich viel wert. Vor allem aber zeigte es eben den gleichen Vorgang an: das Erschrecken über sich selbst, die Abwehr des erscheinenden Bildes, freilich ohne daß man über die Zusammenhänge als eines Fremden sich je klar wird. Und zwar darüber, was nun eigentlich *dégéneré* sei, der Darstellende mehr als der Dargestellte, oder ob es etwa verblüffenderweise so sein könnte, daß der Künstler nur ein Funktionär der Menschengesellschaft sei, in der er lebt.

Man konnte bis in die Spätgotik vor den Teufeln, den Inkubi und Sukkubi, vor der Dämonie der Welt um den Menschen erschrecken. Bei Goya etwa vollzieht sich das Eindringen der Dämonie in das Gesicht – bei Daumier war die Verzerrung scheinbar zum Witz gemildert: aber erst bei einem Mann wie Picasso ist die Verinnerlichung des Dämonischen Faktum geworden und todernst. Der Mensch ist sich selbst zur Sphinx geworden, aufgebrochen. Ich meine damit auch, daß er im Aufbruch ist.

Wenn man sich den Gegenwartsproblemen der Tiefenpsychologie zuwenden will, so muß man nicht weit suchen, man kann gleich mit dem Begriff der Tiefenpsychologie selbst beginnen. Er ist – eine Ortsangabe mit der Benützung des Wortes »Tiefe« zur Kenntlichmachung seelischer Geschehnisse verwendend – eine notdürftige Bezeichnung. Er stammt aus der Frühzeit der Psychoanalyse, als sich dieser Ausdruck noch nicht internationale Geltung errungen hatte, und wurde wieder aufgegriffen, als es klug war, daß die Psychoanalyse sich jedenfalls in Deutschland nicht als die bezeichnete, die sie war. Aber er scheint auch nicht ungeeignet, um anzudeuten, daß hier Erkenntnisbemühungen gemeint sind, welche in die Tiefe des Seelischen hineinführen sollen. Der Psychologie hat der Ausdruck gleich mißfallen. Sie sah sich zur Oberflächen-Psychologie gestempelt und witterte darin den Vorwurf der Oberflächlichkeit.

Gemeint ist mit dem Wort Tiefenpsychologie die Psychologie unbewußter Vorgänge gegenüber den Vorgängen, welche die Bewußtseinspsychologie erfaßt. Und soweit die Bewußtseinspsychologie tatsächlich der Auffassung zuneigte, seelisches Leben mit Bewußtsein und nicht bewußtes mit biologischen Regulationen, vegetativer Rhythmik und so weiter gleichzusetzen, kann ihr ein erhebliches Maß an Leichtfertigkeit nicht abgesprochen werden. Wenn das Wort vom γνῶθι σεαυτόν, vom Erkenne-dich-selbst überhaupt einen Sinn haben soll, dann weist es doch wohl auf eine Forderung hin, die dem Menschen gestellt ist und die dahin geht, sich aus seiner Selbstverborgenheit zu befreien. Vielmehr ihrer erst einmal innezuwerden, soweit er dies nur vermag. Diese Selbstverborgenheit ist ununterbrochen fühlbar in der Wirksamkeit unbewußter Einstellungen, die der Mensch nicht nur wegheuchelt, die er in der Tat nicht kennt, weil er sie nicht kennen darf. Sein Selbstbewußtsein und seine Selbstverborgenheit entwickeln sich nebeneinander, entwickeln sich durcheinander, kann man sagen, als die Konsequenzen des Lebens in der Kultur. Sie entwickeln sich beide nur an ihr, und man darf fortfahren, der Mensch selbst kann nur so zur wirklichen Erfüllung seines Wesens kommen, wenn er sich innerhalb mitmenschlicher Beziehungen entwickeln darf.

Aber als *homo cultura* darf er sich nicht kennen. Warum? Weil sein Selbstbewußtsein nicht zugibt, daß er das *auch* ist, was zu sein er von sich weist. Aber sein Selbstbewußtsein: wo stammt das her? Ist er ein Geschöpf, das zu sich selbst kommt, wenn es die Augen aufschlägt, wenn es reift? So wie eine Wespe, ein Hase gar nicht anders als zu sich selbst kommen kann. Für den Menschen gilt diese Sicherung der Lebensführung nicht. Der menschliche Weg ist einer unter fortwährenden Forcierungen und Verzichten. Der Deformation durch die Kultur entgeht niemand, vielmehr, um es zu wiederholen, er braucht sie, um er selbst zu werden. Denn den Menschen als »Naturmenschen« gibt es nicht. Er ist ein der Künstlichkeit und der Anderen bedürftiges Wesen. Er ist nicht ein für allemal angepaßt, sondern auf die *Erfindung* angewiesen, die immer nur geschichtliche Epochen, nicht naturgeschichtliche Äonen gültig ist.

Der Mensch ist aber auch zugleich ein Wesen der Naturwelt. Daran ist nicht zu rütteln. Diese Doppelrolle ist besonders für den leib-seelische Zusammenhänge suchenden und erforschenden Arzt von Bedeutung. Man muß beim Menschen also zwischen zwei Möglichkeiten der Krankheit unterscheiden: der Krankheit aus Naturvoraussetzungen und der aus spezifisch menschlichen Voraussetzungen, wobei diese wiederum sich teilen in die Voraussetzungen der Zivilisation, der mitmenschlichen Bezüge also, und jene, in denen der Mensch mit sich selbst umgeht.

Wenn also die Krankheit beim Menschen eine so verschiedene Herkunft haben kann, so ist es trotzdem nicht möglich, diese Trennung in der alltäglichen Betrachtung einer Krankengeschichte durchzuführen. Aber doch bleibt es von größter Wichtigkeit, um die Hintergründigkeit zu wissen, denn von diesem Wissen hängt die Art unseres ärztlichen Handelns ab. Es kommt darauf an, *wie* wir an die Krankheit uns annähern.

Zu den Naturgegebenheiten gehört zweifellos in erster Linie die Begabung im weitesten Sinn. Damit ist zu umfassen die leibliche Mitgift im Sinne der vitalen Lebensspanne; es ist damit gemeint die seelische Begabung und die geistig-intellektuelle. Diese Mitgift kann durch keine Therapie ersetzt werden, aber die Begabungsnützung, -formung, -steigerung, die Begabungsverzerrung ist ein Erfolg der unterschiedlichsten Diktate der zivilisatorischen Umwelt.

Das Problem der Begabung gibt erst die Möglichkeit, eines der Hauptprobleme der Psychotherapie zu berühren, und zwar ein soziales Problem. Die naturgegebene Begabungshöhe entscheidet nämlich unter anderem, ob ein Mensch mit den Mitteln der Psychoanalyse behandelbar ist oder nicht. Hier liegt inmitten einer Welt, die vom Prozeß der Egalisierung oder der normierten Angleichung der sozialen Funktionen und der sozialen Ansprüche erfüllt ist, ein dieser zivilisationsgeschichtlichen und ideologischen Entwicklung fremder Ansatz, eine Stelle, von der aus man sich dem Diktat eines allgemeinen Geltens sinnvoll zu widersetzen vermag. Jeder Mensch kann narkotisiert, operiert, mit Röntgenstrahlen untersucht werden und mit all den Ausspähungsmethoden der modernen Medizin in seinen Leibeshöhlen visitiert werden; aber vielleicht nur jeder zehnte, und noch nicht einmal jeder zehnte Mensch vermag es, sich selbst wahrzunehmen – dieses Wort gemeint in einem kontemplativen Sinn –, vermag es, sich selbst zu »überschauen«. In dieser Beschränktheit der Begabung liegt eine Schranke der Psychotherapie. Vielleicht ist sie im Augenblick kein praktisches Problem für die Psychoanalyse, weil wir noch längst nicht in der Lage sind, alle jene Menschen, denen mit den Methoden der psychoanalytischen Selbsterhellung geholfen werden könnte, dieser Hilfe teilhaftig werden zu lassen, und zwar erstens weil – was vielleicht etwas spöttisch gesagt werden muß, angesichts des fatalen Wahnes, in dem sich viele Ärzte hinsichtlich ihrer psychologischen Ambitionen befinden – auch nur wenige Ärzte geeignet erscheinen, das aufzunehmen, was Psychotherapie ist und werden soll, und eine noch geringere Zahl mit ihr umzugehen versteht. Und zweitens, weil es nur wenigen Menschen überhaupt möglich ist, diese nicht »kassenübliche« Behandlung zu bezahlen.

Hier tut sich nicht ein Problem der Tiefenpsychologie auf, sondern eines ihrer Beziehung zur Gesellschaft. Das Bild vom Menschen und von seiner Selbstverantwortung, wie es in der psychoanalytischen Behandlung entsteht, paßt nicht ohne weiteres in den modernen Versorgungsstaat, der seinen Bürgern mit der Altersversicherung, mit der Invaliden-, Krankenversorgung und der Pensionsberechtigung den Mut zur freien Existenz, gar die Möglichkeit zur freien Existenz abgeschwindelt hat.

Nun aber zurück zur Frage, was ist originäre Begabung, was ist sekundäre Leistungssteigerung oder Leistungsminderung. Mit anderen Worten ist die Frage zu stellen, was ist naturgeschichtlich geworden am einzelnen Menschen, in seiner Anlage, in seiner Mitgift, und was ist lebensgeschichtlich an der Ausprägung, wie sie ihm dann gelingt oder nicht gelingt. Was ist also Pseudoheredität, die sich in Milieueinflüsse, in Symptomtradition auflösen läßt – man denke zum Beispiel an die Art, wie die typischen Vertreter einer sozialen Kaste, etwa des Offiziers, des Bürgers, des Aristokraten, in den Fußstapfen der Vorfahren und mit ihren Vorurteilen und Tugenden beladen, weiterziehen.

Die Psychoanalyse, welche die Macht der Einflüsse besonders auf den jugendlichen plastischen Menschen in ihrer ganzen Bedeutung erkennen gelernt und erkennen gelehrt hat, hat wohl unendlich viel getan, um zum Beispiel im Gesamtrahmen der kritischen Beleuchtung der Erblichkeit den von der naturwissenschaftlichen Medizin diktierten Neurasthenie-Begriff und Psychopathie-Begriff aufzulösen. Alles dies waren Begriffsbildungen, die sich an der naturwissenschaftlichen Einteilung orientiert hatten, es waren Begriffe, die, wie man sagte, für ein »Degenerationsphänomen« gelten sollten. Am »Neurastheniker«, am sogenannten »Psychopathen« das Moment seiner Mitgift, seiner natürlichen Begabung von dem der mißglückten Anpassung an bestimmende Lebenseinflüsse zu unterscheiden, war eine Aufgabe, die erfolgreich in Angriff genommen wurde und gewiß noch nicht abgeschlossen ist. Im ganzen sind es aber nun schon unproblematische Errungenschaften, die der Neurosenlehre der Freudschen Analyse verdankt werden. In ihnen ist beschlossen, daß es durch die Psychoanalyse zu einer völlig neuen Richtung in der Auffassung der Entstehungsgeschichte einer Krankheit gekommen ist.

Die Situation der Tiefenpsychologie ist auch noch im anderen Sinne problematisch ausgezeichnet, denn sie ist als Psychologie, als isolierte Beschäftigung mit *einem* Aspekt des Menschen, nämlich dem seelischen, gar nicht denkbar. Sozusagen auch nicht denkbar nur als Anschauung, als bewertende Betrachtung des Menschen. Vielmehr gehört unauflöslich zu ihr hinzu das therapeutische Anliegen. In einem Heilungsvorgang vollzieht sich diese psychologische Erkenntnis. Die Therapieform ist keine materielle; es wird mit seelischen Fähigkeiten des Menschen in Richtung der wirksamen Beeinflussung körperlicher Leistungen hingearbeitet. Dabei spielen Fähigkeiten eine Rolle wie etwa die Einsicht, die Selbstwahrnehmung, aber alle diese Begriffe sind nicht als intellektuelle, sondern als kontemplative gedacht und müssen so aufgenommen werden, was eine Verständigung mit den übrigen Wissenschaften erneut erschwert, weil es sich um in sich anders strukturierte, anders orientierte Begriffe handelt.

Wenn Einsicht und Selbstwahrnehmung als kontemplativer Akt verstanden werden – Schultz-Hencke verwendet sehr treffend das Wort: »Vorschwebenlassen«, um auszudrükken, welche Anschauungsweise gemeint ist, welche Hingabe an das Angeschaute gemeint ist –, so gibt es für die Psychotherapie natürlich keinen so einfachen Regreß in die Verallgemeinerung, in der man zum Beispiel experimentell beweisen kann. Vor allem gibt es keine Übertragbarkeit auf das biologische Substrat, wie sie sich etwa im Tierversuch ausdrückt. Es geht immer um das auch biologisch unvergleichliche *humanum*: die Offenheit den Umwelten gegenüber und die Fähigkeit, diesen Umwelten in spontaner Weise zu antworten und sich in sie einzufügen oder aus ihnen herauszutreten. Umwelt als Aufgabe, Plastizität des besonderen Einzelwesens, also die Abhängigkeit des individuellen Charakters vom Verband der Mitmenschen und der zivilisatorischen Welt als solcher, das ist der Rahmen für das wissenschaftliche Interesse am Menschen, welches die Psychotherapie bestimmt. Die Erkenntnisse, die gewonnen werden können, sind am einmaligen Fall errungen. Gewiß gibt es eine ausgedehnte Theorie der psychoanalytischen Anthropologie, aber sie ist in einem dauernden Umbau begriffen, und ich glaube nicht nur deshalb, weil es so schwer ist, dieses Inhaltes der Anthropologie, des Menschen, wissenschaftlich habhaft zu werden, sondern weil sich dieser Mensch in einer unablässigen geschichtlichen Wandlung befindet. Wir erreichen hier einen neuen, und zwar einen zentralen Problemkreis, mit dem die gegenwärtige Tiefenpsychologie zu ringen hat, nämlich die Tatsache, daß der Mensch selbst nicht nur ein naturgeschichtliches und naturgeschichtlich arthaft faßbares Wesen, sondern daß er ein historisches Wesen, ein geschichtlicher Wandlung Unterworfener ist.

Nehmen wir ein Beispiel, und zwar den Ödipus-Komplex und die Feststellung, daß der Mensch auch infantil Sexualregungen besitzt. Diese Feststellungen Freuds waren zu seiner Zeit außerordentlich befremdend. Aber wenn wir heute retrospektiv finden, daß vieles im Werke Freuds befremdend formuliert ist, so nicht etwa, weil der Gegenstand etwa so anstößig wäre, sondern weil Freud gezwungen war, mit einer Nomenklatur sich verständlich zu machen, in einer Begriffssprache zu denken, die heute geschichtlich überwunden ist. Es hat einen Sturm des Entsetzens, des Hohnes gegeben, als Freud die Behauptung aufstellte, daß der Mensch in seinen frühesten Entwicklungsstufen zwischen ein und drei Jahren, und dann zwischen drei und sieben Jahren etwa, deutliche Zeichen sexueller Ansprechbarkeit besäße. Er hat dabei auf den antiken Mythos der Ödipus-Sage zurückgegriffen und verallgemeinernd gesagt: jeder Sohn sei eifersüchtig auf den Vater und liebe die Mutter; und umgekehrt (als Elektra-Komplex) liebe jede Tochter den Vater und sei eifersüchtig auf die Mutter. Das Annehmen oder Ablehnen dieser Einsicht, so formulierte Freud, sei geradezu ein Losungswort, ein Schibboleth, welches Gegner von Anhängern der Psychoanalyse trenne.

Heute sind wir von dieser Theorie Freuds längst nicht mehr im moralischen Sinne schockiert wie damals seine Zeitgenossen. Aber es ist inzwischen im Laufe eines an geschichtlichen Ereignissen überreichen halben Jahrhunderts eine andere Frage aufgetaucht, ob nämlich dieser sogenannte Ödipus-Komplex in der Tat unverrückbare ursprünglichste Konfliktform ist – nämlich des Menschen mit seiner mitmenschlichen Umwelt. Oder, so können wir fragen, ob es nicht so ist, daß der von ihm beobachtete Zusammenhang in einem von ihm nicht relativierten Zusammenhang mit der patriarchalen Weltordnung steht und mit der besonderen Einstellung, welche die jüdische und christliche Lebensform dem Geschlechtlichen gegenüber haben?

Meine Beobachtungen in den letzten fünfzehn Jahren haben mir jedenfalls gezeigt, daß es Neurosen des nachbürgerlichen Zeitalters gibt, die nicht durch die Auseinandersetzung mit der Problematik der Ödipus-Situation als dem Hauptthema charakterisierbar sind.

In die Situation des Ödipus hineinzugeraten, stellt eine Seelenlast der primären Zivilisationsstufe dar. Mit primärer Zivilisationsstufe meine ich die Dominanz der landbebauenden, landbesitzenden oder Viehzucht treibenden Schichten des Volkes. Überdies sind alle Menschen einer Volksgruppe, einer Kulturgruppe durch das gleiche Bekenntnis religiöser Art verbunden. Sie haben das gleiche Bild von der Welt und der Überwelt. Wir alle sind in eine sekundäre Zivilisationsstufe verschlagen, mit dem Überwiegen der städtischen besitzlosen Massen über den Menschentyp der primären Zivilisationsstufe. Und bei uns hat sich die Auflösung des gemeinsamen Weltbildes und der gemeinsamen Anschauung Gottes, wie sie sich in der Religion institutionell festigt, vollzogen.

Zuerst traf das Schicksal dieser geschichtlichen Wendung die Männer. Der Frau blieb im Hauswesen noch länger ein Ort, in dem unverändert die Dinge nach den Gesetzen der primären Zivilisationsstufe zusammenhingen. Das geht bis herauf zur Frau des Bourgeois. In ihr wird auch diese Position zivilisationsgeschichtlich hybride; die Frau ist von der Mitproduzentin zur reinen Konsumentin abgesunken. Wenn man hier von Verblassung des Weltbildes spricht, dann ist damit gemeint eine Ablösung aus der Fülle der anschaulichen Welt. An Stelle einer großen Zahl differenzierter Leistungen, auch den Körper beanspruchender Leistungen, tritt immer mehr eine Fülle von Vorstellungen. Man vergleiche nur das Bild, das man sich von einem guten Bauern macht, mit dem Bild, das man sich von einem Bürochef etwa macht, und dann weiß man, was gemeint ist. Dieser Prozeß ergreift mit der Verarmung des nachimperialen Europas und der Ausbreitung des Massenprinzips in der Staatsbildung die

Frau in vollem Maß. Während die Männer schon »neuzeitlich« waren, vertrat die Mutter noch die Welt der Bilder, der Kontemplation, des natürlichen Wachstums. In der städtischen Umwelt mit ihrem vom Naturrhythmus losgelösten Betrieb war sie noch ein Ort, in dem eine andere Weltherrschaft sichtbar blieb. Inzwischen ist aber die Frau vor allem in den geschichtsbestimmenden Zentren der heutigen Welt dem Mann sozial angepaßt. Sie ist von den alten Pflichten entbunden und wird nun von der Arbeitsüberbürdung der sekundären Kulturstufe erfaßt, wird ebenso ruhelos wie der Mann. Mit diesem »zerstreuten« Dasein – zwischen Haus und Beruf, in der Kontroverse zwischen Eigenleben und Leben für die Kinder – geht notwendig eine Distanzierung, ein *Verlust der unmittelbarsten zwischenmenschlichen Beziehung* einher, deren Einfluß auf die Kultur und auf die Pathogenese gar nicht überschätzt werden kann.

Vor fünfzig Jahren erregte der Ödipus-Komplex und die frühinfantile Sexualität die Gemüter, und zwar weil sich darin eine Wiederbegegnung mit dem urtümlich Vitalen vollzog, auf die man überhaupt nicht gefaßt war, weil man ja ganz darauf eingestellt lebte, die rationale Ordnung immer weiter über die Welt zu werfen wie das Netz der Längen- und Breitengrade. Heute ist es eine andere Seelenlast, die sich *vor* die Ödipus-Situation gestellt hat, nämlich die *Verlassenheit.*

Beim Menschen ist die Brutpflege nicht nur ein Instinktablauf, ein instinktiv geregelter Ablauf. Hier muß eine Überhöhung hinzutreten: der Mutterinstinkt in der Mutterliebe sich human gestalten. Um als Vater oder Mutter lieben zu können, muß vorher eine Festigung der Persönlichkeit dieser Eltern stattgefunden haben, die ihnen Kraft zum Überströmen gibt. Gerade sie sind aber erfaßt von einem historischen Prozeß, der dieser Konsolidierung entgegenwirkt. Während die Künstlichkeit der Lebensform mit allem Raffinement sich steigert, verfallen die urtümlichen und scheinbar wie natürlich anmutenden zwischenmenschlichen Beziehungen. Aber selbst die Beziehung der Eltern zum Kind ist beim Menschen keine konstante. Wir haben gesehen, wie sich der Vater und dann die Mutter der Welt zuwandten – der Not gehorchend wie auch dem innersten Antrieb. So entsteht für das soeben geborene Kind eine anfänglichste Verlassenheit, deren seelische Folgen ich auch mit der Figur eines Menschen charakterisieren will, der die Gemüter in anderer Weise seit seinem Auftreten beschäftigt hat. Ich möchte sagen, daß der Mensch unserer Zeit in hohem Maße ein Lebensschicksal erleidet, das mit dem Kaspar Hausers sich deckt. Nicht die intelligenteste Fürsorge für das Kind, nicht die beste Hygiene, die es daran hindert, frühzeitig wieder zu sterben, können uns darüber hinwegtäuschen, daß der Komplex des modernen Massenmenschen ein Komplex im Stile Kaspar Hausers ist.

Der Ödipus-Komplex löst sich normalerweise in freiere zwischenmenschliche Beziehungen auf, er stimuliert sublimere Lebensregungen. Er ist, wie Freud gezeigt hat, ein Komplex im Komplex der Kultur. Er hat nicht nur eine fruchtbare Entwicklung des Individuums nicht ausgeschlossen, er hat vielmehr dazu beigetragen, daß diese unsere Zivilisation eine unverwechselbare Färbung erhalten hat. Der Ödipus-Komplex ist ein Ausdruck dieser Kultur und zu gleicher Zeit ist er eine Lebenshaltung, die die Kultur in ihrer besonderen geschichtlichen Ausprägung durch Jahrtausende beeinflußt hat.

Viel gefährdeter scheint aber das Schicksal dessen, dem die Auseinandersetzung mit dem Kaspar-Hauser-Komplex aufgegeben ist. Was sich hier andeutet, ist das Problem der Lieblosigkeit, des Mangels also, und zwar eines Mangels, der geschichtlich biographisch kaum noch aufzuholen ist, wenn er einmal durchlebt werden mußte. Dies hängt damit zusammen, daß der Mensch nur in bestimmten Epochen seines Lebens lernfähig ist, und daß in diese plastische Zeit Grunderfahrungen des menschlichen Lebens fallen müssen, wenn sie auf dieses Menschenleben gestaltenden Einfluß gewinnen sollen. Wird dies versäumt, so entwickeln sich daraus Konsequenzen, die ein ganzes Leben begleiten. Es ist die grundsätzliche Unbelehrtheit über die Welt, die mit dem Kaspar-Hauser-Komplex angedeutet sein soll, eine Unbelehrtheit, die dadurch entsteht, daß der Mensch nicht von der überschwingenden Kraft des Herzens seiner Eltern und der nächsten Menschen seiner Umwelt in diese hineingeleitet wird. Es ist die absolute Vereinsamung gemeint, die den Menschen im Hinblick auf die Welt eigentlich kulturlos und im Hinblick auf seine Mitmenschen eigentlich asozial aufwachsen und damit asozial und kulturverneinend werden läßt. Es ist mit anderen Worten der Komplex des modernen Massenmenschen gemeint, der jeder Vergesellschaftung, jeder Reizung, Verführung, Treulosigkeit gegen sich selbst, jeder Angstreaktion fähig geworden ist, der sich nicht mehr als geschichtliches Wesen kennt, sondern als punktuelles, augenblicksbezogenes Triebwesen.

Dieser neu auftauchende Komplex des elementar unbelehrt gebliebenen Menschen zeigt überdies die Fortentwicklung im Denken der Tiefenpsychologie an. Es ist jetzt nicht mehr allein die Kontroverse zwischen der natürlichen Triebbedürftigkeit des Menschen und den Ansprüchen gemeint, die die Zivilisation an ihn stellt, sondern das Problem hat sich mehr in die Richtung der spezifischen Humanität verschoben. Es geht darum, daß der Mensch von allem Anfang an mehr als nur leiblich gesättigt werden muß, daß die Fähigkeiten seiner Anlage durch das Überströmen mitmenschlichen Empfindens erst ihre *geschichtliche* Form gewinnen.

Mit anderen Worten, die Versagung, die in jeder Kultur der ursprünglichen Triebhaftigkeit entgegengestellt wird, muß ihren Ausgleich finden in der Gewährung, in dem Herzen des Anderen beheimatet sein zu dürfen.

Je genauer die Beobachtungen in der Tiefenpsychologie wurden, desto anthropologischer, den Menschen gerechter wurde ihr Denken und desto mehr wurde sie in die Wirklichkeit seines Lebens hineinbezogen. Dieses Geöffnetsein für die grundsätzliche Problematik des menschlichen Daseins läßt sich auch am therapeutischen Anliegen der Tiefenpsychologie erkennen, insofern sie sich aus einer Lehre der Neurosen zur psychosomatischen Medizin hin entwickelt. Gewiß – es bleibt bei der anfänglich erwähnten Differenzierung. Krankheit ist ein Naturgeschehen, Krankheit ist zu gleicher Zeit auch ein Effekt des Kulturgeschehens und sie ist schließlich ein individuelles Ausdrucksgeschehen. Diese drei Aspekte der Krankheit bestehen nebeneinander, das heißt, Krankheit ist in ihrem Wesen überdeterminiert, und wenn auch diesen Zusammenhängen jetzt nicht im einzelnen nachgegangen werden kann, so darf doch die eine Frage herausgegriffen werden, die ein zentrales Anliegen der gegenwärtigen tiefenpsychologischen Forschung darstellt, die Frage nach dem *zureichenden Grund* in der Entstehungsgeschichte der Krankheit.

Das Problem der Neurosenentstehung scheint einfacher zu liegen. Hier hat die Psychoanalyse gelehrt, individuelles Ausdrucksgeschehen zu erkennen, hier hat sie vielleicht auch gezeigt, daß tiefgreifende Kultur- oder Zivilisationseinflüsse maßgeblich an der Krankheitsentstehung beteiligt sind. Die Krankheit als Naturphänomen durfte außer der Erwägung bleiben, da es sich bei den Neurosen eben nicht um sogenannte organische Krankheiten handelt. Wenn wir nun aber psychosomatische Medizin betreiben und unsere Aufmerksamkeit auf einen *Sinnzusammenhang* bei der Entstehung und beim Verlauf der körperlich erscheinenden Krankheit richten, so kann nunmehr das Naturgeschehen am Krankheitsvorgang nicht übersehen oder, wie mancher falsch unterrichtete Kritiker meinen mag, »psychologisch« aufgelöst werden. Wenn nun schon im Krankheitsgeschehen so verschiedene Determinanten sich zusammenfinden, so muß man sich methodisch davor hüten, eine Eindeutigkeit im psychosomatischen Geschehen zu fordern nach dem Vorbild der Eindeutigkeit naturwissenschaftlicher Aussagen.

Die Einführung des Subjekts in die Medizin stellt uns wissenschaftstheoretisch vor völlig neue Aufgaben, die ohne die Änderung der Wissensform und des Wissenschaftsbegriffes gar nicht lösbar sind. So haben wir es immer, wo wir dem Leben begegnen, mit dem Antilogischen zu tun. »Es ist das Verhängnis der Methodologie, die uns von der Sache selbst ablenkt«, sagt Viktor von Weizsäcker einmal. Die Schwierigkeit liegt nicht bei einer Methodenbildung in der Psychotherapie, sondern bei der Beobachtung des Subjektes durch ein anderes Subjekt. Wenn wir uns hier auf eine eindeutige Aussage festlegen wollen, so sind wir dem Vorbild eines Methodenschemas unterlegen, das unsere Befriedigung und unser logisches Entzücken reizen mag, das aber nicht geeignet ist, dieses Problems Herr zu werden.

Ein Subjekt soll möglichst draußen bleiben, nämlich das Subjekt des Beobachters; das andere soll möglichst vollkommen in Erscheinung treten. Und doch bleibt das ganze ein Verhältnis von Menschen und nicht von Apparaten. Wenn die Beobachtungstechnik eine prinzipiell subjektive und keine objektive ist, dann muß sich ein völlig neuer Stil in dieser Beobachtungstechnik herausbilden. Dies ist der eigentliche Grund, warum man in der modernen Tiefenpsychologie allgemein übereingekommen ist, daß der Beobachter sich einem bestimmten Erkenntnisprozeß, nämlich einem Selbsterkenntnisprozeß, unterwerfen muß, bevor er in die Arbeit, in die wissenschaftliche oder praktische Arbeit eintritt. Man hat viel gegen diese sogenannte Lehranalyse eingewandt, sie wird aber eine methodische Voraussetzung bleiben müssen, wenn immer man einer der großen Versuchungen jeder Wissenschaft entgehen will, daß man nämlich Eigenstes, aber selbstverborgen Bleibendes auf die Umwelt projiziert, um es dort als Fremdes zu entdecken.

All das setzt voraus, daß man den Weg der Abstraktion, den Weg von der Einzelbeobachtung zur formulierten Behauptung über die Allgemeingültigkeit eines Zusammenhanges nur zögernd geht, ohne dieses Allgemeingültige freilich verleugnen zu wollen.

Zu all den genannten Schwierigkeiten tritt noch eine weitere hinzu. Denn es gilt in der Psychoanalyse, sich mit einer Fähigkeit der menschlichen Person auseinanderzusetzen, die ihrerseits eine allgemeine Mitgift ist, aber das Einmalige, Überraschende der Lebensführung schöpft: die Kraft der Freiheit. Gemeint, um das hier nur anzudeuten, ist nicht die Freiheit einer »Wahl zwischen«, eine bewußte intellektuelle Wahlfreiheit oder eine moralische Entscheidungsfreiheit, sondern die Freiheit zur schöpferischen Neugestaltung, zur Spontaneität. Das bedeutet nicht mehr und nicht weniger, als daß auch hier um eine völlig neue Begriffsbestimmung gerungen werden muß, nämlich um eine Anschauung von Freiheit, die in der *unbewußten* Sphäre der menschlichen Persönlichkeit ihren Anfang nimmt – und doch in einem vitalen Zusammenhang mit seiner Selbstverantwortlichkeit, seiner bewußten Lebensführung bleibt. Mit dieser Freiheit zur Spontaneität haben wir dort zu rechnen, wo die Krankheit als Ausdrucksmittel gesehen wird, freilich als eines, das sich gegen die eigene Integrität richtet.

Wo der Mensch sich selbst Erkenntnisgegenstand geworden ist, rückt die Frage der Objektivierbarkeit des Erkannten in ein besonderes Licht, in besondere Ferne möchte man auch sagen, denn nicht alles Erfahrbare ist objektivierbar. Auch nicht alles Wirksame ist objektiv faßbar. Aber es ist darstellbar, weil es sich selbst darstellt. Es steht also in Frage, daß man das Dargestellte erkenne. Die Kunst ist in ihrer ganzen Breite Darstellung des als wirkend Erkannten. Aber nicht mit Forschungsmethoden, die auf die Objektivität allein abzielen, ist es adäquat und vollkommen faßbar, sondern es wird immer darauf ankommen, Objekt und Subjekt in jener unauflöslichen Vereinigung zu binden, die man eine grammatikalische nennen könnte. Für die große Arztkunst hat immer neben dem empirischen formulierbaren Wissen eine Tradition der Schulen bestanden und größte Bedeutung besessen. In ihnen wird das weitergegeben, was nicht formulierbar, aber oft entscheidend wichtig ist. Wenn man als Arzt sich dem Menschen nähert, sollte man nicht so sehr auf den bloßen »Eindruck« vertrauen und auch nicht allein auf die objektiven Unterlagen, die man von ihm bekommt – sondern man soll lernen, *ihn auf sich selbst aufmerksam zu machen*: Dann wird man die beste Auskunft bekommen über ihn, was *sein Wesen* betrifft. Und dazu gehört auch seine Hinfälligkeit und Anfälligkeit in der Krankheit.

Die Tiefenpsychologie, die sich die Fülle ihrer Probleme gewiß nicht verschleiert, ist also keine Entlarvungstechnik – keine Psychotechnik überhaupt –, sondern eine Methode der Selbstvergewisserung in therapeutischer Absicht. Das ist ein großer Unterschied, und darin liegt ihre Würde und ihre Schwierigkeit, ihre Begrenzung, mit einem Wort ihre ganze Problematik.

V. Soziale Krankheiten

Einleitung

Gegen Ende dieses Bandes, dessen Absicht es war, Alexander Mitscherlichs Begriff von humaner Medizin schrittweise zu entfalten, ist die Bemerkung nachzutragen, dass es für das Verständnis seiner Ansichten und Anliegen ziemlich gleichgültig ist, von welchem Winkel aus man seine Gedankenwelt betritt. Die meisten seiner Texte gewähren zumindest einen flüchtigen Blick auf das Gesamtbild seines medizinischen Denkansatzes. Mitscherlichs Kritik an der naturwissenschaftlichen Schul- oder Organmedizin (Kapitel II) ist im vollen Bewusstsein seines medizinischen Gegenentwurfs verfasst (Kapitel III), dem ein psychosomatisches Krankheitsverständnis zu eigen ist (Kapitel III und IV), das die aufs Subjekt zugeschnittene Pathogenese in den Kontext *gesellschaftlich* bedingter Krankheitsentwicklungen stellt. Auf diesen letzten Punkt, dem Phänomen sozialer Krankheiten, soll in diesem Kapitel der Fokus gerichtet werden. Die ausgewählten Quellen eignen sich gleichzeitig als eine Art Resümee, denn sie bringen noch einmal die Bruchstellen zum Vorschein, an denen Mitscherlich aus dem Mainstream der Medizin ausscherte, um einer an psychosomatischen und psychoanalytischen Leitlinien ausgerichteten Alternative den Weg zu ebnen.

Eines der am schärfsten von ihm angemahnten Mankos der High-Tech-Medizin ist der Umstand, dass sie die gesellschaftlichen Faktoren des Krankwerdens rigoros ausspare. Sein kritischer Furor trifft – man kann es mit Erstaunen und Bestürzung zur Kenntnis nehmen – auch heute noch ins Schwarze. Die sozialen Dimensionen von Krankheit und Gesundheit werden im Medizinstudium wie eh und je vernachlässigt (Leven 2008, S. 11). Es bleibt dem Gutdünken der angehenden Ärzte überlassen, ob sie sich auf eigene Faust in komplexe sozialwissenschaftliche Materien einarbeiten oder nicht. Das Gros der Absolventen ist damit, angesichts der beträchtlichen Lernverpflichtungen, begreiflicherweise überfordert. Im Abschlußbericht der Enquête-Kommission *Recht und Ethik der modernen Medizin* wurde 2002 einmal mehr der hinlänglich bekannte Sachverhalt beklagt, dass mit jedem Semester des Medizinstudiums das biologische Faktenwissen der Studierenden zunimmt, während die sozialpsychologischen (und dialogischen) Kompetenzen entweder stagnieren oder zurückgehen (Geisler 2002). Auch diese Proklamation blieb Papier; verändert hat sich an der unbefriedigenden Situation seitdem nichts.

Im Unterschied zur klassischen Medizin bringt die Psychosomatik von Haus aus nicht allein eine hohe Wahrnehmungsbereitschaft für die Leib-Seele-Dynamiken mit, sie besitzt darüber hinaus eine besondere Sensibilität für das konfliktanfällige Ineinandergreifen von Individuum und Umwelt. Die mechanistische Vorstellung vom Menschen als einem autarken Schaltkreis, von der die traditionellen Krankheitslehren ausgingen, hält den psychotherapeutischen Erfahrungen nicht stand. Aus der klinischen Praxis drängt sich vielmehr die Gewissheit auf, dass das Innenleben einer Person und die Außenwelt auf diffizile Weise miteinander kommunizieren. Gesundheit könnte nachgerade als ein Zustand definiert werden, in dem der Austausch beider Systeme reibungslos vonstatten geht. Gerät die fragile Beziehung aus den Fugen, dann beschwört dies, wie Warnsignale in der Not, Krankheiten herauf.

Dass die »soziale Welt«, um mit Thure von Uexküll (1963, S. 64) zu sprechen, für das Kind wie »für den Erwachsenen eine pathogene Bedeutung gewinnen kann«, leuchtet so unmittelbar ein, dass es auch jenseits der psychosomatischen Fachgrenzen nicht mehr ernsthaft bestritten wird. Gesellschaftliche Krisen und Traumata, sozialer Druck und Formen sozio-emotionaler Desintegration, so genannte Passungs- oder Anpassungsstörungen, sind, um nur einige Beispiele zu nennen, von der Forschung als psychosomatische Krankheitsursachen erkannt worden. Die konzeptionellen Schwierigkeiten, die sich bei der Erfassung sozialer Einflüsse auf die Genese von psychisch vermittelten Erkrankungen stellen, sind freilich immens. Schon das Zusammenspiel von Physis und Psyche gibt der Medizin, wie gesehen, reichlich Rätsel auf. Nun kommt mit den gesellschaftlichen Verhältnissen noch eine weitere Größe hinzu, die schon für sich genommen recht kompliziert ist. Man denke nur an die theoretisch aufwendigen soziologischen Gegenwartsanalysen, die sich abmühen, gesellschaftliche Zusammenhänge auf den Begriff zu bringen, um zu ermessen, wie komplex das Gebiet ist, auf das sich die – man verzeihe das hässliche Wortungetüm – sozio-psychosomatische Medizin einlässt. Mit der Beschreibung und Interpretation von sozialen Zuständen und Entwicklungen ist es aus medizinischer Sicht ja nicht getan. Eine sozialwissenschaftlich ausgerichtete Psychosomatik will begründete Aussagen über die gesellschaftlichen Voraussetzungen von Gesundheit und Krankheit treffen und herausfinden, wie aus Störungen des »Gesellschaftskörpers« psychosomatische Störungen werden. Das ist ein bedeutsames und ehrgeiziges Vorhaben. Seit Jahrzehnten werden in diese Richtung Untersuchungen angestellt, Konzepte vorgelegt, Deutungsmuster diskutiert (Zepf 1986). Aber es wäre übertrieben, wollte man behaupten, die Psychosomatik verfüge mittlerweile über einen ausreichend gefestigten Kanon an Erkenntnissen, um eine gesundheitsorientierte Gesellschaftstheorie oder eine gesellschaftstheoretisch fundierte Gesundheitslehre entwickeln zu können.

Alexander Mitscherlich hatte sich mit so viel Verve wie kaum ein anderer für eine sozialwissenschaftliche und gesellschaftspolitische Erweiterung des medizinischen Horizontes stark gemacht. Diese Initiative lag bei seiner Affinität zur Politik nahe. Seit Rudolf Virchow (1821-1902) – von dem das Wort stammt, Medizin sei eine soziale Wissenschaft und Politik weiter nichts als Medizin im Großen – hat es in Deutschland keinen zweiten Arzt gegeben, der sich ähnlich ausdauernd ins gesellschaftliche Treiben einmischte wie Mitscherlich. Allerdings dauerte es eine ganze Weile, bevor er sein medizinisch-psychoanalytisches und sein gesellschaftspolitisches Interesse auf einer wissenschaftlichen Ebene zusammenführte. Unter der Hitler-Diktatur blieb er politisch stumm und als wissenschaftlicher Publizist unscheinbar. In der Nachkriegsepoche änderte sich das schlagartig, doch ging er anfänglich hauptsächlich im Entweder-Oder-Modus zu Werke: Entweder profilierte er sich als tiefenpsychologischer Fachwissenschaftler oder er befasste sich mit den Geschehnissen der Zeit (Hoyer 2008, S. 28 ff.). Die Synthetisierung beider Bereiche gelang ihm in den fünfziger Jahren. Sie wurde gekrönt von seinen sozialpsychologischen Welterfolgen im darauffolgenden Jahrzehnt.

»So bildet auf der einen Seite die Psychosomatik und auf der anderen Seite die Sozialpsychologie den Rahmen von Mitscherlichs Denken. In beiden geht es um das Subjekt bzw. das Ich, das bedroht wird oder zu schwach ist, einerseits um Konflikte auf der psychischen Ebene zu halten und nicht in ein organisches Krankheitsgeschehen abzurutschen, andererseits um nicht in der Masse unterzugehen« (Bohleber 2009, S. 120 f.). Das ist eine vortreffliche Charakterisierung von Mitscherlichs Denkspektrum. Nur darf man sich die zwei angesprochenen Seiten nicht wie separate Wissenschaftswelten vorstellen, so als hätte Mitscherlich Psycho-

und Gesellschaftsanalyse zur Analytischen Sozialpsychologie amalgamiert, während in seinen im engeren Sinn psychosomatischen Studien die soziale Perspektive unterbelichtet bliebe. Die hier abgedruckten Aufsätze belegen, dass er auch als Psychosomatiker sozialpsychologisch dachte.

Die Krankheiten der Gesellschaft und die psychosomatische Medizin hat Mitscherlich 1957 für ein Periodikum des Forschungsbeirats des Landes Hessen geschrieben und neun Jahre später für den ersten Band von *Krankheit als Konflikt* auf den neuesten Stand gebracht. Der Text konfrontiert den Leser mit der Behauptung, dass jede Gesellschaftsformation spezifische Krankheiten erzeuge. Natürlich, wird man zugeben, und dabei an gesundheitsgefährdende Arbeitsbedingungen oder Lärmbelästigung denken. Aber an solchen »materiellen« sozialen Unzulänglichkeiten, die in den Zuständigkeitsbereich der Sozialmedizin gehören, war Mitscherlich nicht interessiert. Ihn beschäftigten soziale Pathologien psychologischer Art, wohl wissend, dass der Ausdruck »soziale Krankheit« – den er von Viktor von Weizsäcker (1930) entlehnte – etwas waghalsig ist. Gesellschaften sind politisch konstruierte, rational aufgebaute Gebilde, aber keine Organismen, die erkranken und gesunden. Will man trotzdem von »Krankheiten der Gesellschaft« sprechen, dann wäre der Nachweis zu erbringen, dass am Menschen oder an Menschengruppen auftretende pathologische Symptome ätiologisch auf soziale Phänomene und gesellschaftliche Strukturen zurückzuführen sind.

Mitscherlich war sich sicher, dass solche Nachweise möglich und zur Kur des Einzelnen und der Gesellschaft dringend erforderlich sind. Die Ärzte können dies aber nicht im Alleingang bewältigen, sie bedürfen der Unterstützung aus den Gesellschaftswissenschaften. Den im sozialen Raum ausgelösten »Erlebniskatastrophen« und kollektiven Werthaltungen, die das Handeln, das Empfinden und die Einstellungen der Gesellschaftsmitglieder auf pathologische Gleise lenken, ist entweder interdisziplinär beizukommen oder gar nicht.

Der Aufsatz wirft hochaktuelle Fragen auf: Kann die persönliche Entwicklung Schritt halten mit der eigenlogischen Dynamik der Gesellschaft, die dem Einzelnen ständig mehr Flexibilität und eine lebenslange Lernbereitschaft abverlangt? Werden den Bürgern ausreichende Integrationsanreize zur Verfügung gestellt? Bleibt ihnen unmäßiger normativer Druck erspart? Stimmt das Verhältnis zwischen sozialem Zwang und sozialer Freiheit mit den gerechtfertigten Bedürfnissen der Menschen überein? Man prüfe diese Dinge, rät der Psychosomatiker, und halte sich vor Augen, dass jedes stichhaltige Nein hinter den Fragezeichen ein erhöhtes Krankheitsrisiko der Gesellschaftsmitglieder anzeigt.

Auf einen Nenner gebracht, kreisen Mitscherlichs Überlegungen zum Phänomen gesellschaftlicher Krankheiten um das Problem der sozialen Anpassung. In *Anpassungsgefährdungen und heutige gesellschaftliche Lebensbedingungen*, einem 1970 mit spitzer Feder für die Zeitschrift *Universitas* verfassten Essay, diskutiert er die Thematik am Leitfaden der Frage, wo die Grenzen der therapeutischen Anpassungshilfe zu ziehen sind. Die Psychosomatische Medizin (Gaus/Köhle 1986) und die Psychoanalyse, namentlich die Anhänger der ich-psychologischen Schule Heinz Hartmanns (1964), haben wiederholt bekräftigt, dass im rechten Maß der Realitätsanpassung ein gesundheitsförderliches Moment erster Ordnung zu sehen ist. Aber worin besteht dieses rechte Maß?

Gegen eine aufs Geratewohl vorangetriebene Assimilation an die herrschenden Lebensverhältnisse sind Bedenken anzumelden. Solch eine Vorgehensweise untergrübe den emanzipatorischen Gehalt der Psychotherapie. Selbstbewusste, frei und eigenständig entscheidende Menschen können keine Abziehbilder der bestehenden Zustände sein. Lückenlose Anpassung um jeden Preis verbietet sich dem Therapeuten allemal, wenn er zudem die Möglichkeit in Betracht zieht, dass sich in »fruchtbarer Unangepaßtheit«, wie der Mitscherlich-Intimus Alfred Lorenzer (1974, S. 216) sagte, und im neurotischen Abweichen von der Konvention ein vitaler Protest gegen unzumutbare soziale Lebensbedingungen artikuliert. Der sowohl für die Nöte des Subjekts als auch für die Miseren der Gesellschaft wachsame Arzt befindet sich indes nicht selten in einer Zwickmühle: Hier der hilfesuchende Patient, der von seinen sozialen Wunden befreit werden möchte, und dort eine unwirtliche Realität, die Widerstand verdiente, aber Nonkonformismus mit Krankheit bestraft.

Wie soll sich der praktizierende Arzt in dieser Situation verhalten, woran kann er sich in seiner Behandlung orientieren? Mitscherlich suchte in der Unterscheidung eines negativen und eines positiven Typus der Anpassung die Lösung des Dilemmas. Die passive, fremdverordnete und auf unbesehene Akzeptanz des Bestehenden gerichtete Anpassungsform kam für ihn als Therapeutikum nicht in Frage: zu viele schädliche Nebenwirkungen. Heilsam und für ein verträgliches Gesellschaftsleben notwendig sei dagegen die aktive und selbstgesteuerte Variante der Anpassung, die in einem gefestigten Ich ihren operativen Stützpunkt besitzt. Mitscherlich sprach mit erhobenem Zeigefinger und der Faust in der Tasche: Erziehung, Bildung und Therapie müssten, zum Wohl des Einzelnen und zum Wohl der Allgemeinheit, mit vereinten Kräften alles daransetzen, die (selbst-)kritischen Reflexionsleistungen zu stärken. Dann, und nur dann, wachse die Chance, dass die Menschen mit den unabsehbaren Herausforderungen der bedrohlich an Komplexität gewinnenden Gesellschaften einsichtig, abwägend und kontrolliert umzugehen lernten.

Stärkung der Ich-Funktionen, der Kritikfähigkeit, der besonnenen Selbst- und Fremdwahrnehmung – das sind mehr als nur Gebote der psychosomatischen Gesundheitslehre, wenn das gesamte Leben und Überleben auf diesem Planeten am seidenen Faden der Vernunft hängt. Lange bevor Ulrich Beck (1986) den Begriff der globalen Risikogesellschaft aufbrachte, sah Mitscherlich das Unheil einer außer Rand und Band geratenen technischen Entwicklung am Horizont heraufziehen. Wie anders könne dem drohenden »Risiko universaler Katastrophen« von psychologischer Seite vorgebeugt werden, als durch eine gezielte Verbesserung der Ich-Leistungen, denen das prüfende Reflektieren und vernünftige Beobachten anheimgestellt ist? Das gibt Mitscherlich bezeichnenderweise in einem Aufsatz zu bedenken, der im Kern eine Standortbestimmung der psychoanalytischen Wissenschaft und eine Klarstellung ihrer Grundanliegen enthält. Der Aufsatz *Psychoanalyse heute*, mit dem dieses Lesebuch endet, basiert auf einem 1963 gehaltenen Vortrag, der ein Jahr später in winzig kleiner Auflage in der Reihe *Wege und Gestalten* publiziert und 1983 in den *Gesammelten Schriften* erstmals einer breiten Leserschaft zugänglich gemacht wurde.

Wir erleben Mitscherlich zum Schluss noch einmal in seiner liebsten Rolle: als gewitzten Vorkämpfer einer humanen Medizin. Neben instruktiven Bemerkungen zur psychoanalytischen Theorieentwicklung und gediegenen Bonmots zur sexuellen Befreiung sowie zur Ungleichzeitigkeit von technischem und humanem Fortschritt besticht der Text insbesondere durch ein bohrendes Problembewusstsein. Die dürftige psychologische Grundausbildung der Ärzte (und anderer sozialer Berufsgruppen) wird ebenso klar benannt wie die beängstigende Erkaltung sozialer Beziehungen und die Vereisung der Gefühle. Wohlfeile Kulturkritik mag das der eine oder andere nennen. Doch man vertue sich nicht. Mitscherlich platzierte seine Lamenti wie kleine intellektuelle Sprengsätze an den mentalen Verkrustungen der Bonner Republik. Die krankmachenden gesellschaftlichen Verhältnisse haben sich dadurch ad hoc natürlich nicht verändert, aber sie standen zur Diskussion. Immerhin. Die im Prozess der gesellschaftlichen Bewusstseinsbildung begriffene Öffentlichkeit, die Ärzteschaft eingeschlossen, sah sich vor die Entscheidung gestellt, eine affirmative, unentschiedene oder widerständige Position einzunehmen. Mitscherlich bevorzugte die letztere. Er zögerte nicht, wie der zündelnde Schlusssatz dieses Bandes verrät, der von ihm vertretenen und praktizierten Heilkunde eine zutiefst subversive Qualität zu attestieren.

Die Krankheiten der Gesellschaft und die psychosomatische Medizin

1. Die Entdeckung neuer Bedingungszusammenhänge

Spezialisierung des Wissens ist unvermeidbar, solange wir in der uns eigentümlichen Form des Fragens versuchen, von den Wirkungen zurück zu den Ursachen und Bedingungen zu gelangen. Wir klammern in dieser analytischen Form der Forschung zuerst Einzeltatbestände aus größeren Zusammenhängen aus und erproben dann im Experiment die Gültigkeit der untersuchten Wirkzusammenhänge. Dabei gerät für kürzere oder längere Zeit regelmäßig die Tatsache in Vergessenheit, daß wir isolierten, bevor wir analysierten. An den Grenzen der Erklärbarkeit eines Phänomens bringt sich dieses Wissen dann wieder in Erinnerung.

Die Medizin wurde zu einer Erweiterung ihres Beobachtungsfeldes durch das Auftreten neuer Formen von Leistungsversagen genötigt. Die Mehrzahl der heute zur Behandlung kommenden Fälle weicht sehr deutlich von den klassischen Krankheitseinheiten ab. Das, wovon wir in der Sprechstunde hören, sind Symptome, die ein weites Feld von Funktionen decken: Müdigkeit, Schwindel, Verdauungsstörungen, Übelkeit, Schweißausbrüche, Schlaflosigkeit usf. Zwar hat man versucht, diese gleichsam konturlosen Krankheitszustände ebenfalls in einheitlichen Krankheitsbegriffen zusammenzufassen; das bedeutet aber nicht, daß wir damit schon etwas von den Wirkungszusammenhängen verstanden hätten, die diese vielgestaltigen Bilder hervorbringen.

In der historischen Entwicklung war es so, daß die Psychoneurosen den Anstoß zur Einbeziehung neuer Wirklichkeitszusammenhänge in unsere Beobachtungen gaben. Kausal wirksame Anlässe im Bereich der Körpervorgänge, die diese Krankheitsformen erklärt hätten, konnten nicht gefunden werden. Infolgedessen ist immer wieder die »Echtheit« der neurotischen Leiden, ihr »wirklicher« Krankheitscharakter, bezweifelt worden. Ebenso versagten materielle Formen der Therapie. Es wurde klar, daß es sich hier um erlebnisbedingte Störungen handelte, die zu seelischen wie körperlichen Leistungseinbußen führten, und daß man in der Therapie nach Methoden der Erlebniskorrektur suchen mußte, um wirksam Hilfe bieten zu können.

Im Verlauf der siebzig Jahre, seit man sich um eine kausale Therapie der Neurosen bemühte, vollzog sich aber eine Wandlung des Erscheinungsbildes der Krankheiten überhaupt. Die klassischen Neurosen, die »grande hystérie«, die Angst- und Zwangskrankheiten sind in ihrer Häufigkeit von den geschilderten, oft unklaren Mißbehagenszuständen bei weitem überflügelt worden. Man spricht von Leistungsstörungen der vegetativen Lebensfunktionen. Bei aufmerksamer Beobachtung zeigt sich jedoch, daß diese das Krankheitsgefühl vermittelnden Leibphänomene mit seelischen Störungen einhergehen, und daß wir Grund zu der Annahme haben, in diesen seelischen Störungen den Ausgang der Erkrankung zu sehen. Und je genauer wir diese Zusammenhänge kennenlernten, um so mehr Hinweise erhielten wir, daß auch am Zustandekommen mancher großer klassischer Krankheitsbilder der Klinik (Magengeschwür, Überfunktion der Schilddrüse, Herz-Kreislaufstörungen, Asthma etc.) bestimmte seelische Konstellationen – Erlebnisverfassungen – bedingenden Anteil haben, ja, daß diese dabei sehr oft die Schlüsselrolle spielen. Damit sah man sich vor die Notwendigkeit gestellt, das Zustandekommen solcher Erlebnisverfassungen erforschen zu müssen.

Bereits bei der Aufklärung der einzelnen Schritte, die zur

Bildung eines neurotischen Zustandsbildes führen, wurde deutlich, daß der unmittelbaren sozialen Umwelt des Kranken für seinen Weg in die Krankheit außerordentliche Bedeutung zukommt. Für Diagnose und Therapie wurde es zu einem Leitsatz, daß man etwas von den Verflechtungen eines Kranken mit seiner unmittelbaren und weiteren Umwelt wissen müsse, um eine zutreffende Beurteilung, sei es seiner psychischen, sei es seiner vordringlich körperlich sich äußernden Störungen, wagen zu können. Je mehr Erfahrungen man durch Beachtung dieses Leitsatzes sammelte, umso unabweisbarer wurde die Einsicht, daß jede Gesellschaft ihr eigentümliche Krankheiten hervorbringt; und dies nicht nur in bezug auf die materielle Umwelt, die sie sich schafft (man denke an spezifische Berufskrankheiten), sondern ebenso in bezug auf die in ihr vorherrschenden Leitbilder affektiven Verhaltens.

In den letzten Jahren ist man ziemlich übereinstimmend davon ausgegangen, daß 30-50 Prozent der Kranken, welche ärztliche Hilfe in Anspruch nehmen, sogenannte »funktionelle Leiden« zeigen. Für das Zustandekommen dieser Krankheitsformen sind nicht materielle Dinge primär haftbar zu machen, sondern – der starke, aber treffende Ausdruck sei erlaubt – Erlebniskatastrophen. Damit ist gemeint, daß in den Gefühlsbeziehungen der Menschen untereinander »Spannungen«, »Erregungen«, Ängste entstehen, welche keine symptomfreie Verarbeitung mehr zulassen. Die Eigenwünsche eines Individuums stoßen so heftig mit den Verboten oder auch Verführungen der Umwelt zusammen, daß Konflikte entspringen, denen sich die seelische Widerstandskraft eines Individuums nicht mehr gewachsen zeigt. »Seelische Widerstandskraft« umschreibt eine Leistungsskala unseres Ich als der integrierenden psychischen Instanz.

Die Therapie der Wahl ist demgemäß der Versuch, den

Kranken zu einer emotionellen Korrektur, zu einer realitätsgerechteren Erlebnisverarbeitung, zu einer Stärkung seiner Ich-Funktionen zu verhelfen. Nicht nur die individuelle Konstitution, nicht nur das individuelle Lebensschicksal mit seinen Szenerien, auf denen bekannte Personen als Akteure auftreten, sondern auch sozialpathologische Zustände nehmen Einfluß auf das menschliche Verhalten und kommen in den Krankheitsbildern zum Ausdruck. Man denke etwa an die verschiedenen Rollen, die kollektiv sanktionierte Suchtformen wie Alkoholgenuß und Rauchen im Leben der einzelnen spielen können.

2. Gibt es Krankheiten der Gesellschaft?

Hier läßt es sich nicht vermeiden, in unseren Reflexionen das dem Arzt üblicherweise eingeräumte Feld zu verlassen. Der Arzt muß sich mit seinen Fragestellungen an die Gesellschaftswissenschaft wenden. – Es stellt sich hier zuerst ein methodisches Problem: Gehen wir mit der Frage nach den »sozialen Krankheiten« nicht in die Irre?

Wir kennen kranke Einzelmenschen, wir können die Kranken einer Krankheitsgruppe zusammenfassen und können sagen, in einer Population treten bestimmte Krankheiten häufig oder selten auf; aber Krankheiten, die diese Population als ein Ganzes, nämlich als »Sozialkörper« ergreifen, gibt es das? Überdehnen wir hier nicht den Krankheitsbegriff ins Vage, Ungreifbare? Lassen wir uns nicht von einem Denken in Analogien dazu verführen, gewisse Schäden der Gesellschaft, das von Freud so genannte »Unbehagen in der Kultur«, allzu voreilig mit dem Begriff »Krankheit« zu belegen? Unterliegen wir nicht einem Irrtum, wenn wir den diagnostisch in der Beschreibung der Symptome gesicherten

Krankheitsbegriff auf nur unklar zu formulierende Zustände der Allgemeinheit, d. h. der Gesellschaft, übertragen? Es wäre auch zu fragen, ob wir mit der Behauptung, es gebe Krankheiten der Gesellschaft, nicht unzulässigerweise unser Wissen von Körpervorgängen auf etwas anwenden, das wir eben nur in Analogie zu diesem unserem biologischen Leib als »Sozial-Körper« bezeichnen. Das Leben dieses Sozialkörpers scheint doch durch geistig-seelische Faktoren, z. B. durch Gesetz, Sitte und Institutionen, bestimmt zu sein, und nicht wie bei unserem naturhaft gegebenen Körper durch dessen biologische Prozesse des Auf-, Um- und Abbaus.

Ohne Zweifel sind dies alles ernstzunehmende Bedenken, und von Krankheiten der Gesellschaft zu sprechen, bleibt immer auch eine Analogie; solange wir nämlich den Krankheitsbegriff rein materiell umschreiben. Aber der Begriff der »Krankheit der Gesellschaft« ist meines Erachtens nicht nur ein Analogiebegriff. Wir müssen berücksichtigen, daß Erlebnisvorgänge untrennbar und unmittelbar mit Veränderungen unserer Körperleistungen verknüpft sind. Die von der Gesellschaft geschaffenen Lebensbedingungen haben aber einen breiten Anteil an der Gestaltung unseres Erlebens. Und wenn wir davon ausgehen, daß psychosomatische Medizin eine Medizin ist, die diese Aktionseinheit von Erlebnisvorgängen und unmittelbar, untrennbar mit ihnen verbundenen körperlichen Leistungsänderungen untersuchen will, so müssen wir sagen, daß die aus der Gesellschaft auf den einzelnen treffenden Einflüsse sich auch somatisch bemerkbar machen. Wir sprechen von einem psychosomatischen Simultangeschehen, also von einem Gleichzeitigkeitsgeschehen, in dem es keine seelische Erregung gibt, die nicht zu gleicher Zeit Körpererregung wäre.

Um eine möglichst anschauliche Ausgangsstellung für unsere Überlegungen zu gewinnen, sei es erlaubt, zuerst einmal auf die uns gestellten Fragen mit einer Gegenfrage zu antworten. Der Mensch mag als homo sapiens und homo faber oder homo ludens beschreibbar sein. Kein Beiname trifft aber seine Wesensart so zentral, wie wenn wir von ihm als homo sozialis – als zoon politikon – sprechen und damit als einem Wesen, das primär auf mitmenschliches Leben angewiesen ist. Alle seine spezifisch als »höher« bewerteten Lebensleistungen wie Sprache, Bewußtsein, nicht zuletzt sein Selbstbewußtsein als Einzelner, entwickeln sich nicht ohne die Einbettung in die Erfahrung, die aus dem Umgang mit Mitmenschen stammt. Nun fragen wir: könnten in diesen elementaren Wechselbeziehungen nicht Störungen auftreten? Könnten nicht in einer Gesellschaft bestimmte Haltungen allgemeiner Usus und leitbildhaft geworden sein, und könnten diese Forderungen nicht spezifischen Erlebniskatastrophen Vorschub leisten, ausgelöst von übertriebenen Erwartungen oder unerträglichen Entbehrungen? Man spräche dann mit Recht von krankhaften Veränderungen, die ihren Ursprung in der sozialen Matrix haben.

Um angeben zu können, wie und unter welchen Bedingungen solche Beeinträchtigungen den Charakter der Krankheit annehmen, müßten wir über genauere als die uns geläufigen Funktionsbestimmungen verfügen. Denn beileibe nicht alles, was dem Individuum an Entbehrungen durch das Leben in der Gesellschaft auferlegt wird, was an Hoffnungen enttäuscht wird, kann auf krankhafte Veränderungen am Sozialkörper zurückgeführt werden. Würden wir so denken, so wären wir »Sozialutopisten«. Man gerät bei der Bewertung der Lebensäußerungen einer Gesellschaft, noch dazu, wenn man ihr selbst angehört, in größere diagnostische Schwierigkeiten als im Falle der individuellen Krankheit; denn die Diagnose sozialpsychologischer Vorgänge gerät ins Gehege der Wertschätzungen, anerkannten Werte, der Konformismen von Lebenszielen und von unbefragten Vorurteilen.

Vielleicht kommt man einer Klärung unserer Frage, worin krankhafte Vorgänge in einer Gesellschaft bestehen sollen, einen Schritt näher, wenn man die folgende Unterscheidung trifft, die an einem Beispiel zu erläutern ist.

3. Die sozialen Selbstverständlichkeiten und Bewußtseinslagen

Bis weit in die Blütezeit des Kapitalismus und das Zeitalter der maschinellen Produktion hinein war die rücksichtslose Einbeziehung von Kindern in den Arbeitsprozeß eine soziale Selbstverständlichkeit. Diese Kinderarbeit führte zu physischen und psychischen Schädigungen bei einer großen Zahl von Individuen. Das gleiche gilt von den vielen Berufskrankheiten, denen man erst in neuerer Zeit vorbeugend zu begegnen sucht. Unter sozialer Krankheit sollte man nun aber nicht die Auswirkungen solch pathologischer Verhaltensweisen verstehen, also nicht das Erscheinen von einzelnen Krankheitsformen, die auf soziale Mißstände hinweisen. Vielmehr sollte man einen Schritt weiter gehen und nach der besonderen Bewußtseinslage fragen, die zu solchen Ausbeutungen führt, die Kindern oder Gruppen von Arbeitern bestimmte Rollen zudiktiert, in denen das Leben nicht gedeihen kann; diese Bewußtseinslage ist es wohl, die daran hindert, sich mit den Ausgebeuteten identifizieren zu können. Identifizierendes Teilnehmen ist aber eine der entscheidenden und elementaren Bedingungen für jede Gruppenbildung, für jedes gemeinschaftliche Leben. Die bürgerlichen Unternehmer identifizierten sich untereinander, eine Einfühlung in das Arbeiterkind war durch *diese* Identifizierung ausgeschlossen. Daß Arbeitskräfte etwas Auszubeutendes seien, hielten sie für selbstverständlich; es entsprach ihrer Bewußtseinslage und durchaus ihrem Ideal von Anstand. So wurde die Ausbeutung praktiziert, ohne daß sich deswegen das Gewissen der Gesellschaft gerührt hätte.

Der Sitz der sozialen Krankheit liegt also nach unserer ersten Definition bei der *sozialen Bewußtseinsbildung*, bei einem sehr vielfältig verankerten und verteidigten Zustand des Selbstbewußtseins, bei einer Einengung der sozialen Anteilnahme, der Weltvorstellungen überhaupt. Ein weiteres Merkmal des Krankhaften liegt in der Versteinerung solcher Ordnungsvorstellungen und Selbstwertgefühle. Sie wirken unbefragt und erscheinen sozial als sakrosankt. Aus solchen der Erfahrungskorrektur nicht zugänglichen Bewußtseinslagen leitet sich die für den geschichtlichen Betrachter oft unverständliche Form mangelnder Anteilnahme am Wohlergehen größerer oder kleinerer Gruppen der Gesellschaft her. Vergessen wir nicht, daß wir in der Geschichte immer nur von ganz kleinen Gruppen etwas hören, und daß die riesige Zahl der »grauen Massen« in der Geschichte bisher nahezu nie in Erscheinung getreten ist. In Anlehnung an den guten englischen Ausdruck von der »moral insanity« kann man hier von einer »social insanity« der den gesellschaftlichen Lebensstil bestimmenden, der tonangebenden Schicht sprechen.

Diese partielle Blindheit und diese Unempfindlichkeit vor gesellschaftlichen Zuständen fordern dazu heraus, zu ermitteln, was zu diesem Verhalten geführt haben mochte. Wir wissen heute schon manches von der Entstehungsgeschichte solcher kollektiven Einstellungen, wissen, daß sie nicht bloßen Lücken der Wahrnehmung entspringen; man übersieht nicht nur einfach, vielmehr kommt das Verhalten durch sehr markante seelische Abwehrmechanismen zustande, etwa Verleugnung gewisser Fakten, Verdrängung der Erinnerung an belastendes Triebverhalten, Projektion eigener Verhaltensweisen auf andere, wenn sie nicht mit dem Eigenideal harmonieren etc. Damit stehen wir vor der Notwendigkeit, ganz generell nach Gesetzen seelischer Regulation des sozialen Lebens fragen zu müssen. Denn was wir als pathologische Funktion, als eine pathologisch veränderte Bewußtseinslage zu erkennen meinen, muß sich doch aus Bedingungen heraus entwickelt haben, die mit der menschlichen Natur gegeben sind. Wir fragen deswegen nach den Regulationsprinzipien, die das menschliche Verhalten bestimmen. Oder noch bescheidener, nach den Umständen, nach den historischen Prozessen, welche ein bis dahin als »normal« angesehenes Verhalten (Zulässigkeit eines 10stündigen Arbeitstages für Kinder) zum ausbeuterischen, also wertnegativen, stempeln. Solche mit Privilegienverlust verbundenen Einsichten stellen sich allerdings nicht von selbst her; sie wollen erkämpft sein.

4. Instinktregulation und menschliches Verhalten

Vielleicht ist es in diesem Augenblick angebracht, sich an eine Grundeinsicht zu erinnern, welche die moderne Verhaltensforschung über den Unterschied zwischen tierischem und menschlichem Verhalten erarbeitet hat. Wir wissen, daß das menschliche Verhalten im Gegensatz zum tierischen nur rudimentäre Züge angeborener Regulation des Sozialverhaltens aufweist. Die Verhaltensprägung wird von der mitmenschlichen Gesellschaft gesteuert. Die tierische Umwelteinpassung ist eine angeboren festgelegte und läßt dem einzelnen Tier nur einen relativ kleinen Spielraum für das

Erlernen eines der Gruppe eigentümlichen Verhaltens. Der Mensch verfügt demgegenüber, mit Adolf Portmann zu sprechen, nur über »Instinktfragmente«. Die Instinktregulation einschließlich der sie aktualisierenden hormonellen Rhythmik – beispielsweise in den Brunstzyklen – ist aufgebrochen. Die Gestaltung des faktischen Verhaltens liegt bei der Gesellschaft. Jeder Mensch muß unendlich mehr lernen durch Identifikation, d. h. durch Nachahmung, die in weiten Bereichen sich unbewußt vollzieht, als noch seine nächsten Nachbarn im Tierreich. Und mehr noch: er ist auf dieses Leben in ummittelbarem Kontakt mit seinesgleichen angewiesen. Man erinnere sich an den Versuch Friedrichs II. von Hohenstaufen, der – einer der ersten Aufklärer seit der Antike – die Ursprache des Menschen erkunden wollte und zu diesem Versuch Kinder absondern ließ und ihren Pflegepersonen verbot, mit ihnen oder in ihrer Gegenwart zu sprechen. Die Kinder offenbarten keine Ursprache, sondern sie starben trotz bester Pflege; denn die Sprache ist nichts Arteigentümliches, wie zum Beispiel der Vogelgesang (vgl. Seidler 1964, S. 2029 ff.).

Die physische Möglichkeit, Laute zu äußern, erlangt erst im sozialen Feld, in der Kommunikation, ihre mit bestimmtem Sinn verbundene Artikulation. Neuerdings haben Untersuchungen von René Spitz (1957) an Säuglingen in den ersten 6 Lebensmonaten in überzeugender Weise dargetan, wie sehr die leib-seelische Entwicklung vom allerersten Beginn an von der Art mitmenschlicher, insbesondere der mütterlichen Zuwendung abhängt. Spitz konnte zwei Gruppen von Säuglingen vergleichen, die unter ganz genau gleich guten Ernährungs- und hygienischen Bedingungen lebten. Nur erschöpfte sich in der einen Gruppe die menschliche Zuwendung in der regelmäßigen Fütterung und Trockenlegung, also im hygienischen Dienst am Säugling, während in der anderen Gruppe darüber hinaus die Mütter noch während einiger Stunden am Tag Gelegenheit hatten, sich mit ihren Kindern abzugeben; es waren Mütter in einem Gefängnis, die am Abend mit ihren Kindern zusammensein konnten. Bei der ersten Gruppe (es handelte sich um Waisenkinder) lag die Sterblichkeit im ersten Lebensjahr bei über 50 Prozent; bei der zweiten Gruppe in den für das Land dieser Untersuchung normalen Grenzen, bei etwa 3 Prozent.

Die vergleichende Anthropologie konnte zeigen, daß der Mensch physiologisch – nämlich als Nestflüchter, der er seiner Art nach ist – als Frühgeburt zur Welt kommt, und daß er erst am Ende seines ersten Lebensjahres jenes Entwicklungsstadium erreicht, das Nestflüchter sonst bei der Geburt aufweisen (das zum Beispiel ein Fohlen im Moment seiner Geburt hat). Adolf Portmann (1951) spricht sehr anschaulich vom »extrauterinen Frühjahr«, von einem außerhalb der Gebärmutter zugebrachten Frühjahr, das der Mensch im »sozialen Uterus« verbringt – aber, so muß man hinzufügen, für die Besorgung seines Nachwuchses in diesem Frühjahr steht dem Menschen keine geschlossene Kette von Instinkthandlungen bei, so wie ein Tier, ein Vogel etwa, durch bestimmte markante Äußerungen seiner Brut zu bestimmten Handlungen veranlaßt wird. Den Kulturanthropologen ist es aus vergleichenden Feldforschungen bei Völkergruppen mit sehr verschiedener Kinderaufzucht bekannt, welch eminente Bedeutung die sozialen Erfahrungen in diesem »Frühjahr« für die spätere Entwicklung des Individuums – wie überhaupt für den gesamten Aufbau des Sozialkörpers – haben (vgl. Mead 1965). Wir müssen uns davor hüten, anzunehmen, daß Erfahrungen und Erregungen, die aus diesen Erfahrungen stammen, erst spät im Leben einsetzen. Die Verhaltensprägungen beginnen in der allerfrühesten Zeit des menschlichen Lebens, und sie sind später kaum mehr zu korrigieren.

Blicken wir mit diesem relativ neuen Wissen auf die zahllosen Formen, in denen sich menschliches Sozialleben im Laufe der Geschichte abgespielt hat, so eröffnet sich uns für diesen Wechsel ein allgemeines Verständnis. Die Herauslösung aus der starren, durch angeborene Instinktregulationen gesicherten Umwelteinpassung hat eine andere Regulationsform des Verhaltens notwendig gemacht. Das menschliche Verhalten wird durch gesetzte soziale Normen geregelt; aber dieser Vorgang der Setzung ist eines der großen Rätsel unserer Geschichte; denn im Gegensatz zur bewußten Abfassung von Gesetzestexten nehmen wir verpflichtende Verhaltensnormen immer erst wahr, wenn sie sich bereits eingebürgert haben und wie selbstverständlich den Eindruck erwecken, als habe es sie seit eh und je gegeben, oder aber es sei selbstverständlich, daß neue Konventionen die der Vorfahren ersetzt haben. An der Verhaltensstrukturierung menschlicher Gesellschaft sind also unbewußt verlaufende kollektive Einstimmungen, ein sich allmählich vollziehendes Einschwingen, der entscheidende Vorgang. Natürlich bringen objektive Veränderungen im sozialen Umfeld (Verschiebung der Machtverhältnisse, Aufkommen neuer Produktionsmittel) dieses Verlangen nach neuer Selbstvergewisserung hervor. Zahlreiche Sitten oder sittliche Entartungen von hoher gemeinschaftsbildender Art sind jedoch nur aus Schwankungen in der Triebstärke, aus Induktionen der Selbstidealisierung in Glaubensgruppen etwa, und der Triebverteilung zu begreifen. Die unter Soziologen häufige Auffassung, nur die objektivierbaren Größen des sozialen Geschehens wirkten verändernd auf das Bild, welches eine Kultur bietet, ist ziemlich sicher zu einseitig. Jedenfalls scheint keine der sozialen Lebensformen jene endgültige »paradiesische« Beruhigung bewirkt zu haben, von der wir träumen, wenn wir an die Endzeit denken, die also tatsächlich das Ende jener Geschichte bedeuten würde, wie wir sie aus Überlieferung und eigener Lebenserfahrung kennen. Denn diese Geschichte wird unzweifelhaft von den Unzulänglichkeiten der sozialen Lebensformen in Gang gehalten. Die Instinktregulationen, die wir sozial bilden und erlernen, sind offenbar niemals so perfekt wie die angeborenen Instinktregulationen und Umweltanpassungen der Tiere, so daß der Mensch, schmerzgeplagt, wie Goethe im Hinblick auf die großen Unruhen seiner Zeit sagte, sich auf dem Prokrustesbett seines geschichtlichen Daseins von der einen auf die andere Seite zu wälzen genötigt ist.

5. Triebverzicht und Triebumsetzungen

Ziehen wir aus alledem den generellen Schluß, so wird dieser in der Sprache unserer anthropologischen Wissenschaft lauten müssen: Jede Gesellschaft verlangt vom Neuankömmling, daß er sich lernend dem Lebensstil, den er vorfindet, anpaßt. Sie verlangt Triebregulation und Triebverzicht. Als Lohn für den Verzicht bietet sie Geborgenheit in der mitmenschlichen Zuwendung. Ich kann einem anderen zuliebe oder aus Angst vor ihm auf etwas verzichten, das ich intensiv selbst gerne hätte. Außerdem bietet die Gesellschaft ziemlich viele Ausgleichsvergütungen, die darin bestehen, daß sie das Individuum anleiten, seine ursprünglich auf rasche Befriedigung abzielenden Triebwünsche zu kontrollieren und zu differenzieren. Durch Erziehung, im weitesten Sinne des Wortes, wird es dem Menschen allmählich möglich gemacht, seine drängenden elementaren Triebwünsche teilweise auf Tätigkeiten abzulenken, die oft weit vom unmittelbaren Weg der Trieberfüllung abliegen. Durch die Einschätzung, die sie in der Gemeinschaft erfahren, gewinnen sie für ihn neue lustspendende Anreize. Das Mittelalter und die in ihm geforderten Triebverzichte, seine Grausamkeiten und sublimen Schöpfungen, sind ein großes Beispiel dafür aus der Geschichte.

Die Übereinkünfte, nach denen unser Verhalten im Stil unseres Soziallebens geregelt ist, erheben aber – ungeachtet der Tatsache, daß sie immer wieder modifiziert und verlassen werden – den Anspruch auf dauernde Gültigkeit. Die gesetzten sozialen Normen bilden insgesamt das Traditionsgut. Die Regulation des Verhaltens durch die Tradition gibt dem Individuum Sicherheit und Stabilität, ermöglicht erst, wie wir andeuteten, die Entwicklung der humanen Leistungen, also eine innere Erlebnisorganisation, die an Sprache und das Erlernen einer Vielzahl von Symbolen geknüpft ist, denen nunmehr die Signale der Triebwelt als innere Erfahrung gegenüberstehen. Psychoanalytisch bezeichnet man letztere als Primär-, erstere als Sekundärprozesse des Seelischen.

Man hat von einem Speicher der Vorerfahrungen gesprochen, den die sozialen Lebensformen für den einzelnen darstellen. Die Besonderheit unserer gegenwärtigen Lage besteht darin, daß das, was in diesem Speicher aufgestapelt liegt, durch den Umbau unserer sozialen Welt fortwährend entwertet und durch neue Verhaltensforderungen ersetzt wird; daß also ein hohes Maß von emotioneller Beunruhigung durch diese Umweltveränderungen im einzelnen erweckt wird.

Will man den Begriff »soziale Krankheit« benutzen, so ist es unerläßlich, zwei determinierende Faktoren im Auge zu behalten: 1. die spezifische Form, in der Verhaltensregulationen beim Menschen entstehen, nämlich durch das Erlernen des jeweils gültigen Stiles sozialer Verständigung; und

2. die besondere Lernsituation in der Gegenwart. Der soziale Lebensstil, d. h. die Summe von stimulierten Erwartungen, von Forderungen und tatsächlich erreichbaren Befriedigungen, unterliegt fortwährenden Veränderungen. Die Lernvorgänge können demnach nicht, wie noch vor einer oder zwei Generationen üblich, mit der Erlangung der »sozialen Reife« abgeschlossen werden. Die gesellschaftliche Situation fordert lebenslange lernende Anpassung, worauf andererseits die Bürger unserer Gesellschaften schlecht vorbereitet sind. Auch verlocken viele Berufe und die Situation des Individuums in Großorganisationen nicht zur Fortsetzung der Lernanstrengung; vielmehr löst nicht selten die Einsicht in die hoffnungslos unselbständige Position eine Erlebniskatastrophe aus.

Das gilt nicht allein für die Berufsrollen, sondern ebenso für andere Rollen. So kann zum Beispiel ein Vater, der selbst noch unter sehr autoritären Erziehungsprinzipien groß geworden ist, durchaus nicht mehr unbesehen diesen Verhaltensstil, den er traditionell mitbringt, an die nächste Generation weitergeben; er muß vielmehr seine Aufgaben als Vater neu verstehen lernen. Denn das ist die doppelte Aufgabe der Gesellschaft, daß sie als Matrix dient, welche die Erlebnisentwicklung der jungen Generation ermöglicht, dem einzelnen erlaubt, sein Verhalten an den Normen der Gemeinschaft zu erproben; ihre zweite Aufgabe ist es, sich durch die lebendigen Impulse ihrer Mitglieder zu wandeln und zugleich ihre Aktivität sozial einzufangen.

Gewiß unterscheiden sich die Menschen durch angeborene Anlagedifferenzen. Allen diesen Formen der natürlichen Mitgift widerfährt jedoch die Sozialisierung. Die sozialen Vorerfahrungen, die in der Tradition verankert sind, kann man inhaltlich auch als einen Speicher von Vorurteilen beschreiben. Es ist leicht einzusehen, daß ein Vorurteil richtig oder falsch sein kann, angemessen oder nicht angemessen. Nun brauchen wir uns aber für unsere Fragestellung bei der Bestimmung, was als richtig und was als falsch anzusehen ist, nicht auf philosophische Wertdiskussionen einzulassen. Wir können es bei einer pragmatischen Orientierung bewenden lassen. Richtig oder falsch ist, was nach dem Kodex gültiger Überzeugungen als richtiges oder falsches Verhalten eingeschätzt wird.

Wenden wir uns jetzt einem anderen Problem zu: Was ist eigentlich Anpassung?

6. Die doppelte Form der Anpassung[10]

Unter Anpassung versteht man in der neueren Psychologie und Sozialpsychologie keineswegs den Vorgang einer einseitigen Unterwerfung des Individuums unter herrschende soziale und natürliche Bedingungen, sondern das Verhältnis einer gelungenen Einordnung im Sinne passiver Übernahme des Verhaltensstiles – etwa durch die Erziehung – im Zusammenspiel mit aktiver Entfaltung der Eigenschaften des einzelnen. Ein wirklich sozial angepaßtes Individuum ist eines, das seine eigene Aktivität sozial entfalten kann. Das Gelingen oder Mißlingen dieses Zusammenspiels entscheidet erst über die Stabilität und den inneren Zusammenhalt eines Sozialgebildes. Für dessen »Gesundheit« kommt es darauf an, wie flexibel, wie tolerant die sozialen Spielregeln für die vielfältigen Impulse sind, die ununterbrochen von den Mitgliedern ausgehen. Gelingt es, hier vieles zur Entfaltung kommen zu lassen, so wird verhindert, daß sich im einzelnen eine vorwiegend negative, die Sozialgebote ignorierende Eigenmächtigkeit entwickelt, der falsche Individualitätsbegriff, der insbesondere in unserem Lande Ansehen verleiht.

Wir sahen, daß in jeder Gesellschaft Triebverzichte verlangt werden müssen: ein gewisses Unbehagen wird das Leben in dieser unserer sozialen Welt immer mit sich bringen. Worum es hier geht, ist, den Umschlagspunkt zu erkennen, an dem Verzichte nicht mehr ertragen werden, was notwendigerweise einen Zerfall des Sozialkörpers signalisiert. Gesundheit oder Krankheit einer Gesellschaftsordnung – also deren Produktivität fördernde oder hemmende Vorurteile – bemißt sich daran, ob die Restriktionen der Gesellschaft sich in tolerablen Grenzen halten und durch die Möglichkeit der Eigenentfaltung des Individuums aufgewogen werden oder nicht. Ich möchte aber hier hinzufügen, daß die Grenze des Tolerablen nicht ein für allemal objektiviert werden kann, sondern daß sie sich aus der gesamten erfahrenen Lust- und Unlustmenge entwickelt.

Betrachten wir beispielsweise die verschiedenen Gewaltsysteme unserer Zeit mit ihrer von Orwell faszinierend beschriebenen Tendenz zur vollkommenen Unterwerfungsanpassung, zur vollständigen Lähmung der individuellen aktiven Anteilnahme an der Gestaltung der Gesellschaft, so erhalten wir einen Schlüssel für das Verständnis, warum sie keine Endzustände der Geschichte sein, kein tausendjähriges Reich errichten können. In diesen Systemen werden Dressurmethoden entwickelt, die den Menschen zu einem den angeborenen Instinktregulationen der Tiere funktionell ähnlichen Verhaltensautomatismus bringen sollen. Auf diese Weise, so wird postuliert, sollen sich die sozialen Konflikte überhaupt lösen, was den Eintritt in die Endzeit anzeige. Es erweist sich aber, daß diese Gewaltsysteme geschichtlich in immer schnellerer Folge zerfallen, allerdings meist von einem gleichartigen Regiment abgelöst werden. Die Diktatur hat Anziehungskraft, doch besitzt sie nur an wenigen Orten – wie etwa in Sowjetrußland – ein System einigermaßen stabiler politischer Machtverteilung. Wir kennen aus der Geschichte Gewaltherrschaften von langer Dauer. Es spricht nicht viel dafür, daß sich dies bei Völkern oder Staatengruppen, die in den Vorgang des permanenten Umbaus ihrer Sozialgestalt unter dem Einfluß der industriellen Revolution eingetreten sind, wiederholen wird. Offenbar bringt die von einer Kette von Erfindungen geprägte Zivilisation eine neue Bewußtseinslage hervor. Sie widerspricht dem von den diktatorischen Gesellschaftsplanern geforderten Verhaltensstil, nämlich dem eines *perfekten menschlichen Sozialautomaten*. Dieser Automatismus unterscheidet sich freilich von dem des umweltangepaßten Tieres dadurch wesentlich, daß sein reibungsloses Funktionieren nur von *überwältigendem Angstdruck* erzwungen wird, der von den Machtpositionen in der Gesellschaft ausgeht – also nicht selbstverständlich ist.

Angst ist aber, von einer gewissen Stärke an, kein produktives Element der Sozialisierung mehr, sondern bewirkt im Gegenteil im Extremfall Panik; für gewöhnlich fördert sie in der Verhaltensstruktur vieler einzelner der großen Massen die ich-bezogene Orientierung. Angst vereinsamt und macht asozial. Mit einem tiefsinnigen Wort Sigmund Freuds zu sprechen, die »Kultureignung« des Menschen, also alles, was wirklich an Anpassung geleistet wird, was durch Verinnerlichung der äußeren Sozialgebote zu Gewissensgeboten erreicht wird, nimmt unter zu großem Angstdruck ab und schlägt in »Kulturheuchelei« um, d. h. in eine nur oberflächliche, angstbedingte Unterwerfungsanpassung an geforderte Verhaltensnormen. Das Trügerische dieser sozialen Gesinnung zeigt sich an den Durchbrüchen individueller und kollektiver Asozialität, an den Barbarismen, die übrigens jede Revolution und auf die Dauer jede Diktatur zu begleiten pflegen, und die überhaupt Grenzsituationen markieren, in denen die Sozietät als solche nicht genügend mit dem Ichideal ihrer Mitglieder verschmolzen ist, sondern als Dschungel dient, in dem die Stärkeren (die heute die besser Organisierten sind) die Schwächeren übervorteilen können.

Neben der gut institutionalisierten Diktatur gibt es noch eine zweite Angstquelle für die Menschen der Gegenwart, deren wir gedenken sollten. Sie ist uns nicht weniger vertraut und rührt aus der Auflösung bisheriger mitmenschlicher Kommunikationsformen, aus der Auflösung des Traditionsgutes her, welches durch die industriellen Revolutionen und die durch sie hervorgebrachten fortwährenden Umweltveränderungen einem schonungslosen Prozeß der Zersetzung unterliegt. Diese Umweltveränderungen beruhen nun ihrerseits darauf, daß sich die Bewußtseinslage des Menschen geändert hat, indem es ihm gelang, in bisher ungeahnter Weise die *äußere Realität* zu beeinflussen. So verlieren seine bisherigen sozialen Vorentscheidungen, wie sie etwa durch einen wohldefinierten »set of roles« festgelegt sind, mehr und mehr an Gültigkeit, und mit diesem Zustand relativer Verlassenheit entwickelt sich eine Unkenntnis unserer eigenen inneren Realität, was zwar keine akute, aber eine chronisch wirksame Untergrundangst erweckt. Der amerikanische Soziologe David Riesman (1950) hat die typische Reaktion auf den Verlust tradierter sozialer Selbstverständlichkeiten sehr anschaulich am Typus des »other-directed« beschrieben, d.h. eines Menschen, der wie mit einem Radargerät ausgerüstet zu sein scheint, mit dem er ununterbrochen die Veränderungen und Verhaltenseigentümlichkeiten an seinen Mitmenschen abtastet, um nicht seinen Konformismus zu verlieren. Es liegt sehr nahe, daß Menschen dieses Typus keinen hohen Grad der Individuation erreichen, ich-schwach bleiben und damit Suggestionen zugänglich sind, die ihnen eine Sicherung vor Angst versprechen. Andererseits ist auch zu beobachten, wie ganz neue Typen, z. B. die »Mods« und »Rockers«, oder die »Beatles«, oder die gesellschaftsverneinenden Beatniks und Gammler auftauchen (welch letztere noch am ehesten mit den Anarchisten der Zeit vor dem Ersten Weltkrieg verglichen werden können). Hier entstehen Gruppen, die dadurch zu einem neuen Verständnis untereinander kommen wollen, daß sie ihr Selbstideal einem stark bejahten neuartigen Gruppenideal unterordnen. Auf diese Weise haben allezeit am Widerspruch erstarkende Gruppenbildungen stattgefunden. Bemerkenswert bleibt, daß die politisch erfolgreichen Formierungen stärker aggressive, destruktive Zielsetzungen als liebevolle vorzuweisen haben. Was wieder auf die sehr schwierige Aufgabe libidinöser und aggressiver Triebbehandlung durch die Gesellschaft aufmerksam macht.

7. Definition der sozialen Krankheit

Fassen wir zusammen, versuchen wir zur Definition dessen zu kommen, was soziale Krankheit ist: Ohne ein Schranken setzendes Maß von Angst vor dem Verlust mitmenschlicher Gefühlszuwendung ist der Mensch offenbar nicht bereit, Triebverzicht zu leisten, und verharrt in einem vorsozialen, selbstischen Zustand oder fällt bei Belastungen in diesen Zustand zurück. Andererseits scheint ein zu großes Maß an Angst ihn ebenso in die Verfassung einer permanenten panischen Vereinsamung zu versetzen, in den Zustand nur geheuchelter sozialer Gesinnung, unter dem sich antisoziale Ressentiments und sozial nicht eingefangene elementare Triebansprüche verbergen.

Mit dieser Einsicht können wir jetzt unsere eingangs gestellten Fragen, welcher Art die Krankheiten der Gesellschaft seien, jedenfalls in einem Zusammenhang beantworten. Soziales Leben tritt offenbar an den beiden Enden seines Spektrums in eine krankhafte Veränderung ein. Soziale Krankheit entsteht, wenn die soziale Matrix zu schwach geworden ist, um die Sozialisierung des einzelnen in verbindlicher Weise zu fordern, den einzelnen also ohne Anleitung in vielen Lebenslagen sich selbst überläßt und damit unbewußte mehr als bewußte Angst erweckt. Soziale Krankheit entsteht am anderen Ende des Spektrums, wenn der Anspruch der Gesellschaft so terroristisch in das Individuum hinein vorgetragen wird, daß Abweichungen von den Geboten und Verhaltensnormen permanente, intensive Angst erwecken und damit die spontane Rückäußerung des Individuums auf die gesellschaftlichen Zustände gelähmt erscheint. Beide Zustände gefährden die Gesellschaft in jedem einzelnen ihrer Mitglieder und veranlassen pathologische Verhaltensweisen. Deshalb kann man mit Recht unter solchen Voraussetzungen von sozialer Krankheit sprechen.

Das erwähnte Beispiel der Angst und ihrer Erweckung durch den Verlust einer bekannten Umwelt, an die man sich generationenlang angepaßt hatte, ist aber nur eines aus dem Bereich der Affekte. Wie die Gefühlsbewegungen zwischen Spannung und Entspannung im einzelnen verlaufen, daran haben unsere Lebensbedingungen in der Gesellschaft einen wesentlichen Anteil. Unsere letzte These über die sozialen Krankheiten könnte demnach folgendermaßen lauten: Soziale Krankheiten sind Verhaltensformen der Gesellschaft, durch die im einzelnen Mitglied Gefühlserregungen bewußt und unbewußt je nachdem erweckt oder unterdrückt werden, aber in einer Weise, die den affektiven Spannungen keine ausreichenden rhythmischen Entspannungsmöglichkeiten gewährt.

8. Die psychosomatischen und die sozialen Krankheiten

Was hat das alles mit der psychosomatischen Medizin zu tun? Die allgemeinste Annahme der psychosomatischen Medizin besagt, daß seelische Erregungszustände mit körperlichen in einer Aktionseinheit verbunden sind. Nun verlangt aber die Sozialisierung, also die eigentliche Vermenschlichung des Verhaltens, Erregungsbeherrschung. Ein Teil der Erregungen – seien sie durch die Umwelt oder die Triebvorgänge in uns erweckt – wird immer unterdrückt werden müssen. Aber gerade um diesen zielgehemmten Teil geht es. Unterdrückung heißt, daß es durch Einsprüche des Ich und Über-Ich einem Triebbedürfnis unmöglich gemacht wird, sich nach außen – in Richtung auf das erstrebte, aber zu meidende Objekt – befriedigend zu entspannen. Damit entsteht – etwas vereinfacht dargestellt – ein Daueralarm für Handlungen, die nie stattfinden dürfen. So war es etwa auffallend, daß im Krieg Soldaten in der Etappe an Magenulcus erkrankten, nicht aber in der Frontsituation, wo eine agierende Entlastung der Spannung eher möglich war. Durch die Pflicht zur sozialen Anpassung ist für den Organismus ein Leistungskonflikt geschaffen: er soll sich unter Umständen zugleich den bewußten, beabsichtigten wie den unbewußten, entgegengesetzten Aufgaben anpassen, denen keine lösende Entspannung bevorsteht und die deshalb einen unbewußt gesteuerten Dauererregungszustand hervorrufen.

Das ist gewiß nur eine grobe Skizzierung des äußerst vielfältigen und vielschichtigen leib-seelischen und seelisch-leiblichen Geschehens. Das Vordringliche und Wesentliche ist jedoch in dieser Beschreibung wiedergegeben; die zielgehemmte Erregung, die sich in ein chiffriertes Ausdrucksgeschehen verwandelt und dadurch teilweise entspannt oder aber nach außen »stumm« (wie etwa in einem erhöhten Blutdruck) einen Daueralarm vegetativer Leistungen erzwingt. Die Quantität der mobilisierten Erregung und der Abwehrvorgänge entscheidet darüber, wie heftig die pathologische Reaktion verläuft.

Der Gewinn einer psychosomatischen Betrachtung besteht darin, daß wir neben den materiellen Schädigungen, die von außen kommen, und den Anlagedefekten eine neue Gruppe krankmachender Vorgänge in unsere Beobachtung einbeziehen. Es sind dies die emotionellen Erfahrungen, die in einer Handlungseinheit mit Körperleistungen gemacht werden. Der entscheidende psychologische Beitrag war die Entdeckung, daß *unbewußte* seelische Tätigkeit die somatischen Funktionen ebenso beherrscht wie bewußt erlebte. In einer programmatischen Formulierung könnte man sagen, psychosomatische Medizin sehe die Entstehungsbedingungen vieler menschlicher Krankheiten im Konfliktfeld von Leben als biologischem und als geschichtlichem Ablauf. Die geschichtliche, d. h. die sozial beeinflußte Lebenslage gerät häufig genug mit ihren Forderungen in einen unlösbaren Konflikt mit der biologischen Leistungsbreite des Organismus und führt zur pathologischen Leistungsstörung.

Von vielen speziellen Aufgaben der psychosomatischen Medizin ist hier nicht zu sprechen. Wir konzentrieren die vorgetragenen Gedanken zum Schluß auf eine einzige Frage: Was kann ein psychosomatisches Konzept für die Diagnose und möglicherweise für die Therapie sozialer Krankheit leisten?

Es ist uns gelungen, gewisse materielle Krankheitsbedingungen zu beherrschen; den größten Erfolg brachte die Aufhellung der Infektionskrankheiten. An ihre Stelle sind jedoch andere Krankheiten getreten. Daß sie nicht minder gefahrbringend sind, beweist etwa die Zunahme des akuten Herztodes im 4. und 5., jetzt schon im 3. Lebensjahrzehnt, wie überhaupt das Ansteigen der Frühinvalidität. Es scheint eine fruchtbare Arbeitshypothese, anzunehmen, daß analog zu unserem Beispiel der Kinderarbeit und der Berufskrankheiten in vielen dieser sogenannten Zivilisationskrankheiten sich Folgen von Krankheiten der Gesellschaft melden. Ein Wort wie das von der »Managerkrankheit« – so mißverständlich es ist, weil es keine bestimmte Gruppe von Menschen betrifft, frühzeitiges Herz- und Kreislaufversagen und plötzlicher Herztod vielmehr in allen sozialen Klassen beobachtet werden – ein solches Schlag- und Schreckenswort zeigt auf soziale Sachverhalte, auf die ruhelose, entspannungsunfähige Lebensform, in der mehr und mehr Menschen unserer Zeit existieren und die hier im Typus des Managers symbolisiert wird. Tatsache und Verbreitung solcher sozial bedingter Krankheiten zeigen, daß die exzessiven Ritualisierungen von Leistung in der Leistungsgesellschaft mit neuen Formen der Lebensgefährdung einhergehen.

Wenn die Normen des sozialen Lebens die Matrix sind, aus der individueller Lebensstil sich entwickelt, so sind soziale Krankheiten auch als Matrix für bestimmte und eben offensichtlich in Ausbreitung befindliche Krankheiten des einzelnen zu betrachten. Über die Leistungen des menschlichen Körperorganismus hat uns die Forschung der letzten dreihundert Jahre mit progressiver Geschwindigkeit ein fast unüberschaubar gewordenes Wissen vermittelt. Wenn wir trotzdem eine steigende Morbidität beobachten, so ahnen wir, daß die neuen Krankheitsgruppen mit dem Lebensstil der Gesellschaft in Zusammenhang stehen müssen. Das Wort »ahnen« ist in diesem Zusammenhang mit Bedacht gewählt. Die notwendigen Voraussetzungen, hier zu forschen und zu erkennen, besitzen wir noch nicht. Unsere

Kenntnis penetranter Faktoren in der Entwicklungsgeschichte erlebnisbedingter Krankheiten ist spärlich, jedenfalls was das soziale Feld, weniger was die Triebkonflikte betrifft. Die Forschung in diesem Feld, in dem Sozial- und Individualpathologie, also Sozialkrankheitslehre und Krankheitslehre des einzelnen sich verschränken, hat noch bei weitem nicht die Breite und Differenziertheit erlangt, wie wir sie auf dem Gebiet der naturwissenschaftlichen Forschung besitzen. Der unentwegte Umbau und die quantitative Vergrößerung der Sozialformen der Gegenwart zwingen aber dazu, dieses pathogenetische Feld mit der gleichen Sorgfalt, Geduld, Ausdauer zu erkunden, mit der wir die Zusammenhänge zwischen Infektionserreger und Infektionskrankheit aufgeklärt haben. Die psychosomatische Medizin als angewandte Psychoanalyse verfügt über eine Methode der Aufschlüsselung der Ontogenese menschlicher Verhaltensweisen. Ohne eine solche Methode können wir in die Entwicklungsgeschichte menschlichen Verhaltens nicht eindringen. Auf die explosive Vergrößerung unseres *Weltverständnisses*, also der äußeren Realität, muß nun unumgänglich eine Erweiterung unseres *Selbstverständnisses*, unserer Kenntnis der inneren Realität folgen. Gelänge es uns nicht, zwischen Welt- und Selbstverständnis wieder jene relative Gleichgewichtslage herzustellen, die für das Einspielen sozialer Normen notwendig ist, dann wäre es gut, wir kennten nicht nur die »Atomfurcht«, sondern das, was die Atomgefahr erst heraufbeschwört, nämlich die Furcht vor einem Menschentypus, der an seiner eigenen Bändigungsaufgabe scheitert.

Insofern die psychosomatische Medizin mit Fehlformen der Erregungssteuerung im einzelnen zu tun hat und diese Fehlformen durch gelungenere Verhaltensweisen, einen gelungeneren Umgang des Menschen mit sich selbst und seiner Welt, zu ersetzen trachtet, insofern sie dabei die Fassade der Anpassung durchdringt und ihre Vielschichtigkeit bloßlegt, treibt sie nicht nur Individualtherapie. Sie ist vielmehr Sozialmedizin in einem völlig veränderten Sinn. Sie wird am Einzelfall, wie bruchstückhaft auch immer, die krankheitserregenden Lebensbedingungen der Gesellschaft zu erkennen versuchen. Ein solch neuer sozialmedizinischer Aspekt bedeutet aber, daß die Gesellschaft hier in die Lage versetzt wird, etwas über sich selbst zu erfahren, und zwar gerade das, wofür sie sonst kein Wahrnehmungsorgan besitzt, was sie aus ihrer gegenwärtigen Bewußtseinslage noch nicht zu überschauen und also auch noch nicht zu korrigieren vermag.

Anpassungsgefährdungen und heutige gesellschaftliche Lebensbedingungen – Erkenntnisse psychosomatischer Medizin

Das Ziel der psychosomatischen Medizin ist es, mit Mitteln der zwischenmenschlichen Verständigung menschliches Verhalten zu verändern. Wobei es keine strenge Unterscheidung gibt, was mit »Verhalten« bezeichnet wird. Es kann sich in einem Fall um eine allergische Dysfunktion an der Haut oder um die Druckverhältnisse im peripheren Kreislauf handeln, in anderen Fällen um ein unwillkürliches Erröten, eine reizbare depressive Verstimmung oder eine Arbeitshemmung.

Besonders zu beachten ist nur, daß in der Therapie nicht, oder nur ausnahmsweise, auf das »Symptom« im herkömmlichen Sinn gezielt wird; sondern eben auf zwischenmenschliche Konflikte und auf die Art und Weise, wie sie, selektiv oder breit gestreut, Verhalten beeinflussen; also auch pathologisches Verhalten erzeugen. Dies ist die Beschreibung einer der Determinationen des Krankheitsgeschehens, eine andere kann erbgenetischer, konstitutioneller oder sonstiger Art sein.

Als Zusatzthese ist noch anzumerken, daß für den Kranken das in Frage stehende Verhalten, sei es nun das »Benehmen« im üblichen Sinn, sei es das Verhalten eines seiner Organe oder Organsysteme, nicht willkürlich beeinflußbar ist. Ob er nun an einem Magengeschwür leidet oder an einer Akrophobie, er fühlt sich ausgeliefert an ein Geschehen, das ihn beherrscht, zu dem er keine Distanz besitzt, aus der heraus er dieses Verhalten seines Magens oder diese ihn überwältigende Vernichtungsangst ändern könnte. Erst in der Kommunikation mit dem nicht in seine Konflikte einbezogenen Arzt vermag er sich die notwendige Distanz zu erkämpfen und damit an die Möglichkeit heranzukommen, bisher unlösbar erscheinende Konflikte zu schlichten.

Natürlich kann man Verhalten auch mit spezifisch wirksamen Substanzen verändern. Hierbei liegt dann eine somatophysische Beeinflussung vor, nicht eine primär psychische im Sinne eines Verstehenszusammenhangs, an dem zwei Individuen beteiligt sind. Psychosomatische Medizin ist also in keinem Fall Medizin des isolierten Individuums, sondern immer, wo mit Recht von psychosomatischer Medizin gesprochen wird, Diagnose und Therapie des Feldes zwischenmenschlicher Beziehungen, beginnend mit dem Arzt-Patient-Verhältnis.

Betrachtet man, was in diesem Arzt-Patient-Verhältnis geschieht, so kann in einem Fall der Effekt darin bestehen, daß es beim Kranken zu einer erweiterten Anpassungsleistung an vorgefundene Gegebenheiten seiner sozialen Umwelt kommt. Er ist dann zum Beispiel in der Lage, eine Arbeitshemmung zu überwinden und eine Leistungsforderung zu erfüllen. Da die therapeutische Arzt-Patient-Beziehung aber auch – und das ist eine ihrer wesentlichen Aufgaben – die kritische Realitätsprüfung fördert, kann es im umgekehrten Fall sich ereignen, daß der Kranke Ansprüche, die bisher an ihn gestellt wurden und denen er sich beugte, zurückzuweisen beginnt; daß er den Gehorsam verweigert.

In relativ statischen gesellschaftlichen Verhältnissen mögen die Anpassungsforderungen – auch wenn sie hart sind – konfliktloser hingenommen werden als unter sozialen Gegebenheiten wie den unseren, in denen für fast jede Anpassungsforderung alternative Lösungsvorschläge angeboten werden. Da der Sinn des menschlichen Daseins nicht vorgegeben ist, sondern das Individuum das, was es als sinnvoll betrachtet, in einem Prozeß des Verstehens, also des Lernens erwerben muß, werden von ihm gegenwärtig mehr kritische Entscheidungen gefordert als in Zeiten, in denen es einem einzigen und unbezweifelten Wertsystem begegnete.

So einfach ist es also nicht mit Diagnose und Therapie bestellt, wenn der ärztliche Handlungsrahmen durch das psychosomatische Konzept bestimmt wird. In einer sich technisch rasch verändernden Umwelt werden dem Organismus ebenso wie in einer sich rasch verändernden sozialen Mitwelt dem erlebenden Individuum ungewöhnliche und bisher unbekannte Anpassungsaufgaben gestellt. Hinzu kommt ein erschwerender Faktor, erschwerend, weil im tieferen Sinn unbiologisch: das Milieu ist so raschen Veränderungen unterworfen, daß stabile und optimale Anpassungsleistungen häufig gar nicht erreicht werden können.[11] Wir wissen aber, daß unter solcher Überlastung es zu einer Entdifferenzierung psychischer Prozesse kommt, insbesondere zu »Regressionen«. Dies bedeutet, daß das Verlangen nach Befriedigung erneut auf älteren Stufen der individuellen Entwicklung gesucht wird, auf denen es damals zu relativ konfliktfreiem Glückserleben gekommen war.

Wir haben es also mit einem zunehmenden Spannungsverhältnis zu tun; auf der einen Seite rasch fortschreitende technische Veränderungen, die ihrerseits tiefe Eingriffe in die gesamtgesellschaftlichen Lebensbedingungen mit sich bringen und erhöhte Aufmerksamkeit und Realitätskritik verlangen; auf der anderen Seite regressives Glücksstreben. Das muß die Konfliktspannung ungewöhnlich erhöhen, und wir haben den Ausführungen von Robert Heiß zu entnehmen, daß in dieser Lage nicht nur individuelle psychoneurotische Krisen sich zuspitzen, sondern daß es zu kollektiven Verhaltensweisen kommt, die wir bereit sind, als »neurotisch« zu interpretieren, und die an die individuelle Neurose sich tatsächlich anschließen.

Aus seiner Geschichte bringt der Arzt politische Neutralität mit, die ihm wohl ansteht, wo er unbeschadet der Freund-Feind-Verhältnisse die Wunden des leidenden Individuums versorgt. Nun aber wird von ihm noch Neutralität verlangt, wo er es mit Menschen zu tun hat, die in leidenschaftliche Auseinandersetzungen über konservative oder revolutionäre Lösungsvorschläge für das gesellschaftliche Leben verstrickt sind. Oder er begegnet dem Rückzug aus dieser im eigentlichen Sinn politischen Verantwortung, einem Rückzug, der häufig durch Surrogatbefriedigungen charakterisiert ist, durch Einschränkungen der kritischen Intelligenz und durch ein Ausgeliefertsein an Vorurteile.

Wo darf der Arzt hier Anpassungshilfe leisten und wo ausdrücklich nicht? Darf er hier einfach tun, was von ihm erwartet wird, nämlich den Rezeptblock zücken und das Stimulans oder Beruhigungsmittel verschreiben? Wie gesagt, es geht nicht um ein Problem, das sich auf den seltenen Einzelfall, auf die leidigen, schiefangepaßten »Problempatienten« bezieht, sondern auf die zur größten Krankheitsgruppe heranwachsende Zahl von Patienten, die den niedergelassenen Arzt oder die Klinik aufsuchen, die vegetativ Gestörten, die Dystonischen – was doch gar kein schlechter Begriff ist, wenn man die Anpassungsstörung, die Dystonie, als ein psychosomatisches Syndrom versteht und nicht als ein somatopsychisches, also als ein Syndrom, dessen Ursprung im Erleben des Individuums verwurzelt ist und dort auf Verständnis drängt.

Aber nicht genug damit. Gleichgültig, ob es sich um eine individuelle neurotische Leistung, also eine aus dem individuellen Lebensschicksal hervorgegangene Symptombildung handelt – oder eine entsprechende Charakterdeformation –, oder ob sich im Individuum ein neurotischer Prozeß vollzieht, der sich gleichlaufend in vielen anderen Individuen ebenso vollzieht und sie dadurch zu einer Gruppe werden läßt, die markante Verhaltenseigentümlichkeit miteinander teilt – unsere Neugierde erstreckt sich doch auf die Frage: auf welchem Weg kommen diese Fehlanpassungen zustande, welche frühen Erlebniszusammenhänge determinieren den nämlichen neurotischen Ausgang im Verlauf der Lebensentwicklung?

Anpassungsforderungen überschichten sich; für nicht wenige Menschen ist dies ein sehr fühlbares Geschehen, für andere, die unter uns leben, mag sich die Wertorientierung, der sie anhängen, in den letzten fünfhundert Jahren kaum geändert haben. Andererseits gibt es Zeitgenossen, und zwar in wachsender Zahl, deren Wertorientierung kaum noch etwas mit den Traditionslinien unserer Kultur, d. h. mit einer Verinnerlichung überlieferter Wertnormen und Lebensanweisungen, zu tun hat. Sie stehen mehr oder weniger ausgesprochen unter einem zeitüblichen Diktat, welches sie forciert, auf rasche Triebbefriedigungen zu drängen; sie sind damit mehr oder weniger den Konsumangeboten und dem Zwang der Statussymbole, wie sie diese technische Zivilisation hervorgebracht hat, ausgeliefert, ebenso wie Menschen früher den Wertnormen anderer Kulturzusammenhänge ausgeliefert waren. Wir dürfen doch keineswegs annehmen, die Menschen seien in unserer Zeit mehr durch ein ausgeklügeltes System von Manipulationen an ihrer individuellen Realisierung gehindert als in früherer Zeit. Von der einmal erreichten psychischen Differenzierung in unserer Kultur, also von der Differenzierung zwischen Ich, Über-Ich und Ideal-Ich her betrachtet, ist man wohl in der Lage, solchen kollektiven Regressionen gegenüber den Begriff einer spezifischen Kulturkrankheit, oder sogar »Kulturseuche«, zu gebrauchen. Dieser Begriff wird dann nicht in einem vagen kulturkritischen Sinn, sondern als Markierung genau beschreibbarer psychischer Entdifferenzierung gebraucht.

Wie soll der Arzt sich hier verhalten? Zweifellos hat die europäische Menschheit unter ihrer Schuldkultur namenlos gelitten; da konnte die Schuldneurose sich zu einer das Leben begleitenden Qual entfalten; soll aber der Arzt jetzt billig entschuldigen und entschulden, d. h. die Sensibilität für Schuldgefühle abbauen? Ein Kind wird auch dadurch unglücklich, daß ihm keine Grenzen gesetzt werden, ebenso wie es unglücklich wird, wenn ihm die Grenzen zu drastisch beschnitten werden. Durch eine fatale Nachsicht wird es um die Erfahrung gebracht, daß seine egoistischen Wünsche den anderen, und noch dazu einen geliebten anderen, kränken und verletzen können. Erst aus dessen Reaktion der Zurückweisung kann es über das Erlebnis des Schuldgefühls beginnen, sich in das fremde Ich einzufühlen, das fremde Ich damit zu verstehen, was die Voraussetzung ist, um aus rein symbiotischen Lebensverhältnissen zur Liebe zu gelangen. Soll der Arzt das schamorientierte Menschenkind entschämen, oder das entschämte beschämen?

Natürlich soll er weder das eine noch das andere, er soll überhaupt nicht agieren, sondern sich an seine Neutralität erinnern. Und doch wird von ihm verlangt, daß er klar durchdacht hat, welche Funktion Schuldgefühle, welche Funktion Schamgefühle in der menschlichen Gesellschaft haben können, wo der Unsinn ihres Mißbrauchs beginnt und wo sie unerläßliche Voraussetzungen eines gelingenden zwischenmenschlichen Verhältnisses bildet. Dies konfrontiert mit der Fünf-Minuten-Medizin, zu der der praktische Arzt gehalten ist, und mit der Labor-Medizin, in der das Individuum nur noch als Name am Kopf seiner Karte auftaucht – man bekommt einen Eindruck von dem Ausmaß der Widersprüchlichkeit, unter der sich ärztliche Handlung vollzieht, selbst wenn die große Mehrzahl der Ärzte mit mehr oder weniger guter rationaler Ausrede dem Konzept der psychosomatischen Medizin ausweicht. Als Erkenntnisschritt ist sie seit einem dreiviertel Jahrhundert gegeben, sie verfügt über einen nicht unbeträchtlichen Erfahrungsschatz. Wenn man von ihm wenig Notiz nimmt, so ist das ungefähr so zu bewerten, wie man seinerzeit auch von den Konzentrationslagern »nichts wußte«. Nur durch unbewußt gesteuerte Verdrängungsvorgänge konnte sich die Lage so zuspitzen, wie es geschehen ist.

Auf jeden Fall sei aber das Mißverständnis ausgeräumt, die psychosomatische Zwei-Personen-Medizin sei ein sittliches Unternehmen der Art, daß der Arzt weiß, »was sich gehört«, und daß es der Kranke lernen muß, dies anzunehmen. In Wirklichkeit geht es um einen sehr langen Marsch durch den Lebensweg des Kranken, um ein Nachvollziehen seiner Entscheidungen, wobei es ihm möglich gemacht werden soll, sich freier, selbständiger zu entscheiden, als er es früher konnte. Demnach geht es nicht darum, eine Unfreiheit durch eine neue zu ersetzen, wie dies zum Beispiel bei allen Formen von Konditionstherapie unvermeidlich ist.

Deutlich genug tritt die Änderung der Zielsetzung zutage. In der vornaturwissenschaftlich-technischen Geschichtsepoche der Menschheit war die »Feind-Ordnung« klar: Hunger, Seuchen waren die Geißeln der Menschheit; der Mensch als seine eigene Geißel stand noch im Schatten der Naturereignisse. Jetzt sind es die im vielschichtigen Aktionsfeld der Kultur oder Zivilisation entstehenden Noxen, welche die für diesen historischen Augenblick spezifische Gruppe von Krankheiten erzeugen. Schlaflosigkeit, diffuse Schmerzen, Müdigkeit, Arbeitsunlust, Schwindel, vegetative Stigmata – und über diese Einzelphänomene hinaus der aggressiv gereizte Charakter, der depressiv süchtige Charakter als Massenerscheinung, gleichsam das Beriberi und die Bilharziose der Hochzivilisation – das ist schon ein von der Morbidität früherer Zeiten sehr verschiedenes Bild.

Kaum jemand dürfte bestreiten, daß der Arzt für diesen Aufgabenbereich nicht gut vorbereitet ist. In der Geschichte der Medizin war man allzeit sehr willig, an der Anpassung durch Umweltveränderungen mitzuwirken; von der Bekämpfung endemischer Seuchen, der Meliorierung der Böden und der Nahrungskontrolle bis zu den Verbesserungen der Arbeitsplätze und Wohnareale. Sehr zurückhaltend zeigte sich jedoch die ärztliche Profession, wo es um die Aufgabe ging, menschliches Verhalten in Relation zu den Gegebenheiten menschlicher Sozialordnungen zu verändern. Vielmehr schien dies überhaupt nicht zu den Aufgaben des Arztes zu gehören. In der Psychiatrie etwa dachte man bis in die allerjüngste Zeit nicht daran, Geisteskrankheiten im Kontext sozialer Beziehungen, emotionaler Konstellationen zu sehen. Erst Redlich und Hollingshead, Lidz und Wynne haben hier Bahnbrechendes geleistet und gezeigt, daß die Schizophrenie eine von der sozialen Schicht abhängige Krankheit ist und daß es charakteristische Familienkonstellationen gibt, welche schizophrene Reaktionsformen aktivieren. Das ist eine komplexere, verborgenere Entstehungsgeschichte als die der Staublunge.

Die ärztliche Neutralität wird bei dieser Lage der Dinge für außerordentlich verwickelte Aufgaben benötigt. In ihnen ist es dem Arzt schwer gemacht, die Kühle und Distanz des »participant observer«, des teilnehmenden Beobachters, aufrechtzuerhalten, denn es geht, anders als bei Malaria und Lepra, anders als bei der Operation eines Gallensteins, um Fragen, die ihn als ein Individuum, das sich entscheidet, angehen. Er ist weiterhin aufgefordert, die Naturphänomene zu verstehen; d. h. somatisch so gut und so korrekt zu diagnostizieren, als es ihm seine Kenntnisse erlauben; aber psychosomatische Krankheiten sind Erscheinungen, die im Krisenfeld mißlingender Anpassung sich somatisch als Symptom wie im Erlebniszusammenhang als Verhalten beschreiben lassen. Um hier hilfreich sein zu können, muß der Arzt auch in der Diagnose der pluralen Wertnormen des Verhaltensstils seiner Gesellschaft – einschließlich des Vergleichs mit den Stilen anderer Gesellschaften – bewandert sein. Zugleich muß er mit innerer Teilnahme verstehen, sich so von den erregenden Motiven zu distanzieren, daß er nicht in deren Aktionsfeld hineingerissen wird. Von ungehörigen Einmischungen in die Entscheidungen des Kranken ist also keine Rede! Was der Arzt vermitteln kann, ist zunächst ein objektiveres Bild von der im Inneren wirksamen Motivation, die im Bewußtsein zunächst sehr verfälscht erschienen ist.

Es kann durchaus sein, daß diese Form bewußtmachender Therapie nur für einen begrenzten Kreis von Patienten Anwendung finden kann, da unsere Gesellschaft einschließlich der Ärzte auf diese Form der Selbstreflexion kaum vorbereitet ist. Selbstreflexion war bisher vielmehr das Vorrecht des Ein-Mann-Unternehmens der philosophischen oder theologischen Selbsterforschung. Jede gelungene psychosomatische Diagnose und Therapie wird damit zu einer Pionierleistung; das Geschrei, sie sei zu teuer, zu unhandlich, ihre Folgen seien umstritten, und was sonst ähnliches vorgebracht wird, setzt zu früh ein. Auch die Kobaltbombe ist teuer, unhandlich und in ihren therapeutischen Effekten fragwürdig. Ob die menschliche Selbsterforschung im übrigen jemals ein handliches Unternehmen werden kann, sei dahingestellt.

Wenn wir von psychosomatischen Anpassungsgefährdungen sprechen, so läßt sich zugespitzt sagen, daß die Kranken hier nicht nur als individuell Scheiternde gesehen werden, sondern daß sich in ihnen eine spezifische Form kulturellen

Daseins darstellen kann, in dem das Scheitern gerade eine sehr charakteristische Konsequenz ist – aus dem Verhältnis Individuum zu Mitwelt und Individuum zu technischer Umwelt.

Wie freiwillig oder unfreiwillig auch immer, wir haben uns als Mitglieder einer sich ausbreitenden Massenzivilisation Lebenslagen geschaffen, in denen eine unreflektierte, passive Anpassung an die bestehenden sozialen Verhältnisse uns nicht nur als Individuen gefährdet im Sinne privat neurotischer Deformation, sondern auch im Sinne einer gefährlichen kollektiven Neurotisierung. Das ist, wie etwa die Erinnerung an Hexenprozesse und Gegenreformation zeigt, in der Geschichte nichts Neuartiges, wohl aber in den Dimensionen etwas noch nie Dagewesenes.

Auf Verhaltensänderungen legte der Arzt bisher nur in einem relativ oberflächlichen Sinn Wert. Etwa wenn er dem übergewichtigen Patienten empfahl, sich kalorisch ärmer zu ernähren. Schwer abartigem Verhalten – etwa kriminellem oder psychotischem – stand er mehr oder weniger ratlos gegenüber und zog sich auf dubiose Verordnungstheorien und beschreibend auf ein gelehrt klingendes Vokabular zurück. Mit seiner Anpassungshilfe war es nicht weit her; soweit er ehrlich mit sich war, wußte er das auch. Dabei blieb *er* naiv mit der Gesellschaft und ihrem Wertsystem identifiziert, war vielmehr ausgesprochener Repräsentant der bürgerlichen Gesellschaft; soweit er nicht als Hygieniker zum Beispiel die Wasserversorgung sanierte, blieb sein Tun auf den Kranken als ein Einzelwesen beschränkt. Freud, dem man so viel unberechtigte Vorwürfe gemacht hat, daß er die Gesellschaft vernachlässigt und sich nur um das Individuum gekümmert habe, leistete schon im Jahre 1908 einen ersten weiterführenden Ansatz zum Verständnis des Zusammenhangs zwischen der »Kulturellen Sexualmoral« und der

»modernen Nervosität«. In diesem Aufsatz heißt es: »Die Erfahrung lehrt, daß es für die meisten Menschen eine Grenze gibt, über die hinaus ihre Konstitution der Kulturanforderung nicht folgen kann«. (Freud 1908, S. 154)

Welcher Art wird die Kulturanforderung in den kommenden Jahrzehnten sein, und unter welchen Bedingungen entwickelt sich die Konstitution, die solchen Forderungen Genüge leisten soll? Seit Freuds frühen Beobachtungen haben die Erfahrungen gezeigt, daß man bei psychosomatischen und psychoneurotischen Krankheitszuständen nicht nur die individuellen Reaktionsmuster untersuchen sollte, sondern daß es wichtig ist, zum Beispiel die »Symptomtradition« zu studieren, um zu verstehen, wie die Primärgruppe oder sekundäre Gruppen, denen das Individuum angehört, dessen pathogene Reaktionen zur Aufrechterhaltung ihres Machtgleichgewichtes, des Machtgleichgewichts in diesen Gruppen benötigen.

Eine neue Lage wird in der Zukunft dann entstehen, wenn Populationen in ihrem Reaktionsvermögen verändert werden sollen, wenn man also in den affektiven Zusammenhalt einer Gruppe eingreift, sei es durch Drogen, sei es auch durch Eingriffe an der Erbsubstanz. Gerade die als gescheitert anzusehenden Versuche, LSD zur künstlichen Erweiterung des Bewußtseins für die therapeutische Arbeit heranzuziehen, haben gezeigt, daß die Integrationskraft des Ich sich nicht sprunghaft vergrößern läßt. Will man bleibende Veränderungen anbahnen, dann ist man auf einen den biologischen Prozessen entsprechenden langsamen Wachstumsvorgang bei der Bildung und Veränderung psychischer Instanzen angewiesen.

Es ist aber noch eine andere Form des Versagens der menschlichen Konstitution angesichts der sich künftig ergebenden Kulturanforderungen denkbar. Es könnte sein, daß diese Anforderungen bei immer noch wachsender Weltbevölkerung und unter dem Hereinbrechen einer Hungerkatastrophe, wie sie von ernsthaften Forschern prognostiziert wird, zu einer erheblichen Verstärkung der aggressiven Spannungen führen wird. Wo immer in Kollektiven durch Angst Aggression gesteigert wird, war in der Geschichte der Manipulation dieser Affekte Tür und Tor geöffnet. Reale Gefahr vermengt sich mit paranoiden Vorstellungen, verfolgt zu werden, und dies erleichtert die Projektion der eigenen Aggression nach außen auf Fremdgruppen, die sich nun ihrerseits bedroht fühlen, aggressiv reagieren, die Angst der Gegenseite steigern und so fort, bis schließlich die kriegerischen Aktionen beginnen und in ihnen durch Ausagieren der Abfall der aggressiven Gespanntheit einsetzt.

Mit dem Wachsen des Vernichtungspotentials mag die periodische Aggressionsdämpfung, z. B. auf chemischem Weg, zum kleineren Übel werden. Aber wer beurteilt die Lage, wer bestimmt die Anwendung der Droge? Wer verhindert den Machtmißbrauch: Die einen bleiben ohne Beeinflussung in aggressiver Hochspannung, während die anderen in eine chemisch gesteuerte Friedlichkeit geraten und Beute der Aggression werden.

Was also die Anpassungsgefährdung des Individuums und von Gruppen betrifft, so ist zu wiederholen, daß sie nur dort eingeschränkt werden kann, wo der gesellschaftliche Trend in der Richtung der einzigen Evolutionsmöglichkeit geht, die dem Menschen geblieben ist: in der Richtung einer Vermehrung der kritischen Ich-Kräfte gegenüber den Triebansprüchen und dem »Schicksal«, welches sie in der Gesellschaft erfahren. Die weitere Differenzierung des psychischen Apparates ist ebenso wie seine mögliche Entdifferenzierung ein evolutives Geschehen, an dessen Gelingen oder Mißlingen wir Anteil haben.

Der eine oder andere Ausgang hängt davon ab, in welchem Ausmaß es einer Gesellschaft gelingt, zu ihren Wertordnungen vor allem dort, wo sie irrational werden, kritisch Distanz zu halten, so daß die wechselseitige Eskalation von Angst und Aggressivität besser unter der Kontrolle des Realitätsprinzips bleibt. Zum zweiten hängt die Effektivität einer Realitätskontrolle, die nicht blind repressiver Natur ist, davon ab, wie weit die jeweilige Gesellschaft bereit ist, ihre eigenen Schwächen, zum Beispiel ihren internen Machtmißbrauch und die damit zusammenhängenden Frustrationen, zu erkennen und zu verändern.

Bei alledem ist daran zu denken, daß die Manipulationstechniken, die den Technokraten mehr oder weniger bald zur Verfügung stehen werden, immer am definitiven Verhalten oder am definitiven Symptom ansetzen und dieses zu verändern trachten. Man kann also zum Beispiel den Grad der affektiven Reizbarkeit, den Grad der Aufmerksamkeit und ähnliches beeinflussen, man kann Angst dämpfen, Regressionen fördern, aber nichts weist darauf hin, daß die noch der Entwicklung fähigen Ich-Leistungen sich ebenso leicht fördern, stimulieren oder dämpfen ließen. Wir wissen sehr wenig darüber, wie man die energetische Kraft des Ich nachhaltig in den frühen Entwicklungsschritten des Individuums mehren und ihm dadurch gute Voraussetzungen für seine spätere Weiterentwicklung schaffen, wie man diese Neugier des Menschen stimulieren und am Leben erhalten kann. Soviel wissen wir freilich, daß nur mit Unterstützung der affektiv wichtigsten Personen im Leben eines Menschen, die zugleich selbstkritisch, einsichtig sein müssen, jener kritische Ich-Anteil, welcher Anpassung mit Selbstverständnis zu verbinden weiß, nachdrücklich gefördert wird. Meist freilich wird er unterdrückt, und unsere Institutionen tun sehr viel dazu, daß er unterdrückt wird. Es hat nicht den

Anschein, als ob in Zukunft dem Vermögen, sich von seinen Affekten und der damit gegebenen »Weltanschauung« distanzieren zu können, eine verständnisvolle Unterstützung zuteil werden wird. Manches weist in diese Richtung, manches freilich genau in die Gegenrichtung, in welcher Brutalität die Toleranz, stumpfe Selbstgewißheit die Selbstbefragung abgelöst haben. Aber gerade in dieser Alternative entscheidet sich, wie mir scheint, und in keinem anderen Zusammenhang, ob das Selbstverständnis der künftigen Menschheit durch einen evolutiven Fortschritt der Ich-Entfaltung charakterisiert sein wird oder durch regressive Domestizierung an Machtapparate, in deren technischen Möglichkeiten es liegen wird, die Selbstentfremdung des Individuums weit vollständiger zu erreichen, als es durch die ökonomische Ausbeutung der Arbeit in der Vergangenheit möglich war.

Die ganze Schwierigkeit des Problems, das hier mehr oder weniger unbeholfen abgehandelt wurde, läßt sich rückblikkend noch einmal in einer Äußerung Paula Heimanns erkennen: »Der Begriff der Anpassung steht im Gegensatz zu dem der Befriedigung und bezieht sich auf die psychische Leistung, die durch ein Versagenserlebnis in Gang gesetzt wird ... Anpassung setzt den Verlust einer ursprünglichen Befriedigungsquelle voraus, so daß die Anpassungsleistung einen Ersatz, eine Alternativbefriedigung schaffen muß.« (1969, S. 107) Diese Alternativbefriedigung kann in der Linie der Sublimierung, der vermehrten Differenzierung sowohl des affektiven wie des intellektuell gesteuerten Verhaltens liegen, so daß die Erinnerung an den in der Menschheitsgeschichte gewiß spät einsetzenden Versuch, Denken zur Alternativbefriedigung heranzuziehen, nicht wieder in Vergessenheit gerät.

Psychoanalyse heute
Einige Anmerkungen

I

Mit der Kurzformel »Psychoanalyse heute« lassen sich mindestens zwei Querschnittsbilder signieren: in welcher Verfassung, im Umgang mit welchen Fragen zeigt sich die psychoanalytische Wissenschaft dem sachkundigen Beobachter; und, der zweite Querschnitt: was bedeutet die Psychoanalyse für die Gegenwart? Die folgenden Überlegungen gelten hauptsächlich dieser letzteren Frage. Denn man muß nicht viel Einblick in das theoretische Gebäude der Psychoanalyse haben – mindestens was Deutschland vor und nach dem Jahre 1933 betrifft –, um feststellen zu können, daß zwischen unserer Gesellschaft und dieser Wissenschaft, die sich durch die Jahrzehnte unseres Jahrhunderts mit der charakteristischen Beschleunigung aller Naturwissenschaften entwikkelt hat, ein tief gestörtes Verhältnis besteht. Das läßt sich daran ablesen, wie wenig gerade unter den Experten, die beruflich mit Menschen zu tun haben, den Pädagogen, Richtern, Ärzten, von psychoanalytischen Erkenntnissen bekannt geworden ist; mehr als ein halbes Dutzend Schlagworte wie »Fehlleistung«, »Verdrängung«, »Komplex« sind es in der überwältigenden Majorität nicht, die aufgenommen wurden. Den Urteilshintergrund bilden nebelhafte Vorstellungen über die Tätigkeit des Psychoanalytikers, der einerseits als ein alles durchschauender Zauberer überschätzt, andererseits als ein in der zweifelhaften Nachbarschaft der Scharlatane Angesiedelter wegen seiner Sexualneugier, seiner bohrenden Zudringlichkeit kräftig verachtet und gemieden wird.

Da sich diese Lage hergestellt hat, ist es vordringlicher, das gestörte Verhältnis zwischen einer genau bestimmbaren Gesellschaft, der der Deutschen Bundesrepublik, und dieser einen Wissenschaft vom Menschen, der Psychoanalyse, in einem geschichtlichen Augenblick, der Gegenwart, kennenzulernen, als losgelöst von der gesellschaftlichen Wirklichkeit Forschungsergebnisse zu referieren. Das wäre schon deshalb kurzsichtig, weil es sich nicht um beliebige Fakten, sondern um Gesetzlichkeiten der seelischen Entwicklung und des Verhaltens von Menschen und Menschengruppen handelt; wie Nachrichten von ihnen aufgenommen oder mißverstanden oder ignoriert werden, ist durch die Anpassung an die Wertnormen der jeweiligen Gesellschaft und ihrer Subgruppen motiviert, kann also etwas über die seelische Verfassung einer bestimmten Menschengruppe aussagen.

Ganz sicher wird es nicht gelingen zu umreißen, was »Gegenwart« ist. Der Leser mag entscheiden, ob er den Eindruck gewinnt, es sei von wichtigen Faktoren unserer Gegenwart die Rede. Unsere Präambel zu einem die Gegenwart charakterisierenden, kollektiven psychologischen Zustand lautet: unser Wissen habe sich ungleichförmig entwickelt. Wir wissen von der uns umgebenden Natur (einschließlich der unseres eigenen Körpers) ungleich mehr als über uns selbst – als fühlende, denkende und handelnde Wesen. Die tradierten theologischen und idealistisch-philosophischen Positionen von der *primären* Sonderstellung des Menschen beibehaltend wehren wir Wissen, welches uns in einem phylogenetischen Zusammenhang mit anderen Lebewesen und in übergreifenden Lebensgesetzlichkeiten sieht, nachdrücklich ab. Die Konsequenz: wir wissen zu wenig von den außerbewußten Motivationen unseres Seelenlebens, von ihren Gesetzlichkeiten. Was wiederum dazu führt, daß wir die *sekun-*

däre, im Lauf der Evolution entstandene Sonderstellung des Menschen keineswegs so zu nützen verstanden haben, wie es möglich wäre, wenn wir Instinktreaktionen, Triebbedürfnisse in ihrer Ökonomie, neben den Fähigkeiten des kritisch kontrollierenden Ich, das voraus- und zurückzudenken vermag, realitätsgerecht abzuwägen verstünden.

Spricht man von »Psychoanalyse heute«, so muß auch der Behauptung gedacht werden, die Psychoanalyse sei veraltet. In Deutschland wird diese Behauptung seit den Verdikten führender Psychiater mindestens von den zwanziger Jahren an von Dezennium zu Dezennium wiederholt. Zwar blieb es von Mal zu Mal dabei, daß das Urteil falsch war, weil es sich auf unzulängliche Begründung stützte; da es jedoch regelmäßig mit Aplomb geäußert wurde, machten die Richter eine ziemlich klägliche Figur. Aber der Affekt erneuerte sich davon ungehindert. Das Abwehrbedürfnis gegen die in der Psychoanalyse vermittelten Einsichten blieb übermächtig, so daß ein Nachfahre beim Vorgänger keine Lehre abzulesen vermochte, vielmehr der gleichen Mechanik unterlag.

II

Den Beginn der Neuzeit markiert eine sprunghafte, bis heute andauernde Vermehrung unserer Einblicke in Naturgesetze. Die Ummünzung in technische Anwendungen führte dann zu einer tiefgreifenden Störung des Naturgeschehens. Die Spezies Mensch breitete sich auf Kosten aller anderen Lebensformen aus. Bis zur Entstehung der technisch-industriellen Zivilisation hatte ein relativ ausgeglichenes Ineinandergreifen biologischer Lebensräume pflanzlicher und tierischer Art und der menschlichen Kulturräume bestanden. (Die verkarstete Insel Sizilien und die Nordküste Afrikas zeigen beispielhaft, wie relativ diese Gleichgewichtslage war.) Was sich inzwischen ereignet hat, ist die Herstellung einer Hegemonie. Die Menschheit gewann zunehmend die Machtmittel, ihre Ansprüche gegen die aller anderen Lebewesen durchzusetzen. Sie ist dabei, die Erde zu domestizieren.

Es mag bei dieser allgemeinen Andeutung der Richtung der geschichtlichen Strömung bleiben. Sie ist schon in solcher Allgemeinheit unheimlich genug. Soviel ist klar: ein mit immerfort wachsenden Möglichkeiten der Machtausübung ausgestattetes Wesen kann der Verantwortung für das *gesamte* Naturgeschehen nicht ausweichen. Vielmehr genauer: es kann wohl ausweichen, sich in seinen Eigennutz einpanzern, die Natur ausbeuten, aber es läuft dabei das Risiko universaler Katastrophen. Wo liegen also die Kontrollmöglichkeiten für ein Handeln, das die Erde zu zerstören vermag? Sie können nirgendwo anders gesucht werden als in den Fähigkeiten des Menschen selbst. Was ihm nun nicht mehr allein als eine philosophische oder vom Glauben geforderte Aufgabe zufällt – Selbsterkenntnis nämlich –, daran knüpft sich die Entscheidung, ob und in welcher Form die Spezies selbst zu überleben vermag und was sie mit sich in den Untergang reißen kann.

Wir wollen gewiß die Gefahrenmomente, die *psychologisch* in der Gegenwart enthalten sind, nicht über Gebühr dramatisieren. Das Ausmaß weltweiter Konflikte in der äußeren Realität und der Konflikte, die wir in uns selbst zu schlichten haben, ist groß genug. Wir beobachten einen Wettlauf zwischen Ereignissen, die wir durch unser Tun in Gang gebracht haben, und der Einsicht, die solche Ereignisse abzuwägen und in ein erträgliches Gleichgewicht zu bringen vermag. Das wird nur gelingen, wenn wir nicht nur die Natur um uns sondern unsere *eigene* Natur besser verstehen. Nur diese Selbsteinsicht wird uns die Rolle begreifen lassen, in die wir durch die sprunghafte Entfaltung unserer Werkzeugintelligenz hineingewachsen sind. In diesem Wettlauf zwischen Geschehen und Einsicht vollzieht sich aber ein dialektisches Verhältnis, nämlich das Verhältnis zwischen unseren Fähigkeiten zur *Objektkontrolle* und zur *Selbstkontrolle.* Erich Fromm hat das sehr treffend formuliert: »Während in den Anfängen der westlichen Kultur, und zwar sowohl bei den Griechen als auch bei den Juden, die *Vervollkommnung des Menschen* als Ziel des Lebens galt, befaßt sich der moderne Mensch mit der *Vervollkommnung der Dinge* und mit dem Wissen, wie man sie herstellt.« (Fromm u. a. 1963, S. 103)

Wir können uns jederzeit davon überzeugen, daß in dieser Leidenschaft, der Vervollkommnung der Dinge anzuhängen, inzwischen kein Unterschied mehr zwischen Ost und West besteht. Die Herausforderung, zu Methoden einer Vervollkommnung des Menschen, zu einer Vertiefung seines Selbstverständnisses zu kommen, gilt gleichermaßen für alle lebenden Menschen, aus welchen Weltgegenden und welchen Traditionen sie auch immer stammen mögen; denn alle tragen in rascher Anpassung zu diesem Prozeß einer universalen Zivilisation, zu einer Tendenz, um nicht zu sagen zu einer Leidenschaft, bei, die sich vorerst in immer perfekterer Objektbeherrschung erschöpft.

Es ist so oft davon gesprochen worden, dieses Gleichgewicht zwischen Selbst- und Objekterkenntnis sei gestört, so oft darüber geklagt worden, wie leicht Vernunft und Einsicht im menschlichen Verhalten abhanden kommen; man zögert, davon überhaupt noch zu sprechen. Tut man es trotzdem, dann gehen wir die Verpflichtung ein, wenigstens probeweise eine Gegentendenz zu benennen, eine Kraft, die uns lehrt, den Kopf auch im Affektsturm nicht zu verlieren. In unserer Auffassung heißt diese Gegentendenz Ich-Stärkung, und unsere Behauptung geht dahin, im Prozeß der langphasig verlaufenden historischen Dialektik zwischen Selbsterkenntnis und Selbstmißverständnis würden Freuds methodisch gesicherte Schritte der Selbsteinsicht den Beginn einer neuen Phase der Reflexionsmöglichkeit markieren; und es sei durchaus natürlich, daß diese reflektierende Störung lang gewohnten Gleichgewichts die dialektischen Gegenkräfte im Ich auf den Plan riefen. So daß also das Ich in eigener Sache dem Ich als Diener der Tradition (dem Über-Ich also) und den altkanalisierten Triebbefriedigungen begegnet. Darin liegt das besonders Erregende eines Kampfes, der unser ganzes Jahrhundert hindurch spürbar ist. Es ist ein Kampf im Ich und um das Ich; er hat in den nachbürgerlichen Gesellschaften seinen Ursprung, ist aber dabei, auch die antibürgerliche Welt des politischen Ostens zu ergreifen.

Die Provokation ergeht also *vom Ich gegen sich selbst*. Das Ich sucht sich zunehmend vom Zwang der Trieb- und der Über-Ich-Diktate zu befreien. Seit Menschengedenken gab es eine wechselseitige Toleranz. Das Gewissen konzedierte Triebbefriedigungen, wenn das Ich ihm dienstbar war, seine Tabus gegen das Es zu sichern. Gegen diese Dienstbarkeit, gegen die scheinbare Unversöhnlichkeit von Triebkonstitution und Gewissen lehnt sich eine neue Ichfunktion – das kritisch prüfende Denken und Beobachten – auf. Ihr fließt offenbar neue Energie zu. Ohne diese Ichstärkung sind die drei großen Kränkungen, die, welche das Ich gegen das traditionelle Selbstgefühl heraufbeschwört, nicht denkbar: Keplers kosmologische, Darwins biologische und Freuds psychologische. (Freud 1917, S. 7 ff.)

Zu einem Verständnis dieser Verstärkung der Ichorganisation – oder wenigstens für eine Annäherung an ein Verständnis – bedarf man einer energetischen Hypothese: das

Ich erweist sich in einem langdauernden Entwicklungsvorgang besser in der Lage, seelische Energie an sich zu binden und damit *eigenen* Zielen zuzustreben. Wir sprachen soeben von einer Dialektik zwischen Selbsterkenntnis und Selbstmißverständnis. Auch damit ist nur eine Aussage mit Annäherungswert gemacht; wir ergänzen sie jetzt: dem Ich fällt offensichtlich die Aufgabe zu, zwischen erlebter Außenwelt und Innenwelt zu vermitteln. Dabei kommt es in den allermeisten Fällen in die Lage, nach realen Zwängen (einschließlich der sozialen Zwänge) sich orientieren zu müssen; ebenso real sind auch die inneren Zwänge der Trieb- und Gewissenssphäre. Die Ichleistung läuft auf Botmäßigkeit der sozialen Realität, ihrer Verinnerlichung, dem Gewissen, und der Triebrealität gegenüber hinaus. Hier entzünden sich die großen Konflikte, die das Ich zu schlichten hat. Es ist ein evolutiver Prozeß, der zur Verstärkung und Erweiterung eines Kernbereiches der Ichorganisation geführt hat; ein Prozeß, der im Gange ist und den Schlaf der Welt stört. Die evolutive Stärkung der Ichorganisation – so die psychologische Hypothese – befreit das Ich von den reinen Dienstaufträgen (aus Realität, Trieb- und Gewissenssphäre), entfaltet die kritische Intelligenz. Das zeigte sich zuerst der kosmischen, dann der belebten Materie gegenüber; führte schließlich zur empirischen (und nicht mehr länger spekulativen) selbstkritischen Untersuchung der menschlichen Existenz.

Das ist gemeint, wenn wir von dem erregenden und genuin psychologischen Vorgang sprechen, das Ich provoziere sich selber: das nach Autonomie der Entscheidung tendierende Ich provoziert das dienstwillige, mit dem Sozialgewissen konforme und triebgehorsame Ich. Übersetzt man diesen Vorgang ins Anschauliche, so trifft man auf einen Prozeß, der unser Jahrhundert sehr viel intensiver als frühere Epochen begleitet: es ist die Dialektik zwischen der Tendenz zu radikalen sozialen Veränderungen und der Gegentendenz zur Aufrechterhaltung des Status quo im System der kulturellen Werte. Gegenwärtig überwiegen die veränderungsfeindlichen Bewußtseinskräfte. Das wird sich sicherlich zurück auf die Rolle auswirken, welche die psychoanalytische Selbstvergewisserung heute spielen kann.

Im ersten Rückblick können wir die Einsicht festhalten, daß unsere Kenntnisse über die Gesetzlichkeiten, die unsere psychische Existenz bestimmen, als Individuen und als Glieder der Gesellschaft in keiner vergleichbaren Weise mit unserem Wissen um Naturgesetze und Naturgeschichte, die den Menschen nicht unmittelbar betreffen, mitgewachsen sind. Wir stufen die Abwehr dieses Wissens – also dieses Unwissen – als eine Gefahrenquelle erster Ordnung ein. Vielleicht ist es die einzige Gefahr, die ins Gewicht fällt. Demgegenüber ist festzuhalten, daß methodische Ansätze zur Verfügung stehen, die uns durchaus in die Lage versetzen, mehr über uns selbst (d. h. die in uns wirkende Naturgesetzlichkeit) zu erfahren und dadurch verantwortlicher entscheiden zu können.

III

Für den Arzt liegt es nahe, die unzureichende Wissensvermehrung über die menschliche Existenz in seinem eigenen Arbeitsbereich der Medizin zu beobachten und zuerst hier seine Überlegungen anzustellen. Vom menschlichen Organismus (dem erlebnismäßig objektiv sich darbietenden Aspekt unseres Selbst) besitzen wir ein ausgebreitetes Wissen. Hier ist die Wachstumsrate, mit der das Naturwissen sich fortwährend im gesamten biologischen Erkenntnisbereich vermehrt, einigermaßen gleichförmig. Die Medizin ist mehr und mehr zu einer Naturwissenschaft des menschlichen Organismus geworden. Dabei blieb der Einfluß unserer seelischen Wirklichkeit, der Einfluß, den Erlebnisse, bedeutungsvolle Erfahrungen, ihre Erinnerungsspuren, unsere Wünsche in ihrer Erfüllbarkeit und in ihrer Unersättlichkeit, überhaupt die Geschichte des Charakters, unsere Ideale und viele andere Zeichen unseres seelischen Daseins für Gesundheit und Krankheit haben können, in einem Dämmer des Ungefähren. Die Zuflucht ist eine Allerweltspsychologie, der Arzt bleibt vis-à-vis seinem Kranken auf Takt, Improvisationen eines Verständnisses, das sein eigenes Selbstverständnis, seine eigene Wertskala als Maßstab nimmt, angewiesen. Über die Entwicklung und Erkrankung des Menschen als Person, als Individuum im Gefühlskontakt, in Abhängigkeit von anderen Individuen, von Institutionen, sozialen Geboten – über die Entwicklung des Menschen also in einer Kette sozialer und innerpsychischer Konfliktsituationen erfährt der Arzt hierzulande während seiner Ausbildung so gut wie nichts. Niemand zweifelt, daß es bei Richtern, Lehrern, überhaupt bei Berufen, die es mit dem Menschen zu tun haben, also auch bei Direktoren und Personalchefs großer Betriebe, bei Politikern nicht anders ist. Für den schwierigsten aller Berufe, Vater und Mutter zu sein, scheinen wir nicht besser vorbereitet. In bezug auf Einfühlung, Verständnis des anderen – vor allem, wenn er von uns abhängig ist – und auf das Verständnis unser selbst sind wir ein bedauerlich unterentwickeltes Land. Daß mancher andere noch ärger dran ist, sollten wir nicht zur Selbstbeschwichtigung verwenden. Denn es müßte nicht so sein, wie es ist.

Damit fällt der Blick auf die Psychoanalyse und ihre Geschichte. Um zu verstehen, was sie als dialektische Gegenkraft für die Gegenwart bedeuten kann, muß verstanden sein, was sie ist: nämlich ein zur Methode erhobenes Ringen mit dem Widerstand, der sich der Selbsteinsicht entgegenstellt. In ihrem eigensten Bereich als therapeutische Methode versucht die Psychoanalyse den Erkenntniswiderstand der Kranken zu überwinden; soweit die Öffentlichkeit von der Psychoanalyse Notiz genommen hat, verhält sie sich wie die Kranken in der Therapie. Mißverständnisse und Mißdeutungen, Versuche der Entwertung sind Legion. Wir dürfen also annehmen, daß die Psychoanalyse eine Abwehrbereitschaft verschiedener Intensität heraufbeschworen hat. Daß dieser Widerstand sich so ubiquitär geltend machte, verweist darauf, daß man es mit einer Wesenseigentümlichkeit, mit einer charakteristischen Reaktionsweise des Menschen zu tun bekommt. In der einzelnen Behandlung steht uns Zeit zur Überwindung der Abwehr zur Verfügung. Ihre Heftigkeit bestimmt geradezu die Dauer der Therapie. Im öffentlichen Gespräch ist es ganz anders. Hier kann sich der Widerstand des Einzelnen zu kollektiven Vorurteilen verstärken. Der Einzelne kann sich mit dem Blick auf andere, zumal auf Autoritäten, gegen Einsichten immun machen. Gegen diese kollektive Abwehr anzukommen, ist ungleich schwieriger; vielleicht ist es überhaupt ein zweckloses Unterfangen.[12]

IV

Solche Gedanken mögen Freud nicht selten bewegt haben, nachdem er seine ersten Schritte in der Entwicklung der Psychoanalyse getan hatte. Immerhin war er damals ein Mann von mehr als 40 Jahren mit einer langen, erfolgreichen Laufbahn als Neurologe. Die Ungunst seiner sozialen Verhältnisse, darunter nicht zuletzt seine jüdische Abstammung, hatten ihn gezwungen, das Laboratorium der Physiologie mit der Privatpraxis des Nervenarztes zu vertauschen. Hier machte er nun eine Erfahrung, die mancher Arzt seither mit ihm geteilt hat, daß nämlich die Medizin der Sprechstunde sich in vielem von der Medizin der Klinik unterscheidet. Es begegneten ihm Kranke, für welche die hohe Schule kein Wissen vermittelt hatte, außer vielleicht einen beschreibenden Begriff. Aber nun war er ihnen viel näher, war sein Erfolg als Arzt unmittelbar daran geknüpft, ob er diesen Kranken zu helfen vermochte.

Als Nervenarzt sah er vor allem ein Krankheitsbild, das in jenen Jahrzehnten in klassischen Äußerungen auftrat, mit einer lärmenden Symptomatik, mit periodisch auftretenden Dämmerzuständen, mit Lähmungen, die an keine nachweisbaren organischen Veränderungen geknüpft waren. Es handelte sich mit einem Wort um die unbequeme Schar der Kranken, die unter hysterischen Zuständen litten. Die Vielzahl der zu Freuds Zeiten versuchten Behandlungsmethoden bewies nur die Unkenntnis der Medizin über den wirklichen Zusammenhang, der diesen Krankheitszuständen zugrunde lag. Zuerst knüpfte Freud, gemeinsam mit einem älteren Kollegen, Breuer, an eine schon oft versuchte Behandlungsmethode, *die Hypnose*, an. Sein Genie ließ ihn hier Entdeckungen machen, an denen andere vor ihm vorbeigegangen waren.

Am besten läßt sich der Vorgang des Entdeckens am Text des Autors demonstrieren. 1895 veröffentlichten Freud und Breuer ihre *Studien über Hysterie.* »Wir fanden nämlich«, heißt es hier, »anfangs zu unserer größten Überraschung, daß die einzelnen hysterischen Symptome sogleich und ohne Wiederkehr verschwanden, wenn es gelungen war, die Erinnerung an den veranlassenden Vorgang zu voller Helligkeit zu erwecken, damit auch den begleitenden Affekt wachzurufen, und wenn dann der Kranke den Vorgang in möglichst ausführlicher Weise schilderte und dem Affekt Worte gab.« (1895, S. 85)

Eine Besonderheit wird sogleich noch betont: »Affektloses Erinnern ist fast immer wirkungslos.« (Ebd.) Die pathologische Reaktion wird also vom Inhalt einer Erinnerung und dem mit ihr verwobenen Affekt hervorgerufen; und zwar dann, wenn *beiden* in dieser Einheit der Zugang zum Bewußtsein verwehrt ist. In einem theoretischen Rückschluß wird dann die Frage beantwortet, warum die an Affekte gebundenen Erfahrungen, von denen eine hysterische Erkrankung motiviert wird, nicht verblassen; warum das Individuum darauf nicht zu vergessen vermag, wobei Vergessen hier im Sinne des Wirklungslos-Werdens zu verstehen ist. Die »pathogen gewordenen Vorstellungen« erhalten sich »darum so frisch und affektkräftig«, schreiben die Autoren, »weil ihnen die normale Usur durch Abreagieren und durch Reproduktion in Zuständen ungehemmter Assoziation versagt ist.« (Ebd., S. 90) Das »Abspalten von Vorstellungsgruppen«, deren Inhalte nicht mit Handlungen verknüpft werden und dann als »Lebenserfahrungen« neben anderen sich einordnen, sondern unerledigt liegenbleiben, ist einer der Vorgänge, die im rätselvollen Prozeß der hysterischen Erkrankung die dauernde Beunruhigung schaffen. Damit ist die Krankheit als ganze gewiß noch nicht »erklärt«, aber durch die Erhellung eines wesentlichen psychodynamischen Zusammenhanges unserem Verständnis ein Stück weit nähergebracht. Dieses klassische Beispiel wird aus zwei Gründen erwähnt. Einmal hat sich der in den *Studien über Hysterie* beschriebene Vorgang einer Dissoziation, einer Entzweiung zwischen seelischen Bereichen – zwischen bewußter und unbewußter seelischer Aktivität –, die der Kranke willentlich nicht mehr aufzuheben vermag, als ein Grundprinzip seelisch bedingter Störungen erwiesen, und zwar sowohl in den klassischen Psychoneurosen als auch in Erkrankungen, in denen seelische Störungen sich durch nachweisbare Störungen des organischen Substrates kundtun, also den heute so genannten *psychosomatischen* Erkrankungen. Natürlich gilt dieses Gesetz für alles seelische Leben, auch das des sogenannten normalen unauffälligen Menschen.

Der zweite Grund liegt in der Tatsache, daß man die Modellvorstellung, die Freuds Darstellung zugrunde lag, nämlich die eines »psychischen Apparates«, innerhalb dessen Energieverschiebungen vor sich gehen, wie mir scheint, mühelos auf moderne biologische Modelle übersetzen kann. Die Einsicht ist nicht an *ein* Modell, das wir uns von den Zusammenhängen bilden, geknüpft. Hier kommt das Problem des Veraltens auf. Im Stile etwa der Kybernetik läßt sich zur Entstehung der hysterischen Störungen sagen, daß Nachrichtenübermittlung unterbrochen wird, die Nachrichten aber gespeichert bleiben, und daß sich neue, eben pathologische Wege der Informationsübermittlung herstellen. Wir erklären damit, wie ein Zustandsbild zustandekommen kann, welche Wege ihm dazu offen stehen; aber wir verstehen immer noch nicht den Inhalt der Nachricht, ihren Sinn. Thure von Uexküll hat darauf verwiesen, »daß alle technischen Modelle, auch die Modelle der Nachrichtentechnik – das Handicap haben, daß sie zwar erklären können, ›wie‹ etwas zustandekommt, aber nicht ›warum‹ es zustandekommt.« Der Autor fährt fort: »Die nachrichtentechnischen Modelle können uns begreiflich machen, wie Programme sich selbst verwirklichen, ja sie können uns auch deuten, wie Programme verändert oder sogar, wie neue Programme entworfen werden. Sie tragen dadurch viel zum Verständnis der sogenannten Lernvorgänge bei. Aber sie können uns nicht erklären, warum Programme entworfen, verändert und verwirklicht werden (...). Die Programme, nach denen Weltraumraketen gebaut und abgeschossen werden, geben uns keine Antwort auf die Frage, warum man sie baut und in den Weltraum schießt. Der Wunsch, auf dem Mond zu landen, ist ebenso wenig technisch erklärbar wie der Wunsch, den Strahlengürtel der Erde zu erforschen oder die Venus zu photographieren.« (Uexküll 1963, S. 272)

Auf unser Thema angewandt: das Programm, das eine neurotische oder psychosomatische Krankheit darstellt, sagt uns noch nicht, warum es nötig wurde. Welche Modellvorstellungen wir auch immer benützen mögen, an der Tatsache, daß dieses Modell sich nicht selbst in Gang bringt, ist nicht vorbeizukommen. Ein Programm muß entworfen werden; Motive sind es, die dies besorgen, und diese liegen gewiß im Ganzen des Organismus (in der psychophysischen Einheit der Person) begründet, aber sie bilden offenbar einen Lebenszusammenhang *eigener Regelung*, weitgehender Autonomie, eine Organisationsstufe des Lebens, die im Menschen eine bedeutungsvolle Entwicklung erfahren hat. Programmierte Leistungen und deren Ergebnisse können wieder in die Ebene der Motivation aufsteigen und dadurch neues programmierendes Verhalten anregen.

Diese Passage durch den Motivbereich ist das Entscheidende, wenn er auch oft ein Ärgernis der an »Objektivität« sich orientierenden Naturforscher ist. »Die Reinigung des naturwissenschaftlichen Weltbildes von Motiven hat jene seltsame Deformierung zur Folge, die uns immer wieder als seine Unmenschlichkeit erschreckt. Wir sollten diese Unmenschlichkeit nicht mit Objektivität verwechseln.« »Diese Einseitigkeit der naturwissenschaftlichen Fragestellungen«, fährt v. Uexküll fort, »wird gewöhnlich mit dem Hinweis auf ihre ›Objektivität‹ begründet. Motive und Zielsetzungen sollen – im Unterschied zu mechanischen Zusammenhängen, die man ›objektiv‹ nachweisen könne – nur menschliche Unterstellungen sein. Daher dürfe man nicht nach ihnen fragen. Für jeden, der über den Weg nachgedacht hat, auf dem Naturwissenschaften Erfahrung gewinnen, ist dieses Argument naiv; denn wir unterstellen der Natur auch in den mechanischen Zusammenhängen menschliche Leistungen. Aber die Leistungen menschlicher Techniker, welche die Modelle und Verfahren ersonnen haben, die wir der Natur unterstellen, werden nicht ›objektiver‹, wenn man die Motive und Zielsetzungen der Techniker dann wieder ausklammert.« (Uexküll 1963, S. 273)

Als einem im Bereich der Hirnanatomie und der Physiologie außerordentlich erfolgreichen Forscher ist es Freud gewiß nicht leicht gefallen, sich von der suggestiven Aufforderung, motivierendes Geschehen außerhalb seiner Betrachtung zu lassen, zu lösen. Motivforschung in einem sehr wissenschaftlichen, d. h. sich selbst kontrollierenden Sinn ist seit den »Studien über Hysterie« für mehr als 40 Jahre sein Arbeitsbereich geblieben, und hier verdankt ihm die Wissenschaft vom menschlichen Verhalten die allergrößten Anregungen; vielmehr ist psychologisches Denken – als ein Denken in Motivationszusammenhängen – durch ihn überhaupt erst über fragmentarische Ansätze hinaus in einem wissenschaftlichen System geordnet worden.

Da nun Motive eine so überragende Rolle in unserem Verhalten spielen und es kurzsichtig erscheint, sie aus den wissenschaftlichen Betrachtungen des Menschen auszuklammern, war für Freud und die Forscher nach ihm die Frage gestellt, wie uns Motive zugänglicher werden könnten, damit wir in der Lage sind zu verfolgen, wie sich Motive wechselseitig beeinflussen, überlagern oder dissoziieren.

Es muß aber noch einmal betont werden, daß Motivationen (von welcher psychischen Instanz sie kommen mögen, ob erworben oder zur arteigentümlichen Instinktausstattung gehörig) und die Programme, d. h. die Verhaltensweisen, die sie auslösen, nicht voneinander getrennt gedacht werden dürfen, ebenso wie wir eingesehen haben, daß wir unsere seelische und leibliche Existenz nicht im Sinne eines Parallelismus interpretieren dürfen. »Die Programme, die Aufgaben lösen, und die Stimmungen und Motive, welche die Aufgaben stellen, sind untrennbare Einheiten. Von diesen Einheiten erfahren wir mit Hilfe nachrichtentechnischer Modelle nur einen Teil. Das bedeutet aber, daß Motivforschung aus der psychosomatischen Medizin nicht wegzudenken ist. Sie muß die Forschungsschritte, die wir mit Modellen der Nachrichtentechnik durchführen können, ergänzen.« (Uexküll 1963, S. 270) Ganz offenbar richtet sich ein mächtiger Widerstand in uns gegen eine Einsicht in Motive, die uns bewegen.

V

Kehren wir nach dieser methodischen Klärung jetzt noch einmal zum Beginn der psychoanalytischen Forschung zurück. Mit der hypnotischen Suggestion half Freud dem Kranken, affektiv geladene Erfahrungen zu erinnern, die er im Bewußtsein nicht zulassen konnte, weil sie seinen Vorstellungen, den Wertnormen, in denen zu leben er gelernt hatte, widersprachen. Das Motiv der Abwehr war demnach der Schutz des Selbstwertes und das Bemühen, die Achtung der sozialen Mitwelt nicht zu verlieren. Der Konflikt war in zwei Richtungen wirksam: er richtete sich einmal gegen triebhafte Impulse aus der eigenen Innenwelt und nahm zum anderen voraus, daß das Sichtbarwerden solcher Impulse zu einem Achtungs- und Liebesverlust bei den wichtigsten

Beziehungspersonen führen würde. Kannte man die abgewiesenen Motive, so enthüllte das Symptom einen Zusammenhang mit diesen vermiedenen Erlebnisinhalten. Es tat von ihnen kund, übermittelte von ihnen eine Nachricht – allerdings in chiffrierter Form. Das Symptom wurde als Ersatz, als Teilabfuhr des Affektes und Strebens erkennbar, aber es konnte nicht die tabuierte, entspannende Befriedigung selbst bringen.

Trotz der Befreiung des Affektes in der hypnotischen Situation – der Katharsis also – blieben Freud Enttäuschungen nicht erspart. Die zitierte Aussage aus den *Studien zur Hysterie*, die so optimistisch formulierte, daß »die Symptome sogleich und ohne Wiederkehr verschwanden«, ließ sich nicht bei allen Patienten aufrechterhalten. Manche waren überhaupt nicht in Hypnose zu bringen, bei anderen stellten sich die gleichen oder ähnliche Symptome rasch wieder ein. Die Katharsis hatte also nicht ausgereicht, den Konflikt selbst zu lösen; zwar war eine affektive Entladung erfolgt, aber der Konflikt regenerierte die affektive Spannung – der Zustand einer störenden Entzweiung des Geschehens im psychischen Apparat hielt an.

Die Hypnose hatte zwar die erste Einsicht gebracht, daß hinter dem Symptom eine Motivation stand, daß es selbst eine Nachricht in einem Sinnzusammenhang darstellte, aber der therapeutische Effekt war unzulänglich.

Jetzt stellte sich die Frage, wie man im Patienten selbst einen Bundesgenossen finden könnte, um zu einer Lösung des Konfliktes zu kommen. Das therapeutische Agens sollte nicht mehr die Ersatzfigur des Arztes, sondern ein zur Mitarbeit gewinnbarer Teil der Persönlichkeit des *Kranken* sein. Wenn man so will, der realitätsoffene Teil seines Wesens, sein bewußtes, kritikfähiges und belastbares Ich. Hier zeigte sich erneut die problemlösende Kraft Freuds. Er erfand die Methode der *freien Assoziation*, d. h. er ging nicht den Weg vieler anderer Nervenärzte und Experimentatoren, wie z. B. auch Pawlow, und verfeinerte das Instrument der Suggestion, sondern er gab sie auf und ersetzte sie durch den Versuch, auf dem Wege spontan auftauchender Einfälle an den *Widerstand im Kranken selbst* heranzukommen. Statt von außen, vom Arzt her, die Verdrängung, die Abwehr überhaupt, zu stärken – im Versuch, das Symptom zu unterdrücken – sollte dem Abgewehrten der Weg wieder eröffnet werden, den ihm das Ich verlegt hatte. Im Schutz der Therapie sollte der Kranke lernen, einen neuen Koordinationsversuch zu unternehmen, statt einen Gleichgewichtszustand durch Ausschluß anzustreben.

Es ergaben sich zuerst erneut widerspruchsvolle Beobachtungen. Obgleich der Kranke unter dem Druck seiner Krankheit stand, konnte er der einfachen Aufforderung nicht sogleich folgen, ohne Kritik alles zu berichten, was ihm einfiele oder welche Gefühle sich meldeten. Der Widerstand, der sich der Bewußtwerdung seines pathogenen Konfliktes widersetzte, zeigte sich allenthalben von hoher Aufmerksamkeit und Wirkung. Mancher Kranke, der nicht in Hypnose zu versetzen war, blieb auch jetzt unfähig, sich ohne vorgegebene Zielrichtung seines Denkens einer freien Assoziation zu überlassen. Die Aufforderung selbst ängstigte ihn bereits. Gelang es dem Patienten freilich, sich von bewußten Absichten und im Bewußtsein befindlichen Motivationen einigermaßen zu befreien und sich dem Strom seiner Einfälle hinzugeben, dann zeigte sich ein roter Faden. Es tauchten Inhalte auf, verschlüsselter oder unverstellter Art, die zum Komplex des Abgewehrten, ichfremd Gewordenen in Beziehung standen, und die sich allmählich zu Aussagen zusammenfügen ließen. Für die Einsicht des Arztes wurden sie zuerst sichtbar, denn er stand ja nicht unmittelbar unter der gleichen Gefahr, die dem Kranken Angst erweckte und seine Abwehr unterhielt.

Die Folgerichtigkeit in der scheinbar freien Assoziation, ihr Bezug zu dem verleugneten Teil des seelischen Geschehens, war die eine Einsicht, welche die neue Methode erbrachte. Die andere bezog sich auf die Rolle des Arztes selbst. Freud forderte anfänglich von ihm, daß er sich in wohlwollender Neutralität, wie ein »Spiegel« verhalte. Das war zweifellos eine sachlich gerechtfertigte, aber eine unerfüllbare und, wie sich bei näherem Zusehen erwies, sogar eine unzweckmäßige Empfehlung. Die Absicht, mit der sie gegeben wurde, ist sehr verständlich. Nicht ein Rollenverhalten, wie es uns der alltägliche Kontakt vorschreibt, dürfte den Arzt bestimmen, nicht ein von ihm gesetztes therapeutisches Ziel – wie in der hypnotischen Suggestion, die mit magischer Allmachtshaltung vorgetragen wurde – vielmehr sollte die affektlose Spiegelfunktion des Arztes es dem Kranken erlauben, sich unbehindert von den sonst wirksamen sozialen Zwängen der freien Assoziation, seinen Reminiszenzen und Phantasien zu überlassen. De facto können wir alle im mitmenschlichen Kontakt nicht ohne Gefühlsreaktionen bleiben. Auch wenn wir schweigen, dringen sie uns noch gleichsam aus allen Poren, und das Besondere, ja Bestürzende dabei ist, daß die Empfänger dieser Mitteilungen sie oft sehr genau verstehen, während wir des Glaubens sind, überhaupt keine Mitteilungen gemacht zu haben.

Diesem Irrtum, Unmögliches zu verlangen, erlag Freud auf die Dauer nicht. Er beobachtete vielmehr zu seinem Erstaunen, daß die Kranken ihn trotz aller seiner Bemühungen um wohlwollende Neutralität nacheinander in die verschiedensten Rollen drängten, daß sie ihm jene Affekte und Werteinstellungen zuschrieben, die sie von wichtigen Menschen ihrer Umwelt erfahren hatten. Und gerade diese, dem Arzt zugeschriebenen – auf ihn übertragenen – Einstellungen, diese situationsgebunden sich immer wiederholenden Affektantworten, auf welche die Kranken getroffen waren, hatten sie dazu gebracht, sich kaschieren zu müssen – soweit, daß sie selbst, aus der Identifikation mit diesen Schlüsselfiguren ihres Lebens heraus, sich in ihren eigenen Affekten, Wünschen, Phantasien nicht mehr verstehen durften. Sie hatten sich von sich selbst entfremdet; aber der fremd gewordene Anteil ihrer Person wirkte in allen Lebenslagen trotzdem mit.

Mit solcher Übertragung von Vorerfahrungen hatte der Patient dem Analytiker auch eine Falle gestellt. Er lauerte, ob die Erwartungshaltungen, die er auf den Analytiker übertrug, von diesem eingelöst wurden. Am Analytiker lag es demnach, ob es gelang, eine korrigierende Erfahrung entstehen zu lassen. Die analytische Therapie erwies sich als ein Lernvorgang, aber nicht, wie in der Suggestivtherapie (die in der Setzung bedingter Reflexe ein neues Reiz-Reaktionsschema bahnt), unter Umgehung der Einsicht, der bewußten Reflexion – vielmehr gerade mit ihr. Der Appell höchster Aufmerksamkeit erging nunmehr aber an beide, an Patient und Arzt. Beide hatten ununterbrochen voneinander zu lernen. Dieser gemeinsame Lernvorgang konnte erheblich gestört werden durch Reaktionen des Arztes, die ihm selbst unbekannt blieben; eben weil er – mit individuellen Modifikationen – den gleichen psychischen Gesetzen untersteht wie sein Patient, und wie dieser bereit ist, die Realität verzerrt zu erleben. Auch er hat Unerträgliches abzuwehren. Es stellte sich also heraus, daß nicht nur der Kranke Erwartungen auf den Arzt übertrug, sondern daß das Gleiche auch im Arzt vor sich geht. Die Übertragung wurde durch eine Gegenübertragung erwidert.

VI

Diese Einsichten brachten die psychoanalytische Forschung wiederum vor neue Schwierigkeiten. Sie hatte mit den Einwirkungen unbewußter Motive auf *beiden Seiten* in dieser Zweipersonen-Beziehung zu rechnen. Man sieht also, das Nicht-Ausklammern, das Ernstnehmen der Motive wirft auch ein Stück psychologischer Erkenntnis dafür ab, warum so viele Forscher auf eine »Objektivität« drängten, die jetzt freilich fragwürdig zu werden begann, aber auch ihre verlockenden Seiten zeigte. Läßt man sich auf eine Analyse der Motivationszusammenhänge ein, dann kompliziert sich das Bild auf bedrückende Weise. Solange nur Programme entworfen, also z. B. ein Experiment ausgearbeitet wird, mag zwar dieser Ansatz die zu untersuchende Situation verfälschen – aber, was im Feld geschieht, bleibt objektiv meßbar.

In der Erforschung der Motive unseres Verhaltens gaben sich die psychoanalytisch arbeitenden Therapeuten nicht der trügerischen Annahme hin, sie könnten so objektzentriert, so experimentell distanziert arbeiten wie der Physiker oder Physiologe. Es war die Zwei-Subjekt-Situation nötig, um überhaupt erst die Phänomene zur Wirksamkeit zu bringen, die es zu untersuchen galt. Das »Spiegel«-Modell, das noch etwas vom vor-psychoanalytischen Naturforscherhabitus Freuds verrät, ließ sich nicht aufrechterhalten; das war im direkten Vergleich mit der experimentell arbeitenden Naturwissenschaft ein schwer ins Gewicht fallender Nachteil, vom Forschungsgegenstand her – den psychodynamischen Prozessen – ein Fortschritt zu einer angemesseneren Betrachtungsmethode. (Die Frage ist bis heute unentschieden, ob eine messende Methode dieser Zwei-Personen-Beziehung: Patient-Arzt möglich, nützlich ist, oder ob auch dieser »spiegelnde« Dritte am Feld mehr und Wesentlicheres verändert, als er zu erkennen vermag.)

Charakteristisch für den Erkenntnisvorgang in der Psychoanalyse ist es demnach, daß die Beobachtungen nicht in *einer* Richtung: vom Subjekt Arzt auf das Objekt Patient verlaufen, sondern daß Einsicht erst als das Ergebnis einer *Interaktion* zwischen zwei Subjekten möglich wird; allerdings in einer gegebenen Situation, die durch die *Abstinenz* des Arztes von jedweden Handlungen und Handlungsersatz – etwa Ratschlägen und Verboten – bestimmt ist.

Die Variablen des zu beobachtenden Geschehens – also des therapeutischen Prozesses – waren um so komplexe Größen, wie es Subjekte sind – zu Aktion und Reaktion gedrängte Subjekte – vermehrt. Wenn sich diese Subjektivität der Natur der Sache nach nicht ausschalten ließ, so war wenigstens danach zu trachten, im therapeutischen Feld Aktion und Reaktion so kontrollierbar wie möglich zu machen, um abschätzen zu können, was in den Kommunikationsvorgang einfließt. Wiederum tat Freud den bahnbrechenden Schritt, indem er die Rolle des Arztes sah und wie er unbemerkt und unbewußt mit seinen affektiven Verhaltensweisen die Beziehung zum Kranken bestimmte. Wenn in der gegebenen Situation der analytischen Therapie beide Partner gleicher Natur sind – in unserem Zusammenhang heißt das, die gleiche seelische Organisation besitzen –, dann mußte der Arzt den Weg der in Frage stehenden Erkenntnis, des erweiterten Selbstverständnisses vorausgegangen sein, um nicht zu leicht beirrbar zu sein, wenn der Patient unvorhergesehene Reaktionen zeigte. Der Arzt mußte Kontakt mit seinen eigenen, vom Bewußtsein dissoziierten Regungen gewonnen haben; mit seinen Über-Ichansprüchen, seinen Triebwünschen und deren Schicksalen im Laufe seiner Entwicklung. Wir wissen von Freuds intensiver Anstrengung in der Selbstanalyse und daß sie in ihren einzelnen Schritten (vgl. E. Kris, Einleitung zu Freud 1950, S. 38 ff.) die unmittelbare Erfahrungsgrundlage bildete für die Modifikationen im therapeutischen Vorgehen wie für den Ausbau des theoretischen Gebäudes. Wir wissen auch von der in dieser Zeit intensiven Freundschaftsbeziehung Freuds zu dem Berliner Arzt Dr. Fließ, die als deutliche Übertragungsbeziehung zu erkennen ist und erlosch, nachdem der analytische Prozeß Freud wesentliche Einsichten und Selbstkorrekturen ermöglicht hatte.

In seiner zwei Jahre von seinem Tod erschienenen Arbeit *Die endliche und die unendliche Analyse* (Freud 1937) hat er noch einmal auf die Bedeutung der Eigenanalyse des Arztes – die als Lehranalyse seit langem das Kernstück der Ausbildung des Psychoanalytikers bildet – verwiesen: »(...) man rechnet darauf, daß die in der Eigenanalyse erhaltenen Anregungen mit deren Aufhören nicht zu Ende kommen, daß die Prozesse der Ich-Umarbeitung sich spontan beim Analysierten fortsetzen und alle weiteren Erfahrungen in dem neuerworbenen Sinn verwenden werden.« (1937, S. 95) Trotz alledem bleibt die einmal erworbene Einsicht gegen fortbestehende ältere Motivzusammenhänge auch im Arzt immerfort gefährdet. Objektivierende Methoden, wie die sogenannte Kontrollanalyse, erweisen sich hier von großer Bedeutung. Wie der kritische Reifungsprozeß des Ich lebenslang nicht abgeschlossen ist, so die daran geknüpften Lernvorgänge. Der Analytiker sollte sich deshalb nie der Auflage entwachsen fühlen, seine Arbeit vor dem kritischen Verständnis eines erfahrenen Kollegen auszubreiten. In seiner unbestechlichen Art schreibt Freud: »Es scheint also, daß zahlreiche Analytiker es erlernen, Abwehrmechanismen anzuwenden, die ihnen gestatten, Folgerungen und Forderungen der Analyse von der eigenen Person abzulenken, wahrscheinlich indem sie sie gegen andere richten, so daß sie selbst bleiben, wie sie sind, und sich dem kritisierenden und korrigierenden Einfluß der Analyse entziehen können. Es mag sein, daß dieser Vorgang dem Dichter recht gibt [gemeint ist Anatole France], der uns mahnt, wenn einem Menschen Macht verliehen wird, falle es ihm schwer, sie nicht zu mißbrauchen.« (Ebd.) Denn – und hier ist nochmals an die unzuverlässigen Erfolge der Hypnosebehandlung anzuknüpfen – die neuen Verhaltensweisen, die im Verlauf der Analyse dadurch möglich werden, daß unser Ich in seinen kritischen Fähigkeiten ein Stück weit unbeirrbarer wird, diese Schritte zu einer besseren Einschätzung der Realität erfolgen nicht plötzlich, sondern, wie Freud betont, allmählich, »so daß jederzeit Stücke der früheren Organisation neben der neueren fortbestehen, und daß selbst bei normaler Entwicklung die Umwandlung nie vollständig geschieht, so daß noch in der endgültigen Gestaltung Reste der früheren Libidofixierungen erhalten bleiben können.« Und er fährt fort: »Auf ganz anderen Gebieten sehen wir das nämliche. Keiner der angeblich überwundenen Irr- und Aberglauben der Menschheit, von dem nicht Reste heute unter uns fortleben, in den tieferen Schichten der Kulturvölker oder selbst in den obersten Schichten der Kulturgesellschaft. Was einmal zu Leben gekommen ist, weiß sich zäh zu behaupten. Manchmal könnte man zweifeln, ob die Drachen der Urzeit wirklich ausgestorben sind.« (Ebd., S. 73)

VII

An dieser Stelle sei der auf die Widerstandsthematik beschränkte Rückblick abgebrochen. Nur wenn wir den Widerstand gegen die Psychoanalyse und seine Motivationen zu durchschauen vermögen, können wir die Frage gerecht beantworten, ob uns psychoanalytische Erkenntnisse für unsere gegenwärtige Lage von Nutzen sein können.

Freud hat mit den intrapsychischen Gesetzlichkeiten, die er beschrieb, Naturgesetze in der Ebene der seelischen Organisation entdeckt; wie immer sich die Umwelt und die seelischen Inhalte ändern mögen, an der Eigenart des Menschen, daß er eine erbgenetisch gesteuerte Triebanlage und eine artspezifische psychische Organisation besitzt (zu der die in ihrer Entwicklungsfähigkeit noch unabgeschlossene Ichorganisation gehört), daß er auf die Einbettung in eine hochkomplexe soziale Mitwelt angewiesen und daß dieses Angewiesensein zentrale Konflikte, d. h. unvermeidbare, jedoch in ihrer Dauer und Intensität durchaus modifizierbare Konflikte schafft – an alledem wird sich als konstituierenden Faktoren unseres Lebens nichts ändern. Freilich die *Mischungsverhältnisse*, in denen die verschiedenen seelischen Bereiche am Verhalten, an unseren Entscheidungen, am Selbstverständnis teilnehmen oder das Selbstmißverständnis unausweichlich machen, das schwankt in der Geschichte.

Der Mensch behält unter den sozialen Lebewesen die Sonderstellung, daß die Evolution ihn in eine erbgenetische Fixierung der »Unbestimmtheit« gedrängt hat. Wenig genug von dem später von ihm verlangten Sozialverhalten ist ihm angeboren – alles muß er lernen. Arteigentümlich angeborene Verhaltensmuster sind bei ihm ersetzt, zumindest hochgradig überformt durch kulturspezifische Verhaltensmuster. »Seit unvordenklichen Zeiten«, schrieb Freud 1932 an Einstein, »zieht sich über die Menschheit der Prozeß der Kulturentwicklung hin. (...) Diesem Prozeß verdanken wir das Beste, was wir geworden sind, und ein gut Teil von dem, woran wir leiden. Seine Anlässe und Anfänge sind dunkel, sein Ausgang ungewiß (...).« (1933b, S. 25-26) Diese Worte haben inzwischen wohl kaum an Aktualität eingebüßt.

Freuds Entdeckungen brachten die Einsicht, daß das Wesen der menschlichen Kultur in einer sich verstärkenden Zurückdrängung unserer primitiven Triebregungen und Verhaltensschemata bestehe. Die Erweiterung des Bewußtseins, seiner Interessen und Fähigkeiten sei »auf Kosten der primitiveren Triebregungen gewonnen«. (Jones 1960-62, Bd. 3, S. 393) Freud schreibt deshalb in dem genannten Brief an Einstein weiter: »Man hat sich noch nicht mit der Vorstellung vertraut gemacht, daß die Kulturentwicklung ein solcher organischer Prozeß sei.« (Freud 1933b, S. 26)

Diese Optik ist uns in der Tat nicht vertraut genug. Die Befriedigung über die so großartige Vervollkommnung der Dinge stimuliert uns zu der Auffassung, der Mensch sei mit seinen Apparaten mitgewachsen, er habe, bildlich gesprochen, sein Volumen, seine Kapazitäten allerseits erweitert. Ein Blick auf das, was man heute »Humantechniken« nennt, von der Werbepsychologie bis zum brain washing, erweist aber das Fortschreiten eines Domestikationsprozesses der species humana, also einen Verlust an vitaler Qualität. Dieser Vorgang einer mit allen technischen Mitteln erzwungenen Verhaltensanpassung geschieht um den Preis eines Rückzuges spontaner Triebinteressen von Dingen und Menschen der Umwelt. Die anhaltende affektive, libidinöse Anteilnahme und ein Stück Ungebändigtheit, Spontaneität sind es, die über lange Lebensepochen den Reifungsvorgang des Menschen vorantreiben. Beides weicht immer deutlicher kurzfristigeren Erregungen im unverbindlichen Angebot-und-Nachfrage-Spiel. Dieses Absterben der Interessen, der Leidenschaften von Dauer, geht durchaus Hand in Hand mit der Perfektion der Dinge, die in rascher Folge durch immer neue modische Varianten ersetzt werden und in sich gar nicht mehr als dauernde Begleiter konzipiert sind. Der Druck der Umwelt, den Menschen durch ein Training zu rascher Anpassung einem permanenten Szenenwechsel gewachsen zu halten, ist beträchtlich – jedenfalls so stark, daß sich die Mehrzahl der Lebenden ihm so wenig zu entziehen vermag, wie früher dem Zwang anderer kultureller Gebote.

Das gepflegte und tabuierte Vorurteil in diesem Kulturprozeß besteht darin, daß ein Schwelgen in technisch produktiven Allmachtsphantasien, die sich dann auch ziemlich rasch verwirklichen lassen, als *Fortschritt* erlebt wird – Fortschritt aber nicht in dem neutralen Sinn, daß eine historisch gewordene Lebensform durch eine andere ersetzt wird, sondern mit der als selbstverständlich erachteten Vorgabe, daß Entdeckungen, Entwicklungen die folgende Lebenslage automatisch zu einer *besseren* machen. (Vgl. A. Mitscherlich 1963, S. 17) Es fällt dem Zeitgenossen schwer einzusehen, daß immer sterilere und dazu noch vitaminisierte Milch und die Aussicht, sie demnächst auch auf dem Mond zu sich nehmen zu können, nicht schon einen erhebenden Fortschritt auf allen Fronten signalisiert.

Das Problem liegt also darin, erst einmal ein Bewußtsein von der Malaise zu entwickeln – von der spezifischen Malaise, die genau parallel mit unseren Fähigkeiten entstanden ist, endemische Krankheiten, Arbeitslosigkeit und schließlich auch den Hunger in allen Weltgegenden erfolgreich zu bekämpfen. Diese Malaise zeigt sich etwa in der außerordentlichen Unruhe, welche die politischen Gebilde auf allen Kontinenten ergriffen hat – wobei es eine durchaus offene Frage, ein »ungewisser Ausgang« ist, ob die Demokratie nicht zu einem Anachronismus wird und ob der progredient domestizierte Mensch nicht in technokratischen Diktaturformen seinen ihm passenden politischen Zuschnitt finden wird.

Die Entwicklung im Großen steht aber immer in einer unauflöslichen, kreisförmigen Bedingungskette mit Veränderungen im Einzelnen. Wir sind heute noch in der Lage, manches als pathologische Entwicklungsform zu bezeichnen; es scheint ungewiß, ob man morgen gewisse Zustandsbilder nicht als »normal« ansehen muß, weil sie den großen Durchschnitt repräsentieren werden. Erich Fromm (u. a. 1963) machte den Aphorismus, daß für das 19. Jahrhundert der Satz Nietzsches galt: Gott ist tot; für das 20. laute die Formel: Der Mensch ist tot. Er spricht vom »neuen Patienten«, den jeder Arzt vor sich sieht, der mehr von seinen Patienten kennt als das Herzstrom- und das Hirnstrombild – von dem Patienten, der an »innerer Abgestorbenheit« leidet. Sein hervorstechendes Merkmal ist die Unfähigkeit, Affekte zu äußern; ihr liegt jedoch die tiefere Unfähigkeit zugrunde, Affekte, d. h. eine zu ihm selbst, zu seiner Identität gehörende Leidenschaft überhaupt *erleben* zu können. Inmitten einer Befreiung von sexuellen Tabus der bürgerlichen Sexualmoral wagt man es zu bezweifeln, ob sich hier tatsächlich eine echte Befreiung vollzogen hat. Sie wäre ein Fortschritt im Sinne der Freiheit. Was tatsächlich sich zu vollziehen scheint, ist die Reduktion auf einen organischen Sexualvollzug ohne jede Leidenschaft, die Spuren im Charakter hinterließe – eine Reduktion der Passion auf das Niveau regulierter und typisierter Hygiene. In diesem Kontext kann man dann wohl Freuds Befürchtung verstehen, die er in seinem Brief an Einstein ausdrückt: »Vielleicht führt er [der Prozeß der Kulturentwicklung] zum Erlöschen der Menschenart, denn er beeinträchtigt die Sexualfunktion in mehr als einer Weise (...).« (Freud 1933b, S. 26) Menschliche Sexualität, deren Entwicklungsschritte Freud so großartig beschrieben hat, ist die Brücke zu allen Stufen und zu allen Bereichen der Kultur; Kultur vollzieht sich aber durch Handlungsanweisungen zur Beherrschung unserer aggressiven und sexuellen Triebnatur. Wo sie statt Beherrschung bloße Unterdrückung erzwingt, schlägt Kultur in Zwang ohne Befriedigung um. Die affektiven Bindungen zu Objekten der Welt und zu Mitmenschen lockern sich, und der Rückzug in einen primitiven Egoismus ist die Folge. Dieser selbstversessene, beziehungsunfähige Mensch, der trotzdem perfekt funktioniert, aber eigentlich die Welt verloren hat – er bevölkert nicht nur die Sprechzimmer der Ärzte, er bevölkert mehr und mehr die Welt. Wer ist seinen Leiden gewachsen? Wer beugt einer Entwicklung vor, die den Menschen weltlos, verbindungslos den Gezeiten der Parolen ausgesetzt sein läßt? Wer setzt bei jedem Urteil gegen einen kriminellen Täter das Parallelurteil gegen die Gesellschaft auf? Wer plant unsere Städte so, daß sie einem, der in ihnen aufwächst, ein Stück vertrauter und von Vertrauen besetzter Welt werden können? Wer lehrt die Lehrer, sich zu befragen, ob sie ihre eigenen Fehler bei ihren Schülern verfolgen?

Nicht unbedeutende Fragen – vorausgesetzt es existiert ein Problembewußtsein dafür, daß sie nicht mehr auf obrigkeitliche, auf autoritäre Manier gelöst werden können, sondern in einer Schulung aller zu einer Gesellschaftsform, die sich dem Druck gewachsen zeigt, den sie selbst mit der Perfektionierung der Dinge erzeugt hat. Die Frage, wie es um die »Psychoanalyse heute« bestellt sei, ist unter anderem auch eine Frage danach, wie es um Kritik und Aufrichtigkeit in jedem von uns, in unserer Gesellschaft bestellt ist. Das klingt pathetisch – es soll nur der Hinweis auf einen Maßstab sein, der sich erreichen läßt, nachdem man sich dort zu bezweifeln gelernt hat, wo man sich sehr aufrichtig vorkommt. Der Widerstand dagegen ist fast unangreifbar – ganz besonders bei uns in Deutschland; denn er verschmilzt mit unseren *Idealen.* Die Ideale sind rollentypisch; und da unsere Gesellschaft sich in vollem Rückzug zu einer Kastengesellschaft befindet – Kasten definiert als Prestigegruppen, die sich am ritualisierten und von Tabus eingekreisten Verhalten fetischistisch ausrichten – gibt sie wenig Echo für ein relativ am Rollenspiel uninteressiertes erkenntnisorientiertes Streben. Die Psychoanalyse bleibt ihr subversiv.

Anhang

Anmerkungen

1. Dieses willkürlich herausgegriffene Beispiel bezieht sich auf eine Untersuchung von Malmstrom, Opton und Lazarus (1965).
2. Das Ich kann nur so lange verdrängen, überhaupt konfliktträchtige Inhalte abwehren, als das allgemeine Bewußtsein einer Gesellschaft diese Selbstverteidigung deckt. Die bizarren Lähmungen und Gehstörungen der Konversionshysterischen, die im Ausgang des vorigen Jahrhunderts die Spekulation der Ärzte anregten, sind selten geworden, seit sich die Kenntnis dieser auffälligen Symptomatologie verbreitet hat. Die hysterische Lähmung ist im allgemeinen, wenn sie einmal diagnostiziert ist, keine Krankheit mehr, welche Prestige verleiht, das Prestige »Krankheit«. Ist man als Hysteriker diagnostiziert, verliert man in unserer Gesellschaft an Ansehen. Entsprechend unauffälliger gestalten sich die Konversionssymptome; sie verwandeln sich in Kreislaufstörungen, Schlaflosigkeit u. ä. Woraus zu schließen ist, daß der unbewußte Ich-Anteil, von dem die Verdrängung ausgeht, auch an der Symptombildung mitwirkt. Nur »unverdächtige« Krankheitszeichen dürfen den abgewehrten Wunsch, ersatzweise, partiell vertreten und ebenso unvollständig erfüllen. Die wichtigste Einsicht ist aber, daß die Symptombildung in Rücksicht auf den Bewußtseinszustand der Gesellschaft, in welcher der Kranke lebt, geschieht; sie ist ein *historisches* Gebilde.
3. Wir danken an dieser Stelle dem Direktor der Klinik, Prof. Dr. Fritz Linder, und Priv. Doz. Dr. Werner Wenz für die Kooperation.
4. Dieser erstaunliche Erfolg, der in unseren Beobachtungen nicht selten ist, kann in diesem Zusammenhang nicht erörtert werden; es hat sich jedoch bei uns die Auffassung gebildet, daß die postoperative Schmerzfreiheit ebenfalls ein psychosomatisch determiniertes Geschehen ist.
5. Es wäre interessant und mag als Anregung für ein Forschungs-

vorhaben genannt werden, die Wirkungsweise der sogenannten »zudeckenden« Psychotherapien, der hypnotisch-suggestiven Verfahren, die sich neuerdings auch halluzinogener Drogen bedienen, zu studieren – nicht nur ihre Wirksamkeit laut zu propagieren. Das würde über eine Analyse der Anpassungsleistungen tief in Anthropologie- und Ideologieforschung hineinführen. Schon deshalb verbietet sich das Unterfangen für unsere bescheidenen Absichten.

6. »Wir werden es nicht unbillig finden, die Betrachtungsweise, welche die Vollendung der psychoanalytischen Forschung ist, durch einen besonderen Namen auszuzeichnen. Ich schlage vor, daß es eine *metapsychologische* Darstellung genannt werden soll, wenn es uns gelingt, einen psychischen Vorgang nach seinen *dynamischen, topischen und ökonomischen* Beziehungen zu beschreiben.« (Freud 1915, S. 281) Um noch den mißverständlichen Begriff »Topik« klarzustellen: »Unsere psychische Topik hat vorläufig nichts mit der Anatomie zu tun; sie bezieht sich auf Regionen des seelischen Apparates, wo immer sie im Körper gelegen sein mögen, und nicht auf anatomische Örtlichkeiten.« (S. 273) Einen bedeutungsvollen Fortschritt in der Systematisierung psychoanalytischen Wissens brachte die Untersuchung von David Rapaport (1960), *Die Struktur der psychoanalytischen Theorie.* Vgl. auch Robert Waelder (1963), *Die Grundlagen der Psychoanalyse*; der zweite Teil dieses Buches enthält eine »Übersicht und Darstellung der grundlegenden Begriffe«.
7. Von dem Triebpaar Sexualität und Aggression kennen wir nur die eine Komponente, die Sexualtriebe, einigermaßen ausreichend: »Ihrem Entwicklungsgang entsprechend hat uns aber die Psychoanalyse bisher nur über die Sexualtriebe einigermaßen befriedigende Auskünfte geben können, weil sie gerade nur diese Triebgruppe an den Psychoneurosen wie isoliert beobachten konnte.« (Freud 1915, S. 218) Das Schicksal, welches die Aggressivität unter den sozialen Bedingungen erfährt, ist, wie die Unbeherrschtheit kollektiven Dranges, seinesgleichen in Kriegen zu vernichten, beweist, in Dunkel gehüllt.

8. Alexander Mitscherlich, *Bedingungen der Chronifizierung psychosomatischer Krankheiten. Die zweiphasige Abwehr* (1967).
9. Zitiert nach Fritz Redlich (1959, S. 495)
10. Vgl. hierzu die ausführlichere Darstellung in A. Mitscherlich (1963).
11. »... people are living in a period of the fastest change the world has ever know.« (M. Mead, ›Life‹, 2. Sept. 1968)
12. Kurz nach der Niederschrift dieses Vortrags erschien von Konrad Lorenz: *Das sogenannte Böse. Zur Naturgeschichte der Aggression.* (Lorenz 1963) Der Autor behandelt besonders im Kap. XII, S. 331 ff., gestützt auf seine vergleichenden verhaltens-physiologischen Forschungen sehr eingehend den Widerstand gegen Einsichten in die Wirkung von Naturgesetzlichkeiten in uns.

Literatur- und Quellenverzeichnis

AMA = Alexander Mitscherlich Archiv, Frankfurt am Main.
GS = Alexander Mitscherlich. *Gesammelte Schriften.* 10 Bände. Herausgegeben von Klaus Menne. Frankfurt/M.: Suhrkamp Verlag 1983.
PKH = Psychosomatische Klinik, Heidelberg

Nachweis der im vorliegenden Band abgedruckten Quellen in der Reihenfolge ihrer Anordnung

Mitscherlich, A.: Ein Leben für die Psychoanalyse. Anmerkungen zu meiner Zeit. Frankfurt/M. 1980 (Auszug aus Kapitel VIII, S. 187-212).

Rosenkötter, L.: Alexander Mitscherlich als Chef und Lehrer. In: Psyche 37 (1983), S. 346-351. (Mit freundlicher Genehmigung von Irene Rosenkötter.)

Mitscherlich, A.: Zur Krise der Menschlichkeit in der Heilkunde. In: Neue Zürcher Zeitung. 27. und 30. November (1948); GS 7, S. 413-427.

Mitscherlich, A.: Von der Absicht dieser Chronik. In: Mitscherlich, A./Mielke, F. (Hg.): Medizin ohne Menschlichkeit. Dokumente des Nürnberger Ärzteprozesses. Frankfurt/M. 1960, S. 7-17; GS 6, S. 174-187.

Mitscherlich, A.: Umgrenzung des Themas. In: Ders: Freiheit und Unfreiheit in der Krankheit (Auszug aus Kapitel 1); GS 1, S. 17-27. Erstveröffentlichung: Freiheit und Unfreiheit in der Krankheit. Das Bild des Menschen in der Psychotherapie. Hamburg 1946. Überarbeitete Fassung: Freiheit und Unfreiheit in der Krankheit. Studien zur psychosomatischen Medizin 3. Frankfurt/M. 1977.

Mitscherlich, A.: Der psychologische Zugang zur Krankheit. In: Ders: Krankheit als Konflikt. Studien zur psychosomatischen Medizin 2. Frankfurt/M. 1967, S. 11-27; GS 2, S. 76-91. Erstveröffentlichung in: Die Medizinische Klinik 58 (1958).

Mitscherlich, A.: Bedingungen der Chronifizierung psychosomatischer Krankheiten. Die zweiphasige Abwehr. In: Ders: Krankheit als Konflikt. Studien zur psychosomatischen Medizin 2. Frankfurt/M. 1967, S. 42-54; GS 7, S. 142-153. Erstveröffentlichung: Anmerkungen über

die Chronifizierung psychosomatischen Geschehens. In: Psyche 15 (1961/62), S. 1-25.
Mitscherlich, A.: Psychoanalytische Anmerkungen zur psychosomatischen Krankheitsentstehung. In: Ders: Krankheit als Konflikt. Studien zur psychosomatischen Medizin 2. Frankfurt/M. 1967, S. 55-77; GS 2, S. 154-175. Erstveröffentlichung: Psychosomatik vom Standpunkte der Psychoanalyse. In: Die Medizinische Klinik 49 (1949), S. 1789 ff. Ebenfalls erschienen als: Zur psychoanalytischen Auffassung psychosomatischer Krankheitsentstehung. In: Psyche 7 (1953/54), S. 561-578.
Mitscherlich, A.: Ödipus und Kaspar Hauser. Tiefenpsychologische Probleme der Gegenwart. In: Der Monat 3. Heft 25 (1950), S. 11-18; GS 7, S. 151-163.
Mitscherlich, A.: Die Krankheiten der Gesellschaft und die psychosomatische Medizin. In: Ders: Krankheit als Konflikt. Studien zur psychosomatischen Medizin 1. Frankfurt/M. 1966, S. 11-34; GS 2, S. 425-444. Erstveröffentlichung: Die Krankheiten der Gesellschaft und die psychosomatische Medizin. In: Krankheit im Wandel der Welt. Schriftenreihe des Forschungsbeirats des Landes Hessen. Wiesbaden 1957, S. 37-54.
Mitscherlich, A.: Anpassungsgefährdungen und heutige gesellschaftliche Lebensbedingungen – Erkenntnisse psychosomatischer Medizin. In: Universitas 25 (1970), S. 1267-1277; GS 2, S. 589-599.
Mitscherlich, A.: Psychoanalyse heute. Einige Anmerkungen. In: Wege und Gestalten. Biberach an der Riss 1964; GS 8, S. 171-193.

Nachweis der in den Quellen zitierten Literatur

Alexander, F.: Über das Verhältnis von Struktur und Triebkonflikt. In: Internationale Zeitschrift für Psychoanalyse 20 (1934). S. 33-35.
Cannon, W. B.: The Wisdom of the Body. New York 1932.
de Boor, C.: Zur Psychosomatik der Allergie, insbesondere des Asthma bronchiale. Stuttgart 1965.
Engel, G. L.: Psychological Development in Health and Disease. Philadelphia 1962.
Engel, G. L./Schmale, A. H.: Psychoanalytic Theory of Somatic Disorders. In: Journal of the American Psychoanalytical Association 15 (1967), S. 344-365.

Erdheim, M.: Die gesellschaftliche Produktion von Unbewußtheit. Eine Einführung in den ethnopsychoanalytischen Prozeß. Frankfurt/M. 1982.

Freud, A.: Das Ich und die Abwehrmechanismen. London 1946.

Freud, S.: Studien über Hysterie (1895). In: Ders.: Gesammelte Werke. Hg. v. A. Freud et al. Band I. London, Frankfurt/M. 1940 ff. S. 75-312.

Freud, S.: Die Traumdeutung (1900). In: Ders.: Gesammelte Werke. Hg. v. A. Freud et al. Band II/III. London, Frankfurt/M. 1940 ff., S. 1-642.

Freud, S.: Charakter und Analerotik (1908). In: Ders.: Gesammelte Werke. Hg. v. A. Freud et al. Band VII. London, Frankfurt/M. 1940 ff., S. 201-209.

Freud, S.: Das Unbewußte (1915). In: Ders.: Gesammelte Werke. Hg. v. A. Freud et al. Band XI. London, Frankfurt/M. 1940 ff., S. 263-303.

Freud, S.: Zeitgemäßes über Krieg und Tod (1915). In: Ders.: Gesammelte Werke. Hg. v. A. Freud et al. Band X. London, Frankfurt/M. 1940 ff., S. 324-355.

Freud, S.: Vorlesungen zur Einführung in die Psychoanalyse (1916-17). In: Ders.: Gesammelte Werke. Hg. v. A. Freud et al. Band XI. London, Frankfurt/M. 1940 ff., S. 1-482.

Freud, S.: Eine Schwierigkeit in der Psychoanalyse (1917). In: Ders.: Gesammelte Werke. Hg. v. A. Freud et al. Band XII. London, Frankfurt/M. 1940 ff. S. 1-12.

Freud, S.: Hemmung, Symptom und Angst (1926). In: Ders.: Gesammelte Werke. Hg. v. A. Freud et al. Band XIV. London, Frankfurt/M. 1940 ff., S. 111-205.

Freud, S.: Die Zukunft einer Illusion (1927). In: Ders.: Gesammelte Werke. Hg. v. A. Freud et al. Band XIV. London, Frankfurt/M. 1940 ff., S. 323-380.

Freud, S.: Neue Folge der Vorlesungen zur Einführung in die Psychoanalyse (1933a). In: Ders.: Gesammelte Werke. Hg. v. A. Freud et al. Band XV. London, Frankfurt/M. 1940 ff., S. 1-197.

Freud, S.: Warum Krieg? (1933b). In: Ders.: Gesammelte Werke. Hg. v. A. Freud et al. Band XVI. London, Frankfurt/M. 1940 ff. S. 11-27.

Freud, S.: Die endliche und die unendliche Analyse (1937). In: Ders.: Gesammelte Werke. Hg. v. A. Freud et al. Band XVI. London, Frankfurt/M. 1940 ff., S. 57-99.

Freud, S.: Aus den Anfängen der Psychoanalyse. Briefe an Wilhelm Fließ. Abhandlungen und Notizen aus den Jahren 1887-1902. London 1950.

Fromm, E./de Suzuki, M.: Zen-Buddhismus und Psychoanalyse. München 1963.

Hartmann, H.: Bemerkungen zur psychoanalytischen Theorie des Ich. In: Psyche 18 (1964), S. 331-353.

Heimann, P.: Entwicklungssprünge und das Auftreten der Grausamkeit. In: Mitscherlich, A. (Hg.): Bis hierher und nicht weiter. München 1969, S. 104-118.

Hübschmann, H.: Psyche und Tuberkulose. Stuttgart 1952.

Jahrreiß, W.: Die so genannten Organneurosen. In: Handbuch der Neurologie 27 (1935).

Jones, E.: Das Leben und Werk Sigmund Freuds. Bern, Stuttgart 1960-62.

Jones, E.: Was ist Psychoanalyse? München 1967.

Klingler, F.: Humanität und humanitas. In: Beiträge zur geistigen Überlieferung. IX. Godesberg 1947.

Lorenz, K.: Das sogenannte Böse. Zur Naturgeschichte der Aggression. Wien 1963.

Malmstrom, E. J./Opton, E./Lazarus, R. S.: Heart Rate Measurement and the Correlation of Indices of Arousal. In: Psychosomatic Medicine 27 (1965), S. 546-556.

Mead, M.: Leben in der Südsee. Jugend und Sexualität in primitiven Gesellschaften. München 1965.

Mitscherlich, A.: Auf dem Weg zur vaterlosen Gesellschaft. Ideen zur Sozialpsychologie. München 1963.

Mitscherlich, A.: Bedingungen der Chronifizierung psychosomatischer Krankheiten. Die zweiphasige Abwehr. In: Ders: Krankheit als Konflikt. Studien zur psychosomatischen Medizin 2. Frankfurt/M. 1967, S. 42-54; GS 7, S. 142-153.

Mitscherlich, A./Rosenkötter, L.: Hans Jürgen Eysenck oder die Fiktion der reinen Wissenschaft. In: Mannheimer Forum 74/75. Hg. von der Boehringer Mannheim GmbH (1975), S. 45-67 [Nachdruck: Psyche 36 (1982), S. 1144-1163].

Pfeiffer, E. S./Jörgensen, G.: Die Pathogenese des Diabetes mellitus. In: Deutsches medizinisches Journal 17 (1966), S. 601-609.

Portmann, A.: Biologische Fragmente zu einer Lehre vom Menschen. Basel 1951.

Portmann, A.: Um ein neues Bild vom Organismus. In: Offener Horizont. Festschrift für Karl Jaspers. Hg. v. K. Piper. München 1953a, S. 213-226.

Portmann, A.: Die Bedeutung der Bilder in der lebendigen Energiewandlung. In: Eranos- Jahrbuch 21. Zürich 1953b, S. 325-357.
Rapaport, D.: Die Struktur der psychoanalytischen Theorie. Stuttgart 1961.
Redlich, F.: Die Psychoanalyse und das Wertproblem. In: Psyche 13 (1959), S. 481-498.
Reiser, M.: Toward an Integrated Psychoanalytic-Physiological Theory of Psychosomatic Disorders. In: Loewenstein, R. M./Newman, L. M. (Hg.): Psychoanalysis – A General Psychology (1966), S. 191-198.
Riesman, D.: The Lonely Crowd. A Study of the Changing American Character. New Haven 1950.
Schur, M.: Comments on the Metapsychology of Somatization. In: The Psychoanalytic Study of the Child. Vol. 10 (1955), S. 119-164.
Seidler, E.: Der Neugeborenenversuch Friedrichs II. von Hohenstaufen. In: Deutsches Ärzteblatt 61 (1964).
Spitz, R.: Die Entstehung der ersten Objektbeziehungen. Stuttgart 1957.
Thomä, H.: Anorexia nervosa. Geschichte, Klinik und Theorien der Pubertätsmagersucht. Stuttgart 1961.
Tinbergen, N.: The Study of Instincts. Oxford 1951.
Uexküll, Th. v.: Grundfragen der psychosomatischen Medizin. Reinbek bei Hamburg 1963.
Waelder, R.: Die Grundlagen der Psychoanalyse. Stuttgart 1963.
Weizsäcker, W. v.: Diesseits und Jenseits der Medizin. Stuttgart 1950.
Weizsäcker, W. v.: Der kranke Mensch. Stuttgart 1951.

Nachweis der in der Einführung und den Kapiteleinleitungen zitierten Literatur

Beck, U.: Risikogesellschaft. Auf dem Weg in eine andere Moderne. Frankfurt/M. 1986.
Bohleber, W.: Alexander Mitscherlich, die *Psyche* und die Entwicklung der Psychoanalyse in Deutschland nach 1945. In: Psyche 63 (2009), S. 99-108.
Dehli, M.: Leben als Konflikt. Zur Biographie Alexander Mitscherlichs. Göttingen 2007.
Dilthey, W.: Der Aufbau der geschichtlichen Welt in den Geisteswissenschaften. Frankfurt/M. 1981.

Ebbinghaus, A./Dörner, K. (Hg.): Vernichten und Heilen. Der Nürnberger Ärzteprozeß und seine Folgen. Berlin 2001.

Ellenberger, H. F.: Die Entdeckung des Unbewußten. Geschichte und Entwicklung der dynamischen Psychiatrie von den Anfängen bis zu Janet, Freud, Adler und Jung. Zürich 2005 (1970).

Engelhardt, D. v: Geschichte als Therapie der Gegenwart. In: P. Kemper (Hg.): Die Geheimnisse der Gesundheit. Medizin zwischen Heilkunde und Heiltechnik. Frankfurt/M. u. Leipzig 1994, S. 11-26.

Freimüller, T.: Alexander Mitscherlich. Gesellschaftsdiagnosen und Psychoanalyse nach Hitler. Göttingen. 2007.

Freud, A.: Das Ich und die Abwehrmechanismen. Frankfurt/M. 1984 (1936).

Freud, S.: Zur Ätiologie der Hysterie (1896). In: Ders.: Studienausgabe. Band 6. Hg. v. Mitscherlich, A. et al. 7. Auflage. Frankfurt/M. 1989, S. 51-81.

Freud, S.: Die Verdrängung (1915). In: Ders.: Studienausgabe. Band 3. Hg. v. Mitscherlich, A. et al. 6. Auflage. Frankfurt/M. 1989, S. 103-118.

Freud, S.: Nachwort zur »Frage der Laienanalyse« (1927). In: Ders.: Studienausgabe. Ergänzungsband. Hg. v. Mitscherlich, A. et al. 3. Auflage. Frankfurt/M. 1989, S. 342-349.

Gaus, E./Köhle, K: Psychische Anpassungs- und Abwehrprozesse bei körperlichen Erkrankungen. In: Uexküll, Th. v.: Psychosomatische Medizin. Hg. v. R. Adler et. al. 3., neubearb. u. erw. Aufl. München, Wien, Baltimore 1986, S. 1127-1145.

Geisler, L.: Arzt-Patienten-Beziehung im Wandel – Stärkung des dialogischen Prinzips. In: Abschlußbericht der Enquête-Kommission »Recht und Ethik der modernen Medizin«. 14. Mai 2002, S. 216-220.

Gleditsch, J.: Gesetze des Tao in der altchinesischen Medizin. In: Kemper, P. (Hg.): Die Geheimnisse der Gesundheit. Medizin zwischen Heilkunde und Heiltechnik. Frankfurt/M. u. Leipzig 1994, S. 44-58.

Hartmann, H.: Ich-Psychologie. Studien zur psychoanalytischen Theorie. Stuttgart 1972 (1964).

Helmchen, H.: Das Arzt-Patienten-Verhältnis: Zwischen Individualisierung und Standardisierung. In: Deutsches Ärzteblatt online, 01. 04. 2005, http://www.aerzteblatt.de/archiv/46 115/

Hoyer, T.: Im Getümmel der Welt. Alexander Mitscherlich – Ein Porträt. Göttingen 2008.

Illich, I.: Die Nemesis der Medizin. Die Kritik der Medikalisierung des Lebens. 5. Aufl. München 2007 (1975).

Jork, K.: Körper und Kosmos in der tibetischen Heilkunde. In: Kemper, P. (Hg.): Die Geheimnisse der Gesundheit. Medizin zwischen Heilkunde und Heiltechnik. Frankfurt/M. u. Leipzig 1994, S. 59-75.

Khan, M. M. R.: Das kumulative Trauma (1963). In: Ders.: Selbsterfahrung in der Therapie. München 1974, S. 50-70.

Klee, E.: Was sie taten – Was sie wurden. Ärzte, Juristen und andere Beteiligte am Kranken- und Judenmord. Frankfurt/M. 1986.

Leuzinger-Bohleber, M.: Frühe Kindheit als Schicksal? Trauma, Embodiment, Soziale Desintegration. Psychoanalytische Perspektiven. Stuttgart 2009.

Leven, K.-H.: Geschichte der Medizin. Von der Antike bis zur Gegenwart. München 2008.

Lifton, R. J.: Ärzte im Dritten Reich. Stuttgart 1988.

Lorenzer, A.: Die Wahrheit der psychoanalytischen Erkenntnis. Ein historisch-materialistischer Entwurf. Frankfurt/M. 1974.

Lown, B.: Die verlorene Kunst des Heilens. Anleitung zum Umdenken. Frankfurt/M. 2004 (1996).

Mitscherlich, A.: Freiheit und Unfreiheit in der Krankheit. Das Bild des Menschen in der Psychotherapie. Hamburg 1946.

Mitscherlich, A.: Freiheit und Unfreiheit in der Krankheit (1946/1977). GS 1, S. 7-135.

Mitscherlich, A.: Vom Ursprung der Sucht. Eine pathogenetische Untersuchung des Vieltrinkens. Stuttgart 1947.

Mitscherlich, A.: Über die Reichweite psychosomatischen Denkens in der Medizin. In: Psyche 3 (1949/50). GS 2, S. 32-51.

Mitscherlich, A.: Der Mensch in der Sicht des Arztes. In: Gehört – gelesen 8. Januar (1961). GS 7, S. 472-487.

Mitscherlich, A.: Auf dem Weg zu einer vaterlosen Gesellschaft. Ideen zur Sozialpsychologie (1963). GS 3, S. 7-369.

Mitscherlich, A.: Die Unwirtlichkeit unserer Städte (1965). GS 7, S. 515-624.

Mitscherlich, A.: Krankheit als Konflikt. Studien zur psychosomatischen Medizin 1. Frankfurt/M. 1966.

Mitscherlich, A.: Über etablierte Unfreiheiten im Denken der unbewußten Freiheit. In: Ders.: Krankheit als Konflikt. Studien zur psychosomatischen Medizin I. Frankfurt/M. 1966. GS 2, S. 9-31.

Mitscherlich, A.: Vorwort. In: Ders.: Krankheit als Konflikt. Studien zur psychosomatischen Medizin I. Frankfurt/M. 1966, S. 7-10.

Mitscherlich, A.: Krankheit als Konflikt. Studien zur psychosomatischen Medizin 2. Frankfurt/M. 1967.
Mitscherlich, A.: Versuch, die Welt besser zu bestehen. Fünf Plädoyers in Sachen Psychoanalyse (1970). GS 8, S. 271-383.
Mitscherlich, A.: Der Kampf um die Erinnerung. Psychoanalyse für fortgeschrittene Anfänger (1975). GS 8, S. 385-561.
Mitscherlich, A.: Der Patient – nur ein Werkstück? In: Der Spiegel. Nr. 38 (1978). GS 7, S. 506-512.
Mitscherlich, A.: Ein Leben für die Psychoanalyse. Frankfurt/M. 1980.
Mitscherlich, A./Mielke, F.: Das Diktat der Menschenverachtung. Eine Dokumentation. Heidelberg 1947.
Mitscherlich, A./Mielke, F.: Wissenschaft ohne Menschlichkeit. Medizinische und eugenische Irrwege unter Diktatur, Bürokratie und Krieg. Heidelberg 1949.
Mitscherlich, A./Mielke, F.: Medizin ohne Menschlichkeit. Dokumente des Nürnberger Ärzteprozesses. Frankfurt/M. u. Hamburg: Fischer Bücherei 1960.
Mitscherlich, A./Mitscherlich, M.: Die Unfähigkeit zu trauern. Grundlagen kollektiven Verhaltens (1967). GS 4.
Muschg, Adolf: Literatur als Therapie? Ein Exkurs über das Heilsame und das Unheilbare. Frankfurt/M. 1981.
Peter, J.: Der Nürnberger Ärzteprozeß im Spiegel seiner Aufarbeitung anhand der drei Dokumentensammlungen von Alexander Mitscherlich. 2. Auflage. Münster 1998.
Rad, M. v./Zepf, S.: Psychoanalytische Konzepte psychosomatischer Symptom- und Strukturbildung. In: Uexküll, Th. v.: Psychosomatische Medizin. Hg. v. R. Adler et. al. 3., neubearb. u. erw. Aufl. München, Wien, Baltimore 1986, S. 48-67.
Thomä, H.: Die Einführung des Subjekts in die Medizin und Alexander Mitscherlichs Wiederbelebung der Psychoanalyse in Westdeutschland. In: Psyche 63 (2009), S. 129-152.
Uexküll, Th. v.: Grundfragen der psychosomatischen Medizin. Reinbek bei Hamburg 1963.
Uexküll, Th. v.: Psychosomatische Medizin. Hg. v. Adler, R. et al., 6., neu bearbeitete u. erweiterte Aufl., München, Jena 2003.
Weizsäcker, V. v.: Soziale Krankheit und soziale Gesundung. Göttingen 1930.
Weizsäcker, V. v.: Studien zur Pathogenese. Leipzig 1935.

Wesiack, W./Schüßler, G.: Psychoanalyse und psychoanalytisch orientierte Therapieverfahren. In: Uexküll, Th. v.: Psychosomatische Medizin. Hg. v. Adler, R. et al., 6., neu bearbeitete u. erweiterte Aufl., München, Jena 2003, S. 457-466.

Zepf, S.: Psychosomatische Medizin als eine Sozialwissenschaft. In: Uexküll, Th. v.: Psychosomatische Medizin. Hg. v. R. Adler et. al. 3., neubearb. u. erw. Aufl. München, Wien, Baltimore 1986, S. 31-47.

Über den Herausgeber

Dr. Timo Hoyer ist Vertretungsprofessor für Allgemeine Pädagogik an der PH Karlsruhe und wissenschaftlicher Mitarbeiter am Sigmund-Freud-Institut in Frankfurt am Main. Zum 100. Geburtstag Alexander Mitscherlichs erschien seine Biographie *Im Getümmel der Welt – Alexander Mitscherlich. Ein Porträt* (Göttingen 2008). Weitere Buchveröffentlichungen unter anderem: *Nietzsche und die Pädagogik* (Würzburg 2002), *Tugend und Erziehung* (Bad Heilbrunn 2005), *Vom Glück und glücklichen Leben* (Göttingen 2007).

Dank

Der Herausgeber möchte sich bei folgenden Personen bedanken: Ulrich Bahrke, Katja Bendels, Rolf Haubl, Bernd Hontschik, Marianne Leuzinger-Bohleber, Margarete Mitscherlich-Nielsen, Norbert Rehrmann.

Über den Herausgeber

[illegible]

[illegible]